価値に基づく診療

Essential Values-Based Practice

Clinical Stories Linking Science with People

VBP実践のための10のプロセス

著 | **K. W. M.（Bill）Fulford**
Emeritus Professor of Philosophy and Mental Health,
University of Warwick Medical School, UK

Ed Peile
Emeritus Professor of Medical Education,
University of Warwick Medical School, UK

Heidi Carroll
General Practitioner, Aberdeenshire, UK

監訳 | **大西弘高**
東京大学大学院医学系研究科附属医学教育国際研究センター 講師

尾藤誠司
国立病院機構東京医療センター臨床研修科 医長

メディカル・サイエンス・インターナショナル

Authorized translation of the original English edition,
"Essential Values-Based Practice: Clinical Stories Linking Science with People",
First Edition
by K. W. M. (Bill) Fulford, Ed Peile and Heidi Carroll

Copyright © Cambridge University Press 2012
All rights reserved.

This translation is published by arrangement with Cambridge University Press,
University Printing House, Shaftesbury Road, Cambridge CB2 8BS, UK

© First Japanese Edition 2016 by Medical Sciences International, Ltd., Tokyo

Printed and Bound in Japan

目　次

監訳者序文 ･･･ vii
監訳者・翻訳者一覧 ･･･ xi
推薦の辞 ･･･ xii
謝　辞 ･･･ xiii
略語一覧 ･･･ xiv
はじめに ･･･ xv
プロローグ：科学と人をつなぐ ･･ xvi

第 I 部　価値，各個人と，価値に基づく診療（VBP）の概要 ･･････････････ 1

第 1 章　先生，俺の腰が問題なんだよ！（エピソード 1）･･････････････････ 3
価値と臨床上の意思決定

第 2 章　先生，俺の腰が問題なんだよ！（エピソード 2）･･････････････････ 15
臨床のツールボックスの既存ツールを，多様な価値を持つ個々の患者に適用する

第 3 章　VBP の概念枠組み ･･ 33
その到達点，前提，そして 10 のプロセス

第 II 部　VBP のための臨床スキル ･････････････････････････････････････ 49

第 4 章　統合失調症における回復 ･･･ 51
VBP の要素その 1　価値への気づき

第 5 章　10 代のニキビ：価値の視野を広げる ･････････････････････････････ 71
VBP の要素その 2　価値に関する推論

第 6 章　喫煙にまつわる謎：知識を得ること，得ないこと ･････････････････ 85
VBP の要素その 3　価値に関する知識

第 7 章　糖尿病のコントロールとコントローラー：
　　　　　コミュニケーションがなくては何も始まらない ･････････････････ 109
VBP の要素その 4　コミュニケーション技法

第Ⅲ部　VBPにおける関係性 129

第8章　乳がんでの「ベスト」：臨床家の価値と当人中心のケア 131
VBPの要素その5　当人の価値中心の診療

第9章　子どもの安全保護におけるリスク：スキルと同等のチームの価値 151
VBPの要素その6　拡大多職種チーム

第Ⅳ部　サイエンスとVBP 177

第10章　気が進まない高血圧患者：エビデンスと同時に価値も考えよ！ 181
VBPの要素その7　二本の足の原則

第11章　説明不能な腹痛：価値と同時にエビデンスも考えよ！ 195
VBPの要素その8　軋(きし)む車輪の原則

第12章　選択的生殖医療：高度先進医療を考え，エビデンスと価値の両方を考えよ！ 207
VBPの要素その9　科学主導の原則

第Ⅴ部　すべての人々の意見をまとめる 223

第13章　いかにしてよい死を迎えるか：終末期のケアにおける意見の多様性 227
VBPの要素その10　意思決定におけるパートナーシップ

第14章　先生，俺の腰が問題なんだよ！（エピソード3） 253
VBPのための共有された価値という枠組みをつくる

後記：ケアのちょっとした変化 277
おわりに 281
付録A：VBPの概要と重要語句の定義 282
付録B：VBPの教育的な枠組み 286
索引 289

注意

　本書に記載した情報に関しては，正確を期し，一般臨床で広く受け入れられている方法を記載するよう注意を払った。しかしながら，監訳者，訳者ならびに出版社は，本書の情報を用いた結果生じたいかなる不都合に対しても責任を負うものではない。本書の内容の特定な状況への適用に関しての責任は，医師各自のうちにある。

　監訳者，訳者ならびに出版社は，本書に記載した薬物の選択，用量については，出版時の最新の推奨，および臨床状況に基づいていることを確認するよう努力を払っている。しかし，医学は日進月歩で進んでおり，政府の規制は変わり，薬物療法や薬物反応に関する情報は常に変化している。読者は，薬物の使用に当たっては個々の薬物の添付文書を参照し，適応，用量，付加された注意・警告に関する変化を常に確認することを怠ってはならない。これは，推奨された薬物が新しいものであったり，汎用されるものではない場合に，特に重要である。

監訳者序文

　総合診療，家庭医療，プライマリケア──どの用語で語ってもよいのだが，専門分化され，断片化した医療に対して，何かを変えていきたいという気持ちに衝き動かされ，私はここまで人生を歩んできた。その想いは，臨床推論についていろいろな形での考察を重ね，医学教育に関するキャリアを積んでからも，特に変わることはなかった。

　専門分化され，断片化された医療に対し，生命倫理や臨床倫理，EBM（evidence-based medicine），NBM（narrative-based medicine），コミュニケーション技法，プロフェッショナリズム，患者安全，臨床推論などのさまざまな枠組みによって改善がはかられてきた。これらの目指すところは，いずれも医療の改善，特に個々の患者–医師関係において行われる臨床上の意思決定の質の改善である。

　上記のいくつかの枠組みの中においても，EBMは特別な存在であった。一時期，料理本医療（cook-book medicine）と揶揄もされたが，専門分化された医療との相性は悪くなく，今やさまざまな疾患，診療場面においてガイドラインが出されるなどの進化を遂げている。それは，EBMが臨床研究によるエビデンスを実際の臨床場面で用いて最善の医療につなげるという科学的に明確な考え方だからだろう。

　他方，患者側と合意し，臨床上の意思決定にいたるという場面においては，EBMは，科学的見地から最も妥当な推奨案を示すことはできるが，その推奨案を患者側が納得しない場合，あるいは行動に移せない場合には対応に困ることも多い。例えば，認知症で嚥下能力が低下し，食事の経口摂取が不十分という場合，胃瘻造設しても生命予後，機能予後は改善しないというエビデンスはある。それでも家族に「出来る限り介護していくので，胃瘻造設したい」といわれたらどうすればよいのだろうか。

　これまで，こういった事例に対しては，家族によるナラティブへの傾聴，あるいは臨床倫理の4分割表といった方法が用いられてきた。これらの方法は，医療者側が患者側の情報をさらに膨らませ，どこに医療者側の葛藤があるのかを整理するためには有用である。しかし，「では，この事例では胃瘻造設しますか？　しませんか？」という問いに答えるには何かが足りないままであった。

　本書で扱う価値に基づく診療（values-based practice：VBP）は，このような問いに対し，より明確な答えを得るための新たな方法論である。この方法論は，臨床現場で患者・利用者・クライアントを相手に業務を行うあらゆる医療・福祉・心理関係の臨床家に役立つであろう。VBPは，NBM，臨床倫理やプロフェッショナリズムといった分野を包含し，コミュニケーション技法を重要なスキルとして位置づけ，治療やマネジメントに関する臨床推論にも適応可能である。また，EBMを重要なパートナーとし，VBPはその補完的な方法論に位置づけている。

　EBMの枠組みでも価値という用語は出てくる。しかし，VBPの枠組みでは価値という用語がさまざまな思想・哲学的基盤から見直され，再定義される。特に，患者側の価値だけでなく，医師側の価値を考慮することが重視されており，プロフェッショナリズムの複雑さを再認識し，臨床上の意思決定にどのように影響しているかが理解しやすくなる。

　VBPの特長の1つは，これがスキル基盤型の方法論であり，実施するために必要なス

キル，立ち位置，考え方が明確になっていることだろう．これは，VBPの方法論を教育したいと考えたときに，具体的に嚙み砕いて教えやすいということにつながる．ただ，スキルが具体的であるとはいっても，コミュニケーション，推論といった非常に広汎な内容である．また，患者中心の医療（ここでは当人中心の診療），多職種チームワークも重要だが，これもやはり対象は非常に幅広い．

このように，VBPは臨床に関わるすべての医師，医療専門職において必要となるさまざまなスキル，考え方の集大成であり，これらをどのように組み合わせればよいかの指針を与える非常に大きな枠組みであると考えるとよいだろう．著者らが，このような大きな枠組みを再構築したことは，これからの医療（福祉や保健も含めた意味で）に大きな影響を及ぼしうると考えている．

メディカル・サイエンス・インターナショナルから"Essential Values-Based Practice: Clinical Stories Linking Science with People"の書籍を紹介され，「これは医師の考え方に大きな影響を与える可能性がある本だ」と確信した．是非翻訳しようということになり，わが国の患者-医師関係の研究者において第一人者である尾藤氏に声をかけ，共同監訳が決まった．ただ，監訳作業は大変だった．本文は，ナラティブが多いのだが，用語はひとつひとつ慎重かつ明確に定義されており，そのいくつかは複数の章で共通して用いられている．用語統一には大変気を遣いながら作業を進めることとなった．

ストーリーの進行は特徴的である．各章最初に簡単なまとめの後，事例が展開される．その後は，薄皮を剥がすような形で少しずつ論が進み，深まる形で記載が続くが，各章の結論はかなり読み進まなければ見えてこないので，少しじれったく感じる方もおられるかもしれない．

ただ，読むほどに味わいのある内容である．臨床倫理，EBM，NBM，コミュニケーション技法，プロフェッショナリズム，患者安全，臨床推論などのさまざまな枠組みについて学び直したいと感じる方もいるかもしれない．そして，患者との間で繰り広げられるさまざまな意思決定について，それが重大なものであろうが，日常的なものであろうが，改めて考え込んでしまうのではないかと思われる．是非そのような効果を期待してお読みいただけると幸いである．

最後に，この場を借りて，本書の翻訳に協力いただいた訳者の皆さん，そして翻訳作業を辛抱強くサポートして下さった水野資子様，村田昌代様，星山大介様に改めて感謝したい．

2016年春

大西弘高

監訳者序文

　医療現場におけるコミュニケーションと意思決定支援を自らのインタレストにおいている者として，本書の監訳にかかわることができたのは大きな喜びである。
　最初に少しだけアゲインストなことを言っておくとするなら，私は本書の内容にすべて賛同しているわけではない。たとえば，本書では「evidence-based medicine(practice)」と「values-based practice」をそれぞれ別物として捉えたうえでその対比を行っているが，私の中ではEBMとVBPは基本的に同じものとして認識している。ただ，そのような認識の差異はそんなに大切なことではないし，むしろこのような認識の差異がある中で，本書が持つエッセンスに対して大いに賛同している自分がいることが自分にとってはより大切なことだ。では，そのエッセンスとは何か？　それは「わかりあえないことをわかりあう」ということだと私は解釈している。
　人は，多かれ少なかれ誰もが自分のことを他人に「わかってもらいたい」という欲求を持っている。だからこそ，熱心に説明し，他者の理解を得ようとする。そして，表面上にしろ「わかってもらえた」という状況を確認することで安心する。しかしながら，医療専門職が持つ「わかってもらいたい」という欲求は，しばしば他者に対して過剰な侵襲行為を生み出す。なぜなら，「わかりあう」ということは，他者が持つ価値を自分の価値に塗り替えるという側面を持っているからである。価値は人間の根幹に触れているものだ。価値を1つに合わせるということは，その人間の人生そのものを否定しかねない。
　人がある事象に対してどう認識するかは多様であり，そして，認識したことに対してそれをどのように価値として考えるかについても多様である。その多様性を尊重しながら生きていくことができれば，他者に対する侵襲性の少ない社会が成立するかもしれない。しかし，人には「自分のことをわかってもらいたい」という感情が必ず存在する。そこが，社会の中で人が生きるということの大きなジレンマなのかもしれない。
　社会にはある程度の秩序が必要である。ただ，これまでの社会は統治によって秩序がもたらされる社会だった。正義の規範を決め，それに従うことで安心をもたらしていく社会であったといえよう。しかしながら，そのような社会秩序の在り方はすでに断末魔の叫びをあげている。正義のぶつかり合いが，テロ行為や社会的弱者に対する抑圧を生み，大きな悲しみをこの世にもたらしている。
　では，これからの社会は何によって秩序を保っていくのか？　私は，それは調和と想像力によってであると考えている。人は，それぞれ大切な信念や価値観がある。そしてそれらはそれぞれ異なっている。であれば，どうしても納得できないこと，理解しあうことが難しいことが少なからずあるはずである。そのような対立する信念を無理に1つにまとめようとすることは，利益よりもむしろ多くの不利益や悲しみを生むかもしれない。お互いがわかりあえないことについてわかりあい，お互いの認識や感情に想像を働かせながら，それでもお互いが何とか受け入れられる共有部分を一緒に探していくことが，新しい秩序を生んでいくのではないかと想像している。この，VBPというコンセプトは医療という領域から発信されたものではあるが，これからの社会の在り方から全般にも応用される気がしている。

私が「わかりあえないことをわかりあう」という言葉をはじめに聞いたのは，フリッパーズ・ギターの「全ての言葉はさよなら」という唄の中だ．この唄をはじめて聴いたとき，私は80年代の空気が持つニヒリズムのようなものと認識していた．そして，その認識は書きかえられた．本書の中でも繰り返し述べられていることだが，「わかりあえないことをわかりあう」ことは，ニヒリズムに向かう所作ではない．わかりあえないからこそ，人は他者に対する尊重と対話が必要になる．そこがコミュニケーションの基点なのだ．

　VBPの10のプロセスの先にあるものを私たちは「到達点」と訳したが，原書では「POINT」と表記されている．「POINT」の意味するところをもう1人の監訳者の大西氏や出版編集者の方と議論したことがあるが，より砕けた言い方をあえてするのなら「落としどころ」といってもいいのかもしれない．立場や考え方の異なる関係者が，お互いの考えの違いを認めつつ，それでも1つの落としどころを探していくという景色を私たちは本書を通じて見た気がしている．ようやくあの時の唄の意味を私は実感として理解した．

　このようなメッセージと方法論が，医療というフィールドから発信されたことにはおそらく何らかの意味があるのだろうと感じている．

2016年春

尾藤誠司

監訳者・翻訳者一覧 (翻訳章順)

監訳

大西弘高	東京大学大学院医学系研究科附属医学教育国際研究センター　講師
尾藤誠司	国立病院機構東京医療センター臨床研修科　医長

翻訳

大西弘高	東京大学大学院医学系研究科附属医学教育国際研究センター　講師 [1, 2章]
尾藤誠司	国立病院機構東京医療センター臨床研修科　医長 [3章]
塚原美穂子	三枚橋病院精神科／東邦大学医療センター大森病院東洋医学科 [4章]
岡本左和子	奈良県立医科大学健康政策医学講座　講師 [5章]
孫　大輔	東京大学大学院医学系研究科附属医学教育国際研究センター　講師 [6章]
草場鉄周	医療法人北海道家庭医療学センター　理事長 [7章]
大中俊宏	諏訪中央病院精神腫瘍科 [8, 13章]
小林美亜	千葉大学医学部附属病院病院長企画室　特命病院教授 [9章]
野崎章子	千葉大学大学院看護学研究科　講師 [9章]
宮田靖志	愛知医科大学医学部附属医学教育センター　教授 [10章]
松村真司	松村医院　院長 [11章]
森　朋有	東京大学大学院医学系研究科社会医学専攻医療倫理学分野 [12, 14章]

推薦の辞

　実に素晴らしい本である。21世紀の医学は，高額医療と費用対効果が牽引して発展してきた。そこでは，患者の人間性や経験は，技術，治療プロトコル，論文の陰に隠れ，人としてではなく事例として扱われうる。本書は，豊富な科学的知識をもつ医療チームが日々直面する，個々の患者にとって個別の人間的な問題に光をあてる。この導きは，医療に心を取り戻させる。

　私は子どもを失った両親と関わった経験から，例えば医療としては子どもが亡くなるような悲劇的な失敗を迎えたとしても，その時に家族がどのような対応を受けたかが，その後の家族の人生に良くも悪くも影響を与えることを学んだ。あらゆる会話，すべての意思決定，さまざまな身振りが，その家族の人生に焼き付くのである。許されない間違いというのは，医療というよりも場に適したケアの欠如によるものが多い。例えば，ある家族のニーズに対する適切な対応の不十分さ，配慮の足りない思い込み，無神経なコミュニケーションなどである。別の家族にとってはその方法が適している場合もあるだろうが，その家族にとっては「子どもが亡くなったことを乗り越えていく」よう急かしすぎたことにより，激怒させてしまうにいたった。本書はあらゆる医療専門職にとって，あまりに頻繁に起こる取り消し不能のミスをどう防ぐかを考えるための道筋となる。そして難しい局面にある家族は，受けうる最大限のケアを享受できるようになるだろう。

　複雑かつ漠然とした状況，あるいは明確な状況を筆者らが解きほぐすための論理の一貫性は際立っている。著者らは本書全体で同じテーマを扱っており，そのテーマを各事例とつなげ，強調し，議論に比重を置いている。私は本書のさまざまな事例を興味深く読んだが，いくつかは私自身の患者との経験を思い起こさせるものであり，それが本書を生き生きとさせ，読みやすく感じさせた。著者らは，診療も成り行きもアウトカムもひどいという「悪夢」のような事例はあえて記述していない。これは，本書で学ぶべきことは日常的で些細な状況の中にあり，それらを学ぶことによって個々の患者が本当の「当人中心のケア」を享受できるということを，著者らが認識しているためである。

　本書は医学において必須である価値の復権を歓迎する大きな呼びかけである。これは，多くの医師が持つ，それぞれの患者に手をさしのべ，状況を変えたいというモチベーションに応える鍵となるだろう。非常に優れた本であり，本書のメッセージがもつ重要性と価値を読者に推薦できることを，このうえなく嬉しく思う。

Julia Samuel [*]
Child Bereavement Charity 創設後援者・理事長

---

[*] Julia Samuel 氏は，St Mary's 病院小児科でカウンセラーとしても活動している。故ダイアナ妃の親友としても知られており，ジョージ王子の代母の1人にも選ばれた。Child Bereavement Charity は，NHS および英国王室より後援を受けて活動する，親しい人々の死に直面した子どもたち，または子どもたちの死に直面した家族・親族のグリーフカウンセリング，ケアなどをサポートする英国の団体。

謝　辞

　価値に基づく診療(VBP)は，患者，介護者，臨床家，経営者や政策立案者を含む，幅広いステークホルダーが積極的に関与する協同事業として英国および世界各国において発展してきた。われわれは，これらすべての人々と，本書のシリーズに関するウェブサイト(「プロローグ」を参照)に寄与してくれた多くの同僚に感謝を述べたい。

　メンタルヘルスケアにおけるVBPの発展に関する初期の研究は，Mental Health Foundation，Sainsbury Centre for Mental Health，Turning Point，UK's Department of Health and the World Psychiatric Association など多くの機関に強く支えられていた。また，本書の背後にある考え方の多くは2度のWarwick-Wellcome conferenceを通じて成長しており，VBPの発展に関心を持つ，英国および世界各国の臨床と政策のすべての領域における専門職を結集させてくれたWellcome Trust および Laces Trust のご支援に，われわれは深く感謝している。

　本書の中心にあるストーリーは，われわれの個人的な体験や臨床専門知識の領域をこえた，実践の領域を考慮している。本書の意図しない誤りによる責任はわれわれにあるが，寛大にも時間をさき専門知識をもって本書全体あるいは各章のレビューをしてくれた，Warwick Medical Schoolおよびその他の機関で専門分野に取り組む多くの同僚に深謝する。

　　Gillian Bendelow, Kamaldeep Bhui, Mark Bratton, Matthew Broome, Amanda Burls, Iain Chalmers, Graham Clarke, Janet Cooper, Annabelle Crauford, Jeremy Dale, Peter Gilbert, Christopher Heginbotham, Jeremy Howick, Sally Johnson, Jane Kidd, Malcolm King, Sudhesh Kumar, John Launer, Judith Lees, Alicia Monroe, Daniel Munday, Roger Neighbour, Alec O'Rourke, Vimmi Passi, Mila Petrova, Hanna Pickard, Christopher Poole, John Sadler, Julia Samuel, Ajit Shah, Suzanne Shale, Janet Smith, Anne-Marie Slowther, Lanre Sorinola, Giovanni Stanghellini, Jill Thistlethwaite, Philip Thomas, Jan Trott, Werdie van Staden, Tom Viggiano, Malcolm Walker, Veronica Wilkie and Sue Ziebland

　最後になるが，Warwick Medical Schoolの初代学部長であり，VBPをメンタルヘルスから他のヘルスケア分野へと進出させわれわれを支援してくれた，故Yvonne Carterに感謝を捧げる。

略語一覧

主な略語一覧

略語	和訳	欧字フル表記
ACP	アドバンス・ケア・プランニング	advance care planning
AMHP	認定精神保健専門職	Approved Mental Health Professionals
BMA	英国医師会	British Medical Association
DENs	医師の学習ニーズ	doctor's educational needs
EBM	エビデンスに基づく医療	evidence-based medicine
GMC	英国医事委員会	General Medical Council
GP	総合診療医	general practitioner
HFEA	ヒト受精・胚機構	Human Fertilisation and Embryology Authority
ICE	考え，心配，期待	ideas, concerns and expectations
MDT	多職種チーム	multidisciplinary team
NCEPOD	英国治療結果・死亡匿名調査機構	National Confidential Enquiry into Patient Outcomes and Death
NHS	英国国民保健サービス	National Health Service
NICE	英国国立医療技術評価機構	National Institute for Health and Clinical Excellence
NIMHE	イングランド国立精神保健研究所	National Institute for Mental Health in England
NP	ナース・プラクティショナー	nurse practitioner
PCT	プライマリ・ケア・トラスト	Primary Care Trust
PLT	確保された学習時間	protected learning time
PUNs	患者の満たされないニーズ	patient's unmet needs
QALY	質調整生存年	quality-adjusted life year
QOF	—	Quality Outcome Framework
RCGP	英国総合診療医学会	Royal College of General Practitioners
StAR	強さ，志，資源	strengths, aspirations and resources
STR	—	Support Time and Recovery
VaST	—	values search tools
VBP	価値に基づく診療	values-based practice
WRAP	元気回復行動プラン	Wellness Recovery Action Plan

はじめに

　臨床家が患者やクライアントを診察，面接する際の目的は，多くの場合健康アウトカムの改善である。たいていは成功し，患者は多かれ少なかれ満足し勇気づけられる。しかし，診察や面接が満足できるものでなく，患者，介護者または臨床家のそれぞれに不満が残る，苦情や訴訟，あるいは不要な疾病罹患や死亡につながるなど，健康アウトカムの改善に失敗する場合もある。

　われわれの経験では，診察や面接において望ましい結果が達成されないとき，それがEBMが原因となることは通常ない。今日の臨床家は，EBMのトレーニングと教育を受け，最新の情報を得て患者の意思決定を支援するうえで必要な，正確な科学的情報を見つけることができる。うまくいかない理由として最も可能性が高いのは，価値に基づく診療（values-based practice：VBP）の実践の失敗である。つまり，エビデンスと価値の両方を検討したうえで，患者中心の意思決定を進めていくような首尾一貫性と，目的に沿った形での価値の理解，それに基づいた行動が欠如したことによるものである。

　本書の目的は，個々の患者が直面している個別の状況においてEBMとともに用いるべきVBPのプロセスを，臨床家が学び，発展していけるようにすることである。

プロローグ：科学と人をつなぐ

> メンタルヘルスケアチームに加わった新たなメンバーが，ある統合失調症の若い女性の志に気づいたことが，彼女の回復への転換点となった。
>
> 自動車販売業の管理職として働くある中年男性が，自身の高血圧について会社の福利厚生システムを通じて心臓専門医に紹介される。熱心なアマチュアレーサーであり，競技を続けるための治療を受けたいというニーズをこの専門医が拾ったことで，彼は最終的にエビデンスに基づく治療を前向きに受けるにいたった。
>
> ある若い夫婦は，体外受精に対する見解の対立により関係が破綻しかけていた。地域の不妊クリニックが示した体外受精技術についての現実的な理解を教区の牧師が助けてくれたことにより，2人は和解した。

上記は本書に出てくるストーリーの一部である。本書の根幹を成すこれらのストーリーは，詳細は改変されているが実話に基づいている。それぞれのストーリーは，臨床でよくある問題を示している。それぞれの問題に対しては，エビデンスに基づくさまざまな解決法がある。しかしそれぞれの事例に応じた問題解決は，関係者の価値と関係づけることが決定的に重要となる。

価値，エビデンス，複雑性

医療における価値の概念は，最近になって提唱されたことではない。診療上の行動規範が今でも引用するヒポクラテスの誓いが宣誓されたのは2,000年も前のことだ。医療におけるエビデンスの概念もまた，真新しいものではない。David Sackettらによる初期の著作にして今も影響力のある著書 "*Evidence-Based Medicine: How to Practice and Teach EBM*" には本書で何度か触れることになるが，これによればEBMの手法として最も古い記録は古代中国の医学にまでさかのぼる。

では何が新しいのかといえば，現代のヘルスケア領域において増大し続ける複雑性であり，この複雑性こそが価値とエビデンスの双方に等しく基づいた意思決定へのニーズを高めている。EBMは複雑なエビデンスをそれぞれの臨床上の意思決定へと組み込んでいく過程で必要となるし，VBPは複雑な価値を個々の臨床上の意思決定へ落とし込んでいく過程で必要となる。もちろん，それぞれに関連する実際の過程は異なる。VBPは，当人中心の診療と多職種チームワークについて学習可能なスキルに主に則って実践されるという点でEBMと異なる。しかし，現代の診療において増大する複雑性における意思決定を支援する適切なプロセスとして，どちらもおおいに信頼できる。

科学と人をつなぐ

　VBP のプロセスが定義される以前にも，医療のツールボックスには倫理，決断分析，医療経済といった，価値に関するツールがあった。これらを含むツールが VBP にどのように統合されたかについては，本書のところどころで触れていく。

　大量のツールを抱えた職人に求められるスキルの 1 つは，最善の結果を得るために，どのツールをどの順番でどう使うか，ということである。例えば，引っ掛かったドアを前にした大工は，どうやってドアのサイズを小さくするのが最善かを考える。優秀な大工であれば，のこぎり，のみ，かんな，研磨機を，目的に沿った順番で正しく手に取る。VBP は，既存のツールボックスにいくつものツールを追加する。例えば，VBP を少しでも学ぶまでは「ディセンサス」をツールボックスに入れている医師は多くないだろう。しかしそれ以上に VBP によって加わるのは，与えられた臨床場面において関係する人々（臨床家，患者や介護者）の**各自の個別的な価値に注目する**というアプローチまたはプロセスである。

　VBP が科学と人をつなぐのは，このためである。エビデンスの力とは，あらゆる事例を通じて一般化可能な知識を生み出すことである。しかし，人はそれぞれが個別的である。したがって VBP は，日々の診療における臨床上の意思決定のそれぞれの場面で，科学から得られた一般化されたエビデンスと，関係者らのニーズ，願望，好み，期待といった，各自の個別的な価値をつなぐのである。

本書が取り扱う内容

　本書は，ヘルスケア領域における複雑な，時として対立する価値に取り組む際の新たなスキルに基づくアプローチとして，VBP を紹介するものである。

　本書は価値についての教科書ではない。医療における価値に関する理論的見解，実際的見解のいずれについても，すでに多くのテキストが存在する。このあたりのことは，本書の第 I 部で述べた。本書は，患者個人，その家族，関係するそれぞれの臨床家の特異的な価値についての本である。と同時に，それらの往々にして異なる価値が対立した際にバランスのとれた意思決定を行うために必要なスキルと資源について述べた本である。

本書のストーリー

　本書では当人中心という視点に合わせるため，核となる第 II 部〜第 V 部は個々の患者と臨床家のストーリーを中心に組み立てた。それぞれのストーリーは，臨床場面で VBP の要素がどのように EBM と協働し，お互いに補完しあうかを描いている。

　事例は病院から地域医療まで幅広い設定における臨床の文脈をカバーしているが，明らかに多くの価値が関連するもの（例えば，異文化間で診る腹痛，児童保護，多職種チームワークなど）もあるし，そうでもないもの（例えば，高血圧管理におけるコンプライアンス，腰痛の慢性化を回避するなど）もある。しかし，それぞれの事例において問題となっている状況でエビデンスに基づく対応をするうえできわめて重要となるのは，その価値なのである。価値が顕在的か潜在的か，患者のものか臨床家のものかは問わない。

第Ⅰ部から第Ⅴ部への構成

　第Ⅰ部では，総合診療医であるGulati医師の，臨床的に不適切と思われる腰痛による休業診断書を要求しているRoy Walker氏への取り組みをみながら，医療における価値とVBPを概観する。第Ⅱ部〜第Ⅳ部では，さまざまなストーリーを追いながら，VBPの鍵となる要素をそれぞれ詳細にみていく。第Ⅴ部では最後の2章でVBPの要素をまとめて描く。まずは終末期医療での意思決定におけるパートナーシップを提示したあとに，第Ⅰ部のGulati医師の事例に戻り，Gulati医師とその同僚がどのように地域の患者フォーラムでパートナーシップを築き，それが自分たちの臨床のための共有された価値という枠組みを構築したかを述べる。

本書とそのシリーズ

　本書はCambridge University Pressが発行する，医療における価値とVBPに関する新たなシリーズの1冊目である。本シリーズは，Bill FulfordとEd Peileの監修のもと，VBPのステークホルダーである主要グループによる国際的諮問委員会からの支援を受ける。この主要グループは患者，患者の介護者，臨床家，政策立案者，経営者を含む。
　本書のストーリーは英国を中心としているが，そこで挙がる問題は各国のヘルスケアでもすべて重要なものだろうと考えている。問題は他の文化，他のヘルスケア制度においても生じ，患者，介護者，管理者，政策立案者，そして臨床家が気づくものである。本書のシリーズ全体を通して，これらの問題のいくつかについてさらに検討していく予定である。

本書の使い方

　第1章から順に読み進めながら，VBPを理解していくのは1つの方法である。
　あるいは，自身の臨床経験あるいは個人的な経験に近い事例から読んでみる方法もある。その事例を詳しく読み込んでから，最初の章に戻ってVBPの知識を広げ，他の事例に進んでもいい。
　生涯教育などの教育活動のための教科書としては作成されていないが，本書の事例や素材は利用可能である。以上の目的に適うよう，各事例には短い振り返りのポイントを多く盛り込み，読み進む前に，鍵となるポイントについて読者自身で考えられるようにした。各章ともに，最初に主なポイントを囲みとしてまとめた。最後の第14章ではVBPのワークショップを例示した。付録Bは，VBPの教育のための枠組みである。VBPの要素の学習による詳細なアウトカムとともに，その測定方法として可能なものを挙げた。図3-3に初出する，VBPの各要素がどのように統合するかという「地図」は，以降の各章の冒頭に描出した。全体のアプローチからみて読者自身がどのあたりにいるかを知るうえでの助けとなればと思う。また，付録Aには「重要語句」に関する簡単な定義とともにVBPのまとめを示したので参照されたい。
　本書の追加情報はCambridge University PressとWarwick Medical Schoolが主催するウェブサイトhttp://www.go.warwick.ac.uk/values–basedpractice/ に記載した（英字のみ）。このウェブサイトには，各章に記載した重要な情報源やリソースの全文も掲載されている[訳注1]。

訳注1：現在では, http://www.valuesbasedpractice.org に移行した。

登場人物について

　理論的な要点と臨床を関連づける際，登場人物がやけに良心的で自己への気づきが深いように思うこともあるかもしれない。例えば第1章，第2章で登場する総合診療医Gulati医師は，臨床的に不適切と思われる休業診断書を要求する患者に対してどうすればいいか意思決定する際に役立ちそうなものがないか，倫理，決断分析，EBMといったリソースについて概観している。

　理論的なポイントについては，もう少しまとまりのない形で示すこともできた。というのは，タイムアウトをとることはよい省察的実践[訳注2]かもしれないが，Gulati医師がこの1人の患者にかける時間という点では都市部の忙しい総合診療現場で日常的に可能な範囲を超えている。しかしながら理論的な要点に関してナラティブによって示すことで，日々の診療における価値の問題の現実と，それらに対応するためのリソースとしてのVBPのきわめて実践的な性質を提示しやすくなるだろう。

　最後に重要なことを追記しておく。登場人物はフィクションもまじえてあるとはいえ，すべて実際の経験に基づいている。登場人物たちの見解の多様性や幅広さからリアリティを感じ取ってもらえることと思う。科学と人々をつなぐというVBPの目標は，実際の人々の多様性をつないでいくことによって成されるのである。

訳注2：実践の振り返り，省察により，次の同様の実践にいかせるような実際的な知識やコツを得ることができるという教育学的理論の1つ。

I 価値，各個人と，価値に基づく診療（VBP）の概要

第I部の序論

　第I部の序論として，価値，各個人，価値に基づいた診療（values-based practice：VBP），そして医療やヘルスケアにおいてわれわれが使用するツールについて，鍵となる考え方を述べたい。

- 第1章では，臨床上の意思決定（clinical decision making）[訳注1]における価値について述べる。総合診療医であるGulati医師と，患者Roy Walker氏との間で繰り広げられる慢性腰痛の診療における冒頭のエピソードから浮かびあがる価値について，鍵となる3つの事項を含む場面を設定する。
- 第2章は，各個人についてである。本章により，臨床上の意思決定において個人的な臨床判断が関係する複雑な価値が渦巻くVBPの起点に立つことになる。繰り返しになるが，理論的な方法ではなく，医療に関する価値のツールボックス〔例えば，専門職規程（professional code）[訳注2]，倫理，決断分析，EBM[訳注3]など〕の中から，いくつかのツールを用いて，Gulati医師のさらなる段階のストーリーを理解することによって，これらの複雑な価値に対応することになる。
- 第3章では，バランスのとれた意思決定に関する要点，相互尊重における前提，実践における臨床上の意思決定のプロセスに関する10の要素を簡単に設定することで，VBPに関する概要を提供する。本章には，VBPのアプローチがどのように開発され，メンタルヘルスケアのさまざまな分野においてどのように適用されたかに関する例も含まれる。

　このように，第I部全体が，VBPに関してより詳述されている本書の以降の部分を理解するための基盤となる。第II部～第IV部では，VBPに関して鍵となる多くの要素について個別に考察する。第V部では，これらの要素が実践においてどのように統合されているかを示す。

訳注1：臨床決断と訳されることも多いが，ここではdecision makingを意思決定の訳で統一する関係から，「臨床上の意思決定」とした。決断という言葉に「少数派意見などを断ち切る印象がある」ことも，臨床決断の訳を避けた理由である。

訳注2：専門職がどうあるべきか，すなわちプロフェッショナリズムについて各専門職が決めた規程や規則。

訳注3：原文ではevidence-based practiceとあるが，evidence-based medicine（EBM）と読み替えて訳している。EBMは，臨床研究，疫学研究の転帰を可能な限り診療上の意思決定に利用する考え方であり，診療を重視するとevidence-based practiceの表現となると考えている。

1 先生，俺の腰が問題なんだよ！(エピソード1)

価値と臨床上の意思決定

本章の主な内容

医療上の価値に関する3つの重要事項について，慢性腰痛を持つ患者であるRoy Walker氏を，総合診療医であるGulati医師が診察する場面を描いている。
他には，以下の事項が含まれる。
- 倫理やその他の価値
- 臨床家における価値と患者における価値
- 前景(foreground)の価値と背景(background)の価値
- 価値のネットワーク
- 価値，意思決定とアクション
- 腰痛に関するNICE[訳注1]ガイドライン

実践のためのメッセージ

医療における価値は，(i)倫理を含むが倫理よりも幅広い内容である，(ii)あらゆる場面に存在する，(iii)アクションの指針を与える。

序論で述べた，価値に基づく診療(values-based practice：VBP)とは，医療における複雑な価値，あるいはときに対立する価値に対してより効率的に従事できるような新しいスキルに基づいた取り組みである。VBPはEBMに類似しており，どちらも臨床上の意思決定に関して，ますます複雑さを増す状況に応じて発展した。EBMは，複雑で対立するエビデンスが関与するような臨床上の意思決定を支援する。VBPは，複雑で対立する価値が関与するような臨床上の意思決定を支援する。

本章では，医療における価値の複雑さを描写するために，特徴的な「倫理的事例」を用いるのではなく，慢性腰痛に対する総合診療医の診察という日常的な事例から浮かびあがる内容を用いる。この事例から，医療における価値に関して以下の3つの点が浮かびあがる。

- 医療における価値は，倫理より幅広い内容であり，これは価値の重要な側面である。
- 医療における価値は，あらゆる場面に存在するが，常にそれが何であるかが認識できるわけではない。
- 医療における価値は，意思決定やアクションを導く際にエビデンスとともに重要である。

本章に引き続き，第2章では，Gulati医師とRoy Walker氏のストーリーとともに，医療における価値に関する前述の3つの点が，個別の臨床上の意思決定における，VBPの出発点へとわれわれを導いてくれる。

訳注1：National Institute for Health and Clinical Excellenceの略で，英国国立医療技術評価機構と訳される。National Health Service (NHS)の下部組織で，ガイドライン策定を通じて医療の質改善に大きな役割を果たしている。

臨床事例

36歳のRoy Walker氏は，芳しくない職歴，アルコール依存症の病歴を持つ労働者であり，月曜日の忙しい外来の最初の患者としてRushi Gulati医師の診療所を独歩受診した。彼は「診断書が欲しくて来ました」と告げた。これまでWalker氏をいつも診ていたのは，もう1人のAustin医師だった。Austin医師は，休業に関する診断書に対して比較的寛容だったが，この日は2カ月間の研修休暇中であった。

Gulati医師はRoy Walker氏の診療記録をみて，彼が職場で負担のある作業をした後，数カ月間腰痛に苦しみ，徐々に強い鎮痛薬が処方されていたことを理解した。しかし，繰り返し行った検査には所見がなく，今回のGulati医師の診察でも異常所見はみられなかった。Gulati医師は，この結果についてWalker氏へ説明し，仕事に復帰する方法を提案しようとした。しかし彼は興奮し，いつもと同様の診断書を受け取るまで帰らないと告げた。

臨床的な対立における価値に関する多様性

近年の医療現場において意思決定の基盤となる価値の複雑さは，Roy Walker氏とGulati医師の間で繰り広げられた最初の臨床場面においても明らかである。両者の間における行き詰まりの状況は，倫理的な議論に特徴的な内容ではない。しかしながら，このようなよくありがちな日々の臨床経験における状況には，われわれが医療において遭遇するさまざまな種類の価値が多数詰めこまれている。

> **振り返りのポイント**
> 読み続ける前に，医療において重要なさまざまな種類の価値の多様性について，自分自身で考えてみよう。これらの中には，序論で説明したものもあるが，それ以外のものを思いつくかもしれない。
> Roy Walker氏とGulati医師の最初の事例では，どのような異なる価値が作用しているだろうか。

訳注2：例えば，Jonsenらの臨床倫理の考え方では，医学的適応（利得と無害性），QOL（健康），患者の意向（自律性の尊重），周囲の状況（正義と効用）の4領域に倫理的課題を分類している。

訳注3：McWhinneyやStewartによる具体的な方法論を指すこともあるが，ここでは自律性の尊重（autonomy）を重視して患者をケアするという一般的な意味と考えてよい。

訳注4：本章で述べられているEBM，患者の自律性の尊重重視，診療所の経営といったさまざまな側面に関して包括的な視野でマネジメントすること。

Gulati医師における価値

まず，Gulati医師には倫理的問題が明確に存在している訳注2。これらのいくつかは，一般的な倫理的問題，例えば，誠実さや公正な対応などに関する事柄となる。また，ここでは特に医学的な倫理的問題も存在している。Roy Walker氏は「いつもの診断書」を要求していたが，患者の選択に関する自律性の尊重は，Gulati医師がコミットする患者中心の診療訳注3（patient-centered practice）の重要な原則である。しかし，Gulati医師は患者の最善利益（best interest）という行動原則にも同様にコミットしていた。前述の例の場合，慢性化による不良な転帰という明確なエビデンス（後述）を考慮し，Gulati医師はWalker氏の要求を拒絶することになったと思われる。

しかし，Gulati医師に影響を与える他の種類の価値も多数存在する。腰痛の予後が不良だというエビデンスは，QOL（quality of life）の問題とも関連する。このQOLは患者本人だけでなく，患者の家族のQOLをも含む。本事例において，Walker氏の要求へのGulati医師の対応が，Walker氏の妻や子どもたちにどのようなポジティブ・ネガティブな意味を持つかを，Gulati医師は十分理解していただろう。

臨床のガバナンス訳注4に対する厳格な取り組みを確立するため，診療所の医師らが懸命に努力してきたことをGulati医師は理解しており，根拠が明らかに弱くても休業診断書

表 1-1 価値とは何か？

・信条	・人々への接し方	・誠実性
・内面化	・態度	・良心
・最善利益におけるアクション	・原則	・最善利益
		・自律性の尊重
・自律性の尊重	・尊敬	
・愛	・個人として接してくれるか	・非暴力
・関係性	・違いや多様性	・思いやり
		・対話
・信念	・責任	
・私にとっての善か悪かの基準	・説明責任	・信念
・自分自身が何であるか	・最善利益	・原則
		・大切と思うもの
・自身が信じるもの	・主観的な利点	
・私を動かすもの	・意味	・客観的な「核心」
・妥協できないこと	・当人中心のケア^{訳注5}	・守秘義務
		・自律性の尊重
・その方法における**基準**	・重要性	
・**自分の意思に従う**	・標準	
・物事がどうあるべきかに関する信念	・真実	
・変化させたくないこと		

を発行するAustin医師の意向は，最近の診療監査^{訳注6}においては場違いであった。また，「経営に関する価値」も考慮する必要がある。この診療所は，エビデンスに基づく処方に基盤をおく厳しい予算管理が行われている状況下で，すばらしい医療サービスを提供しているということで，最近その診療が地元メディアにおいて賞賛されていた。

一般的な価値の多様性

Roy Walker氏の診療というこの最初の事例において，Gulati医師が考慮していた価値の多様性に驚くことはない。北欧の哲学者であるGeorg Henrik von Wrightは，価値の多様性を丸々一冊の本を用いて説明した(von Wright, 1963)。第Ⅰ部の序論で述べたように，これは価値の複雑性という重要な側面であり，EBMに並び立つVBPアプローチの必要性の裏側に存在している。

表1-1は，「価値」という語と関連する意味を研修医らがそれぞれ挙げたものであり，医療における価値の複雑さに関してさらなる側面を描写している。

この表の3～4つずつの語句は，VBPに関する研修ワークショップの一部として作成された。参加者全員に，各自「価値」を意味する3つの語句を書いてもらった。また，語句の関連性のエクササイズとして，この課題は各自で対応してもらった。よって，3～4つの語句は，研修医がコンセンサスによって選んだものではなく，各個人が「価値」という語と関連した内容を示したものである。

ご覧の通り，参加者の間には共通した内容もあるが，さまざまな組み合わせの語句が記述された。この研修医の小グループにおける「価値」という語に関連するさまざまな意味には，表1-1の「原則」，「私にとっての善か悪かの基準」，「標準」など，倫理的な価値(ethical value)と思われるものも含まれるが，ニーズ（「大切と思うもの」），好み（「個人として接し

訳注5：person-centered care の訳。patient-centered care とほぼ同義だが，患者だけでなく健康なケア利用者を相手にすることもあるという意味で，より範囲が広い。

訳注6：診療全般の適切さを，さまざまな側面からチェックする評価活動。

てくれるか」，「私を動かすもの」），希望と理想（「物事がどうあるべきかに関する信念」），特定の価値における幅広い選択（「思いやり」，「忠誠心」，「信条」など）も含まれていた。表に提示していないが，さらなる価値である文化的，美的価値や良識的価値（賢明さ，愚かさなど）もあった。

キーポイント1：価値は倫理よりも幅広い

　表1-1より，臨床的に理解すべき価値に関して，**価値は単なる倫理的価値よりも取り扱う範囲が広い**とわかる。もちろん，健康関連価値（health-related value）は倫理的価値を包含するが，臨床上の意思決定において倫理的価値と他の価値をどのように一体化するかは後に論じる。ただ，健康関連価値には他に多くの内容が含まれる。

価値は診療のいかなる場面にも存在する

　純然たる健康関連価値以外にも，診療において，どこで，どのように，そして最も重要なのは誰の価値が関与しているかを理解することが重要である。繰り返しになるが，このことは，Gulati医師とRoy Walker氏に関する最初の事例でよく示されている。

> **振り返りのポイント**
> この時点で，Roy Walker氏とGulati医師による最初の事例を再度読んでみよう。
> われわれは現実の価値の多様性を示した。しかし，誰の価値がここで重要なのだろうか。また，価値はどこで，どのように診療に関与するのだろうか。

Roy Walker氏との出会い

　最も直接的に関与している個人について考えるのは，これらの質問に対する1つの方法である。前述ではGulati医師に影響する価値に焦点を合わせた。しかし，診療は双方向のやりとりである。よって，Gulati医師の価値とRoy Walker氏の価値の相互作用が，診療がどう進むかを決める。

　Roy Walker氏は，よくいえば心気症，悪くいえば単なる仕事嫌いであり，手に負えない嫌な感じの人物としてGulati医師のもとを訪れた。確かに，彼は攻撃的になる可能性がある。しかし，第14章の会話内容で明らかになるが，Walker氏は虚勢を張る裏で，常に自信がなく，腰痛にかなり苦しみ，仕事ができないと思い込んで自尊心がズタズタになっている。運動選手のような体格と繊細な自己価値を持つWalker氏は，若者のように自身の筋肉質の肉体に金銭を費やした。現在，彼は仕事を休み，中年太りとなり，そのような状況が現実逃避の口実になっているようでもある。

　Roy Walker氏は，唯一人生で達成してきたことは強引な自己主張だった。今回の相手はAustin医師ではなかったが，いつものような方法でGulati医師に対面した。実際，Walker氏は支援が必要なことを十分理解していた（第14章でこの理由を考察する）が，彼自身の文化的影響による認識において，彼の「男らしさ（maleness）」には問題の話し合いはふさわしくなかった。彼はAustin医師に対しては勇気を奮って支援を求めたが，今回は別の医師，それも女性医師にみてもらうとはまったく想像もしていなかった。より自信のある男性であれば，このような挫折をうまく乗り越えられたであろう。しかし，Walker氏はまったく克服できない感じだった。

　この状況に加えて，彼の外見もマイナスだった。やる気のない不幸な男性ではあったが，雄牛のようながっしりした肩を見せるためにベスト型Tシャツを着用し，強い男性イメー

ジに執着した。Gulati 医師は，これに不意を突かれた。Gulati 医師は嫌がらせをする人物に真正面から対応するプライドは持っているものの，身体的暴力には一定の恐怖心があった。Gulati 医師が彼の外観を嫌だと感じたことには，彼女の深層にある美的，文化的価値が部分的に影響した。Gulati 医師は自らの感情に気づき，アジア人女性としての経験から，外見で人を判断することが損になるという教訓を思い起こし，この「個人的な嗜好」という価値をおさめることができた。このように，専門職としての客観視の必要性も Gulati 医師にとって重要な価値であった。

医師と患者

　診療においては，医師の価値と患者の価値の両方が重要である。これは明らかであるように思える。しかし，「患者の権限」をますます重んじるような現状の方針や福祉開発優先の文脈において，このことを強調するのは価値がある。この優先順位は，ときに「神である医師」として特徴づけられるような専門職の権力を強調してきた歴史から，転換が必要であるという認識を反映したものである[訳注7]。しかし，転換することのリスクとして，「患者様は神様です」というような，患者が消費者となる消費者保護運動モデルの形で，患者がすべて正しいというまったく逆の状況をもたらす可能性もある。

　第3章で検討するように，VBP には，ある臨床上の意思決定に関与する特定の個人，特定の状況において，相互尊重の前提から開始され，バランスのとれた意思決定を支援する妥当なプロセスに依拠する取り組みによって，これらの極端な状況を回避することが求められる。

前景と背景における価値

　最初の事例をもう少し掘り下げることによって，医療における価値が偏在していることをさらに指摘することができる。医療における価値はすべてが公平に理解されているわけではない。また，診療には背景(background)だけではなく，より明確な前景(foreground)[訳注8]が存在する。

　この事例において，Gulati 医師がエビデンスに基づく処方にコミットしていることと，Roy Walker 氏が休業診断書を希望していることの両方が，比較的明白で目前の前景的価値となる。診療上のやりとりは，これに関係するものである。Gulati 医師は Walker 氏の外見に影響されてしまう状況を理解することで，医師としてこの出来事に上手く対応できた。しかし，これらの診療でのやりとりの背景において，多かれ少なかれ潜在的な幅広い価値が存在しており，どのように診療が進むかも重要である。

　背景的価値に関して，われわれがすでに認識しているものの例としては，Gulati 医師と Roy Walker 氏のそれぞれの社会階層による影響，資源の費用対効果に優れた利用に関して Gulati 医師の同僚がどの程度コミットしているか，各地域の文化モデルから生じる男らしさの重圧は多様ではあるが Walker 氏への仲間からの強い重圧がどのくらいだったかがあげられる。

　他にも多くの背景的価値が関与している。例えば，Gulati 医師の専門職としての価値により，Gulati 医師が診療仲間になることを促し，総合診療医として仕事し始めた当初より多くの支援をしてくれた同僚たちに対する強い忠誠心が生まれた。この忠誠心は，休業診断書をあまりに簡単に発行し，問題となった Austin 医師に対しても保持されている。一方，繰り返しになるが，Roy Walker 氏の家族の利益についても考慮しなければならない。前述の通り，Gulati 医師がもし「Walker 氏のいつもの要求」を拒絶したら，Walker 氏が妻や子どもたちにその不満をぶつけるかもしれない。

訳注7：患者に対して医師の接する態度がパターナリズム（父権主義的）であるという議論がなされることは一例である。

訳注8：臨床上の意思決定に及ぶ前に，明確に表れた内容を指す。

価値のネットワーク

さらに，この診療事例において，背景の価値によって直接関与する価値が制限されることはまずない。もちろん，これらの内容を考え始めると，Gulati 医師と Roy Walker 氏の診察がどのように進行するかに対し，関連する人や施設に全体的なネットワークが存在することが明らかになるだろう。関連する価値には以下が含まれる。

- この事例における Gulati 医師の文化を共有するグループを含む，幅広いコミュニティの価値(ニーズ，要望，期待など)。
- Roy Walker 氏の雇用主や職業安定所が目標とする経営上の規程。
- 各地域での総合診療を組み込んでいる英国国民保健サービス(National Health Service：NHS)[訳注9]，あるいは中央政府による政策の優先順位。
- 英国医事委員会(General Medical Council：GMC)[訳注10] などの医療関連組織による規約やガイドラインに組み込まれた基準。
- 医療の質委員会(Care Quality Commission)など，NHS における基準を監視する責任を負う他の多くのグループによって設定された目標。

価値のネットワークにおける他の重要な要素には，政策的優先事項と，先進的な研究および研究に由来し，診療を支える EBM ガイドラインがある。これらには，Gulati 医師が直接的，間接的に依存している。

キーポイント2：価値はあらゆる場面に存在する

価値に関する2番目のキーポイントは，**医療のあらゆる場面に存在している**ことである。呼吸している空気のように，それが何であるかを常に気に留めているわけではない(多くの価値は，前景よりむしろ背景にある)。しかし，空気のように，気に留めていてもいなくても，価値は常に重要である。

VBP とは，ある意味，診療に影響を与える価値の範囲や種類を明確化し，それらの価値をより効果的にマネジメントすることである。Gulati 医師と Roy Walker 氏の診療内容に関しては，本章と次章，あるいは第14章で，いくつかの論点に組み込まれている価値ネットワークに関する事柄を探索していく。しかし，まずはこれらさまざまな種類の価値が一般的に何であるかについて，一歩下がって考えてみる。これによって，すべての範囲，さまざまな形の価値は，すべてアクションを導くという3番目のキーポイントが理解できよう。

価値はアクションを導く

ここまでのところで，Gulati 医師と Roy Walker 氏における最初の状況に関する簡単な概要を描写し，価値を以下のように理解した。

- 価値は**倫理よりも幅広く**，ニーズ・要望・好みなどの延長線上にある。
- 価値は**あらゆる場面に存在し，**医師や患者の価値を含み，背景の価値やより明白な前景の価値にもつながり，広範な**価値のネットワーク**内ですべて規定されている。

しかし，価値がそのような驚くべき幅広い範囲をカバーするならば，何が正確に価値となるのだろうか。共通要因は何だろうか。すべての異なる物事に対して何を価値にすればよいのか。あるいは，このような多様性を持つ価値がどのように**臨床上の意思決定に影響**するのだろうか？

訳注9：英国にて医療，保健等のサービスを国民に対し原則無料で提供する事業機関。

訳注10：英国にて医師登録，免許交付と資格更新制，医学部や卒後研修の認証評価にかかわる機関。これらの機能は，市民の健康や患者安全を維持することを第一義としている。生涯教育にも幅広くコミットしている。

そもそも価値とは何か？

「価値」とは，誰もがその意味を理解して用いていると仮定する用語の1つだが，改めて考えると定義は非常に難しい。これは「価値」という用語だけの問題ではない。例えば，EBMでは，「最良のエビデンス」に関する多くの議論が行われるが，「エビデンス」に関する正確な意味はたいてい問題にされず放置される。

ただ，「価値」のさまざまな定義は，EBMの先駆者たちによって提案されてきた。例えば，David Sackettらは，(前述した)EBMに関する成書において，以下のように説明している。

患者の価値とは，各患者が診療に携える独特の好み，懸念，期待を意味し，患者のために働こうと思うなら，最良のエビデンスや臨床経験とともに，臨床上の意思決定に価値を組み込まなければならない(Sackett *et al.*, 2000, p.1)。

この定義は，さまざまな意味で有益である。確かに，Sackettの価値の定義は患者のみに焦点をあてている。すでに確認した通り，Gulati医師の価値は，価値に基づく意思決定に関してRoy Walker氏の価値と同様に重要である一方，価値の関連ネットワークは，医師や患者が直接関与する価値をはるかに超える。ここで，Sackettの定義を検討しよう。

- 価値には「好み，懸念，期待」が含まれる：医療における価値は，倫理以上に幅広いことを思い起こさせてくれる。
- 価値は，臨床上の意思決定においてエビデンスと臨床経験に**統合**されなければならない：明らかに，ポジティブな価値(好み)，ネガティブな価値(懸念)の両方が，臨床上の意思決定におけるエビデンスと関与している。
- 価値は，「各患者が診療に持ち込む**特有**の好み・懸念・期待」である：本書の原書サブタイトル(Clinical Stories Linking Science with People)に記述するように，科学(一般化可能なエビデンスとして表現される)を，人々〔自身の「価値の指紋(values fingerprint)」とも呼ばれるものを持つ固有の個人〕と関連づける際の，価値の重要性を明確化している。

この定義は有用だが，Sackettの書籍における価値の意味の説明は，価値とは正確には何か，価値(すべての範囲や多様性において)が**なぜ**臨床上の意思決定に関連しているか，を正確に把握するには不十分である。

価値，意思決定，アクション

価値やそれらに関連する臨床上の意思決定をより深く理解するため，Oxford大学のR. M. Hareの研究をみていこう。Oxford大学の元道徳哲学教授として，Hareの研究領域は「日常言語」哲学と呼ばれていた。分析哲学におけるこの20世紀半ばの学派は，問題となっている概念が日常的状況において実際にはどのように**使用されている**かを慎重に検証することで，「価値」のような複雑な概念の意味を探究していた。

その現実的かついくぶん実験的なアプローチを用いて，「哲学的フィールドワーク」と呼ばれる日常言語哲学が医学に対して多くの反響をもたらした(Austin, 1956-1957, p.25)。VBPは，基本的にはOxford大学での研究から実践的に派生したものであり(Fulford, 1989および関連ウェブサイトを参照)，依然研究分野として残っている。しかし，Hareの研究は，臨床上の意思決定に関する結論へとわれわれを直接導いてくれる。Hareは，多種多様な価値はすべて**アクション**を導くことを示し，「規範的(prescriptive)」の語を使用している(Hare, 1952)。

表1-2 慢性腰痛に関する心理社会的な黄信号

- 腰痛が有害，あるいは潜在的に重度な障害となるという消極的な態度
- 恐怖心を避ける行動，あるいは活動レベルの低下
- 積極的な治療よりも消極的な治療が有益であるという期待
- うつ傾向，気力低下傾向，社会的ひきこもりの傾向
- 社会的問題，あるいは金銭的問題

Samanta *et al*., 2003

キーポイント3：価値はアクションを導く

　価値はすべてアクションを導くということが，医療における価値に関する3番目のキーポイントである。これが臨床上の意思決定に示唆することは明確である。臨床的な文脈におけるアクションは，エビデンスのみでなく，**価値によっても**導かれる。言いかえると，臨床上の意思決定は二本の足で立っている。すなわち，臨床上の意思決定には，エビデンスと価値が指針を与える。エビデンスは，研究によるエビデンスや臨床経験のエビデンスを含むものとして幅広く理解される。また，価値の要素は本書で徐々に明らかにしていく。

　この意思決定の二本の足，すなわちエビデンスと価値の必要性についてもう少し詳しく検討することは，さまざまな臨床現場での展開があり得るため，価値があるだろう。

臨床上の意思決定

価値は臨床上の意思決定を導く

　本書では，Hareの研究に従い，医療の意思決定を導くものとして，ポジティブ，ネガティブな重みづけを与えるあらゆる事項を含め，「価値」という用語を使用する。この用語が持つアクションを導くという感覚は，Gulati医師とRoy Walker氏の事例において明確に示されている。Gulati医師の葛藤は，なすべき内容に関して別々の方向に「導く」異なる価値の存在がストレスを生んだものである。今回の例では，患者の自律性の尊重の価値と，最善利益の価値が葛藤となった。より深層には，Walker氏の見た目により，Gulati医師には専門職としての客観性の価値と文化的・個人的な美的価値の間に，似たような緊張状態が生じていた可能性もある。

　また，腰に関する恐怖心，将来に関する懸念，自身が望む筋肉質の男性自己像などによって，Roy Walker氏も「価値によって指針を与えられている」。よって，Gulati医師の臨床上の意思決定を行う際の指針において，Walker氏の価値は重みづけの要因として組み込まれなければならない。この臨床状況では，医師と患者が主人公ではあるが，ポジティブ・ネガティブな価値を持つ人や施設のより広範なネットワークの一部でもある。そのネットワークの価値は，両者間における物事の進み方に別の方法で多大な影響を及ぼす。

エビデンスも臨床上の意思決定を方向づける

　臨床上の意思決定を行う際，Gulati医師は臨床経験や研究のエビデンスによっても方向づけられた。腰背部疾患の評価において，彼女は「赤信号（red flag）」や「黄信号（yellow flag）」などの言葉の使用に慣れていた。前者は，馬尾圧迫など重症となりうる疾患に警告を与える一方，後者は，腰痛の慢性化や予後不良を予測する心理社会的要因などに関する1997年のKendallとBurtonによる研究に基づく（Kendall *et al*., 2009）。これらの黄信号を，表1-2にまとめた。表に示すように，Roy Walker氏は多くの項目に該当した。彼の腰痛はすでに慢性化しているのだろうか，それとも症状を改善する何らかの最終手段が

あるのだろうか。
　Gulati 医師が診療で特に頼っているエビデンスは，権威ある英国国立医療技術評価機構（NICE）が発行する NICE ガイドラインとして知られるものである。労働損失の低減についてはガイドライン概要には記載がないが，黄信号〔Corbett *et al.*(2009) などの研究者によってさらに発展した黄信号〕はガイドラインに記述されている (NICE, 2009)。この時点での治療に関するガイドラインによると，Roy Walker 氏は集中的リハビリテーションプログラムに紹介されるべきだということになる。

臨床上の意思決定における価値とエビデンス

　最初のナラティブとして，Roy Walker 氏と Gulati 医師の事例を紹介した。なぜなら，この事例は豊富な価値を満載していたうえに，強力なエビデンスにも基づいていたためである。しかし，Hare の指摘によれば，臨床においてもそれ以外でも，明確に価値を満載していようがいまいが，すべての意思決定はエビデンスに導かれるというものであった。

振り返りのポイント
　ここで，あなたが最も直近に行った臨床上の意思決定に関して少し考えてみよう。ただし，その意思決定は難解なものでも，ましてや決して**倫理的**に難解なものでもあってもならない。
　むしろ，明らかに単純な**直近**の臨床上の意思決定において，以下の点を考えてみよう。
・どのエビデンスがあなたの意思決定の基盤となったか。
・どの価値があなたの意思決定の基盤となったか。

　一般的には，日々の診療で行う意思決定の理由に関してあまり深く振り返る必要はないのかもしれない。たいていは自動的に「業務を遂行する」仕事の仕方が，熟練した専門職であることの証しである。
　意思決定を再現してみることは，しばしば非常に難しい。われわれが行ったある意思決定について**振り返る**とき，通常はアクションの基盤となるエビデンスを参照することになる。このエビデンスは，必ずしも詳細な研究によるものである必要はなく，少なくとも悩んでいる意思決定に関する広範な医学知識とか，個人的な臨床経験という意味である。これは，Gulati 医師の事例にも当てはまる。
　振り返りを行ったとしても，おそらく必ずしも自明ではないのは，われわれが行う意思決定に対する**価値**の基盤である。Gulati 医師の状況において，価値が提供する重みづけがいかに重要かは明確である。しかし，腰痛の転帰が不良となる要因に対する彼女の知識は，それ自体で彼女の臨床上の意思決定を下すには不十分であった。休業診断書を発行すべきでないとする彼女の見解は，患者の最善利益となるアクションに対して，彼女の価値に基づく義務感をエビデンスに基づく知識と**組み合わせた**〔Sackett *et al.*(2000) の表現では「統合した」〕結果であった。少し前に記述したように，この事例において何をすべきかに関して彼女が葛藤を感じたのは，他の価値（患者の自律性の尊重など）が，彼女が「患者の最善利益」においた重要性に対し，直接矛盾していたという事実に基づく。

価値と抗菌薬の処方

　Hare の論点は，明らかに価値が満載された Gulati 医師の意思決定のようなものでなくても，「すべての意思決定は，エビデンスだけでなく，価値によって与えられるポジティブ・ネガティブな重みづけに依存する」ということである。前述の振り返りのポイントで示

たように，あなたが直近に行った意思決定に関して振り返りを試みたとすれば，Hareの論点を自身で発見していただろう。例えば，あなたの意思決定が，肺炎球菌性肺炎に対して抗菌薬を処方することだったとしよう。抗菌薬の選択は，明らかにエビデンスに基づくだろう。診療の場に応じた耐性菌パターンのエビデンスを，さまざまな選択肢のコストと組み合わせた地域の処方医薬品リスト（formulary）が指針となる可能性が高い[訳注11]。

一方，価値の役割は，このような事例では当初はさほど明確ではない。しかし，あなたが自身の抗菌薬処方の意思決定に関して考察すれば，利益と害（微生物に対する薬物効果と副作用）のバランス，抗菌薬の費用対効果（「コスト」と「効果」という両方とも価値を伴った概念），より広い保健医療予算に関する経済的な課題など，全体が一連となった背景的価値が，関連性のあるエビデンス基盤と組み合わさっている。実際のところ，抗菌薬の処方と同様に明白に価値を伴わないと思われるような意思決定が，同様の価値のネットワークに組み込まれているとわかるだろう。これは，休業診断書を発行することに関し，明らかに価値が満載された葛藤をGulati医師が感じたのと同様である。

まとめ

Gulati医師とRoy Walker氏による診療場面を用いて，本章は医学における価値の3つのキーポイントを示した。

1. 価値は**倫理よりも幅広い**：ニーズ，必要性，好みなどにわたる。
2. 価値は**あらゆる場面**に存在する：臨床家と患者双方の価値，前景や背景の価値，価値の幅広いネットワークを含む。
3. 価値は**アクションを導く**：臨床上の意思決定のガイドとして，ポジティブ，ネガティブなあらゆる事項を含む。

次章では，休業診断書を求めるRoy Walker氏への対応法を決定しようとして，Gulati医師が最初は診療上の規則や倫理規程，ついでEBMや決断分析を参照する様子を追っていく。これらはいずれもある程度有用だが，個々の意思決定に適用される場合，複雑な価値の問題が立ちのぼることをわれわれは理解することになる。診療上の規則や倫理規程，EBMや決断分析（decision analysis）[訳注12]といったツールは，いずれもこれらの複雑な課題を解決できないのである。よって，個々の臨床上の意思決定の時点で明らかにVBPのニーズがある。

（大西弘高）

訳注11：英国では処方の意思決定において，診断ごとに処方医薬品リストによる指針が細かく示されており，日本ほど選択肢が広くない。

訳注12：decisionは他の部分では「意思決定」と訳しているが，decision analysisについては決断分析の訳語が一般的であるため，やや不統一ではあるが，ここでは「決断分析」と呼ぶ。

参考文献

Austin, J. L. (1956-1957). A plea for excuses. *Proceedings of the Aristotelian Society* 57, 1-30. Reprinted in A. R. White (ed.) (1968). *The Philosophy of Action*. Oxford: Oxford University Press, pp. 19-42.

Corbett, M., Foster, N. and Ong, B. (2009). GP attitudes and self-reported behaviour in primary care consultations for low back pain. *Family Practice* 26, 359-64.

Fulford, K. W. M. (1989 and 1995). *Moral Theory and Medical Practice*. Cambridge: Cambridge University Press.

Kendall, N., Burton, K., Main, C. and Watson, P. (2009). *Tackling Musculoskeletal Problems: a Guide for Clinic and Workplace: Identifying Obstacles Using the Psychosocial Flags Framework*. London: The Stationary Office.

Hare, R. M. (1952). *The Language of Morals*. Oxford: Oxford University Press.

NICE (2009). *Low Back Pain: Early Management of Persistent Non-specific Low Back Pain. NICE Clinical Guideline* 88. London: National Institute for Health and Clinical Excellence(後述のウェブサイトも参照).

Sackett, D. L., Straus, S. E., Scott Richardson, W., Rosenberg, W. and Haynes, R. B. (2000). *Evidence-based Medicine: How to Practice and Teach EBM*, 2nd edn. Edinburgh and London: Churchill Livingstone.

Samanta, J., Kendall, J. and Samanta, A.(2003). 10 minute consultation: chronic low back pain. *British Medical Journal* 326, 535.

Von Wright, G. H.(1963) *The Varieties of Goodness*. London: Routledge & Kegan Paul.

参照ウェブサイト

- 慢性腰痛に関する心理社会的黄信号については http://www.kendallburton.com/Flags/flagsindetail.html も参照。
- 慢性腰痛に関する NICE ガイドライン(PDF)は http://www.nice.org.uk/CG88 から取得可能。

2 先生，俺の腰が問題なんだよ！（エピソード2）

臨床のツールボックスの既存ツールを，多様な価値を持つ個々の患者に適用する

本章の主な内容

本章ではGulati医師とRoy Walker氏のストーリーを続けつつ，個々の患者の臨床上の意思決定に関与する，複雑かつ多様な価値が含まれているVBPの出発点に立つことにする。

他には，以下の事項が含まれる。
- 倫理規程
- 原則に基づく推論
- 価値と倫理の調和法
- 決断分析
- 価値とエビデンスを適合させる方法
- 臨床判断

実践のためのメッセージ

現状のすべてのツールは個々の患者に対する臨床判断の適用を必要とし，個々の事例に対して最善の解決策を見いだすためのプロセスにおいて，臨床家のガイドとなるものは今もなおほとんどない。

本章は，Roy Walker氏とGulati医師のストーリーの続きである。Gulati医師は医療に関する価値を解決するために，まずは専門職規程および倫理規程，次いで決断分析，そして最後にEBM，といったいくつかのツールに頼る。これらは皆とても有用だが，いずれも一定のレベルまでである。Walker氏の具体的な状況に適用しようとした際，それぞれの場合について数多くの複雑な価値の問題があることが判明するが，解決には失敗する。

これらの，あるいは似たような複雑な価値の問題が，個々の患者と臨床家との間における臨床上の意思決定によって浮かび上がる。これこそが，VBPのスタート地点である。

何をすべきか

Gulati医師が何をすべきだったかに関する一般的な倫理的枠組みから離れ，月曜朝の忙しい診療開始時というこの**特定の状況下**で彼女に何ができたのかに焦点をあてやすくすることをねらい，本章では振り返りから始めることとしよう。

> **振り返りのポイント**
> 読み進める前に，あなたがGulati医師の状況にいたらどうしたかをイメージしてみよう。これについて考えるために，あなたが医師である必要はない。しかし，Roy Walker氏があなたに相談しに来ており，彼がどうすべきかについて，あなたが意思決定する責任を負っていると想像して，「リアルに」考えてみてほしい。

臨床事例

　Roy Walker氏と話し合う前に，Gulati医師はこの状況をおさめると同時に，どうすべきか考える時間をとる必要があると判断した。

　彼女はWalker氏に対して1週間の休業診断書を交付することに同意したうえで，彼を公平に診察するため診療記録を見直す必要があること，そして2枠分の診察時間を予約しておくので，そこですべてをふさわしく扱うための時間をとり，適切であれば，さらに長期間の診断書を交付すると説明した。Walker氏は，Gulati医師が脅されても診断書を交付しそうにない様子を見て，渋々これに同意した。

専門職規程[訳注1]

　翌日，Gulati医師はRoy Walker氏の診察のことを考えれば考えるほど，本件が興味深いと気づいた。その翌日の晩，少し時間があったため，この事例の意味することをさらに時間をかけて探ってみることにした。最初のステップは，インターネットで英国医事委員会(General Medical Council：GMC)の「医師の責務(Duties of a Doctor)」を調べることだった。当初，これが役立つように思えた。休業診断書に関する記述はないが，表2-1に示した「医師の責務」の抜粋にあるように，患者をケアし，その健康を守ることはGMC規程リストの最上段に掲げられている。よって，慢性的腰痛の危険因子として知られているもの(第1章で挙げた「黄信号」)があるなら，Walker氏に休業診断書を出すのに気が進まないのも明らかに正当だとGulati医師は思った。

　だがさらに深く考えて，これはエビデンスに基づいたケアを提供することへの責任という自分の中にある葛藤の一面でしかないことに気づいた。何をすべきか決めることに関しては，同じリストの後半部分を目にして葛藤の**もう一面**が明らかとなった。医師の責務の抜粋2は，良質な診療のキーとなる要素として患者中心であることの重要性を強調している(表2-1)。実は，この部分ではパートナーシップという語が用いられている。患者の言いなりになることは，医師には求められていない。だがもし「(患者の)懸念や好みに応える」のであれば，Roy Walker氏の願いを真剣に取り上げなければならないだろう。

　それだけでなく，リストの抜粋1には「公衆の」健康を「保護し促進する」義務も含む。このことはGulati医師の葛藤をさらに深めた。「公衆の」という言葉により，Roy Walker氏が過去に欲求不満から妻や子どもに対して暴力を振るった疑いがあったことを思い出したため，Gulati医師は何をすべきかの意思決定においてWalker氏の家族に生じる結果を考慮に入れなければならない。

　次いで，彼女はパソコンの「お気に入りサイト」の「プロフェッショナル」見出しに入れていた英国総合診療医学会(Royal College of General Practitioners：RCGP)[訳注2]のウェブサイトを見た。専門職の団体として，RCGPは「家族全体をケアする」ことを繰り返し強調している。彼女は，RCGPのコアカリキュラムの1番目の項目である，**総合診療医であること**，に目をやった。それは，しばしば研修医と一緒に見たページであった。ここで，

訳注1：専門職規程(professional code)には，GMCによる医師憲章，総合診療医学会(Royal College of General Practitioners：RCGP)による規程などが含まれる。

訳注2：英国では卒後研修の早いうちに総合診療医と専門医のキャリアパスが分かれるが，総合診療医へのトレーニングはかなり行き届いているとされ，学会も古くから存在する。

表 2-1 GMC の「医師の責務」からの抜粋

抜粋 1

GMC に登録した医師の責務

人生や健康を預けられるほどに患者が医師を信頼できるようにすること。その信頼を正当化するために，医師は人の人生に敬意を示さなければならない。また，
- 患者のケアを最優先の懸案事項とすること
- 患者や公衆の健康を守り，推進すること

抜粋 2

患者とのパートナーシップを持って業務を行う
- 患者の懸念や好みに関して傾聴し，対応すること
- 患者が理解できる方法で，患者が求めている，あるいは必要な情報を提供すること
- 治療やケアについてともに意思決定に到達できるように患者の権利に敬意を示すこと
- 患者の健康を改善し，維持するために，患者のセルフケアをサポートすること

表 2-2 全ての総合診療医がするべきこと

- さまざまな診療における倫理的な側面を把握する
- 価値の本質と，それが医療にどういう影響を与えるかを理解する
- 患者，家族，医療チームのメンバーが個別の医療上の意思決定にもたらす価値を同定する
- 適切な一連の行為の選択，あるいは互いに葛藤し合う価値の解決，といったプロセスにおいて道徳的推論(moral reasoning)のスキルを示す
- 患者の価値の情報を引き出した上で理解を示し，受容可能な一連の行為に関して交渉し，その行為に関する正当性を説明する際に，効果的なコミュニケーションのための知識，スキル，態度を実演できる
- 医療における意思決定に必要な，専門職としての倫理規程や法的な枠組みに関する知識を示す
- 個人的な価値を把握し，それが意思決定にどのように影響するかを理解する

RCGP カリキュラム文書 3.3，臨床倫理と VBP から抜粋(version 1.1，2009 年 2 月，www.rcgp-curriculum.org.uk/pdf/curr_3_3_Clinical_ethics.pdf)

総合診療医がするべきことに関するガイドラインをみつけた(表 2-2 参照)。

Gulati 医師が事態を打開するためにすでに用いてきた方法のいくつかについて，RCGP はその重要性に明確に言及していた。彼女は時間をとることで，事態の打開に必要なコミュニケーション技法を発揮できると感じた。反射的に対応するのではなく，倫理的にややこしい状況で何をすべきか熟考することができ，自身の価値の気づきの深さを実証できる。彼女は，道徳的推論スキル，専門職としての倫理規程や法的枠組みについての認識をすぐに修正できてよかったと思った。

これら(GMC および RCGP)の倫理規程という権威的な情報源は，今回の事例で何をすべきかに関し，Gulati 医師の葛藤の**あらゆる**要素にとって助けになるように思えた。しかし，問題は解決するどころか，ある意味緊急事態にいたってしまった。

倫理規程と価値の対立

驚くかもしれないが，Gulati 医師が参照した倫理規程は，助けになるどころか，何をすべきかに関する葛藤を鮮明にしてしまった。結局，倫理規程というものは実践の指針を意図するものにすぎない。

専門職における倫理規程は，ある専門職にとって何をよい実践とみなすかを定義することで価値を明確化する。よって，「よい診療」と呼ばれる GMC の行動規範においても，取

引表示法訳注3の違反の項目はない．いわゆる「看板に偽りなし」である．しかし，看板商品の中身は何なのだろうか．「よい診療」の「よい」にはさまざまな異なる価値が含まれ，Gulati医師の事例のように矛盾することもある．

本質的に，専門職規程は，問題となっている専門職において定義されている，よい診療における価値を正直に**反映する**とともに，同じさまざまな価値の間で潜在的に起こり得る**対立をも反映する**だろう訳注4．

Gulati医師の対立する価値

これがまさにGulati医師の経験だった．何をすべきかを決めようとする際に，よい診療に関する2つの原則の間で彼女の葛藤(この時点では家族の問題を無視するとして訳注5)が持ち上がった．これらの原則はどちらも大事だが，**Roy Walker氏によって提示された特別な個人的状況**において，自分を反対の方向に引き裂こうとしていることをGulati医師は感じた．

- 当人中心の診療訳注6の原則に従えば，休業診断書を**発行する**ことになる．
- EBMの原則に従えば，診断書は**保留にする**ことになる．

たいていはこれら2つの大原則，当人中心の原則とEBMは，ぴったり一致する．しかし常にそうであるとは限らない．Gulati医師がRoy Walker氏の休業診断書をどうすべきか決めようとしているように，当人中心の原則とEBMの原則とが**一致しない事例**において，葛藤が生じるのだ．

倫理規程から倫理へ

次に，Gulati医師は倫理に目を向けた．これは医学生のとき，あるいは医師になってからの生命倫理に関する生涯学習(Continuing Professional Development：CPD)訳注7のときに彼女が役立つと知ったアプローチであり，「原則に基づく推論(principles reasoning)」と呼ばれる．このアプローチは，生命倫理の初期の時代に，Georgetown大学の哲学者と神学者であるTom BeauchampとJames Childressが医療に適用した．Gulati医師は手垢で汚れたBeauchampらによる著書，『生命倫理の原則』(1989)を手にとった．

原則に基づく推論

原則に基づく推論(principles reasoning)には，一見自明な原則同士のバランスをとることが含まれる．つまり，価値はしばしば対立するのである．これは，どんな状況でも何らかの原則が重要(よって関連性は一見自明)そうであるという考えである．

このアプローチでは，どんな状況でも2つ以上の原則が(Gulati医師の場合のように)異なる方向を向いているので，倫理上の葛藤は起こる．したがって，葛藤を**解決する**ということは，特定の環境，特定の状況において関連する原則の間で**バランスをとる**ことである．

Gulati医師による原則に基づく推論

BeauchampとChildressは，生命倫理の4原則をあげている．

- 自律性の尊重(autonomy)
- 与益(beneficence)
- 無害性(non-maleficence)
- 公正性(justice)

「これは私のことだ．私は，Roy Walker氏が休業診断書を要求していること(自律性の

訳注3：Trades Descriptions Actは，英国連邦系の国々にみられる取引表示法．サービス提供に関して適正な取引実施方法を促進することを目的とする法律である．

訳注4：専門職の規程は，原則論について述べてはいるが，複数の原則同士が互いに矛盾を生じることもあるという意味．

訳注5：Walker氏に診断書を書くか書かないかは，世帯全体の収入や家族を含めた生活に影響する可能性があり，RCGPはケアにおいて家族を含めて考慮する必要があると説いている．ただ，この部分では議論を単純化するために家族の問題をいったん無視するという意味．

訳注6：person-centered practiceの訳．患者中心の診療は医療の枠組みの中で用いられ，当人中心の診療，ケアは介護や保健などより広い領域にも利用できるニュアンスである．

訳注7：元来，生涯学習は継続医学教育(continuing medical education：CME)と呼ばれてきたが，近年教育よりも自己学習や経験の重視，履修単位よりも学習成果の重視といった考え方からCPDの語が用いられることが多くなってきている．

尊重：患者の選択の自由）と，リハビリが Walker 氏にとって最も利益が大きいというエビデンスに基づいた信念（与益）との板挟みになっている」。Gulati 医師は，Beauchamp と Childress が自律性の尊重と与益について述べたことを再読して，そう思った。

しかし彼女は，「無害性（何はともあれ害を避けること）」の原則が考えの明確化に役立つことにも気づいた。前述したように，Roy Walker 氏の休業診断書の更新を拒否した場合に，その妻と子どもたちに生じうる結果を Gulati 医師は懸念していた。「無害性」の項を再読し，その懸念が鍵となる倫理的検討事項として，より明確な倫理問題である自律性の尊重や与益と並んで，彼女の思考の前面にでてくるようになった。

当初，Beauchamp と Childress の 4 番目の主要原則である「公正性」は，Gulati 医師の葛藤には直接関係がないように思えた。「公正性」とは限られた医療資源を公平に分配することであり，資源配分の問題の文脈で議論されることが最も多い（この原則は「配分の公正性」と呼ばれることもある）。

しかし，Gulati 医師はこの本の公正性に関する記述を再読し，自分と Roy Walker 氏の状況に非常に関連していることに気づいた。実は，彼女の意思決定は予算や資源配分についてのものではなかったが，本当に医療を必要としている控えめな人々を差しおいて Roy Walker 氏に医療資源を利用させるのは，「資源の公正な利用」の視点から，確かに不適切なところがあった。

> **振り返りのポイント**
> ここで少し休憩し，原則に基づく推論が Gulati 医師の葛藤を解消するのにどのように役立ったか考えてみよう。
> ・原則に基づく推論は彼女にとってどう役立っただろうか？
> ・役立たないのはどこだろうか？

原則に基づく推論の強みとは……

Gulati 医師は 4 原則が役立つと気づいたが，これはちょうど学生が倫理的な問題に対する思考の枠組みを与えられたようなものだ。Roy Walker 氏の休業診断書の求めにどう応じるかという Gulati 医師が抱える問題の文脈で 4 原則を熟考すると，3 つの指針が得られる。

1. 患者の選択（自律性の尊重，autonomy）と最善利益（与益）との間の緊張という，中心的な葛藤の本質を**明確**にし，**確認**する。
2. Roy Walker 氏の家族に害になることを避けること（無害性，non-maleficence）の重要性を**再考**する。
3. 希少資源の使用という，公正性（justice）の問題にまで**思考を深める**。

こうして 4 原則に立ち返ることで，Gulati 医師は自らの葛藤の中のさまざまな要素について明確化できた。これまで見てきたように，適切な倫理規程を再読することがこの過程の始まりだった。Beauchamp と Childress の深い分析は，Gulati 医師がそれまで十分に気づいていなかった状況に光を当てた。

原則に基づく推論により倫理的問題を明らかにできることの臨床的価値は，過小評価すべきではない。主要な原則の関わる 1 つ以上の対立に関して複雑な倫理問題の要素を整理することは，問題を理解するのに役立つ。またこれまで見てきたように，看過されてきた可能性のある問題に光を当てることにもなる。第 14 章で Gulati 医師と Roy Walker 氏の話に戻った際，「いつも通り」の要求をする Walker 氏と患者で混み合った診療所に対して Gulati 医師が感情的になり，そのときには考えから抜け落ちていた 2 つの原則（無害性

および公正性)を後で思い出せたことは，問題が徐々に解決へと向かうために決定的な要素だったことがわかるだろう。

そして原則に基づく推論の限界

それでもやはり，Gulati 医師は意思決定の第一歩を踏み出したにすぎない。問題の本質とさまざまな側面に関して明確に理解しなければならない。Gulati 医師は倫理規程を最初に参照し，懸念は明らかになった。よい診療に関して広く受け入れられている基準により，実際に彼女は問題を**抱えている**ということを倫理規程が明確化してくれた。4 原則は，彼女が問題の本質を十分に整理する助けになった。

だが有用とはいえ，これは正しい方向への一歩にすぎず，彼女が当初考えていたより問題はずっと複雑であることを示していた。

一般的な理論と個別事例

生命倫理の原則の書籍に話を戻すと，Gulati 医師は 4 原則を実際に適用する方法について説明している項を読んだ。Gulati 医師がすでに知っている一般的なアプローチには，関係する原則(彼女の場合，4 原則すべて)のバランスをとることが含まれている。しかし，彼女は 4 原則についてどの程度の正確さで適切なバランスをとれば，今すべきことを決定できるのだろうか。彼女の疑問は診断書に関する一般原則ではなく，ましてや不正な診断書を求める患者に関するものでもなく，Roy Walker 氏の個人的な事情に関するものなのである。

何をすべきか決定するための鍵が提供されることを期待しつつ，Gulati 医師は Beauchamp と Childress がこれらの原則の適用方法について述べている部分を熱心に読んだ。

Gulati 医師が見つけたのは，何をすべきかについての葛藤を実際に解消してくれる鍵だったが，彼女が期待していたものではなかった。Beauchamp と Childress は，実のところ 4 原則によるアプローチだけでは**倫理問題は解決できない**と述べていたのだ。

確かに，原則に基づく推論により倫理的問題の解決に向けて一歩踏み出すことができる。前述したように，原則の 1 つ以上の対立に関して，倫理的問題の本質を整理し明確化するために，原則が助けになる。しかし実際に問題を**解決する**ということは，ある事例の特定の状況に適切に照らし合わせて，議論中の原則間のバランスをとることを意味する。また Beauchamp と Childress が明らかにしているが，実際に臨床家(この事例では Gulati 医師)が，ある医療現場(慌ただしい月曜朝の診療所で敵対的な Roy Walker 氏に向き合っている)においてどうバランスをとるかは，哲学者や神学者が言及すべきことではない。どんな事例においても，個別の状況で原則間の適切なバランスを決めることに関して，**個別の判断**という要素が常にある。

価値の対立から VBP へ

倫理規程や主な教科書上での倫理が，これまで Gulati 医師を動かしてきた。原則論的なアプローチは，彼女自身が対面している特定の状況において，いったい何がバランスをとる必要のある対立した価値なのかに関する葛藤の本質を明らかにしてくれた。

しかし，ここで倫理の役割は終わった。倫理規程や原則に基づく推論は，目の前にある価値の対立について**バランスをとる**必要があるという面では何の助けにもならなかった。ここで，Gulati 医師には臨床上の意思決定を支援する他の補足的な方法が必要になった。

医療のツールボックスにおける他の倫理ツール

このセクションでは，倫理規程と原則に基づく推論以外に，Gulati 医師も参照した可能性がある他の倫理ツールのいくつかを振り返る。

後半の章で，これらのツール，あるいは価値に関する他のツールについて考察し，VBPの全人的なプロセスに対し，それらのツールがどのように貢献するかを見ていく。VBPのプロセスは多くの異なるツールの利用を含んでおり，適切に用いることで，そのプロセス全体は個別のツールより効果的なものになる。

倫理規程

複数の原則が対立するような状況に対応するための1つの方法は，倫理規程(regulatory ethics)を拡大し，さまざまな状況までカバーするようなより詳細なガイドを提供することである。近年，われわれはより長く，より詳細になった専門職規程のようなものを目にしたことがある。

倫理規程の膨張

この「倫理規程の膨張(code inflation)」は，著者の1人が別のところでそう呼んだもの(Fulford *et al.*, 2006)であり，理解しやすい。臨床上の意思決定に影響する価値が複雑になっていくのに直面したとき，何をすべきか教えてくれるルールがあればありがたい。次章で見るように，倫理規程は臨床上の意思決定を支援する際に，他のアプローチと並んで重要な役割を果たす。Gulati 医師は，例えば所属する職業団体からの休業診断書に関する総合診療医ガイドライン〔労働年金省[訳注8]（英国政府の所轄部署）の定めたルール〕を拡大したような細かな規則を求めていたのかもしれない。

だが倫理規定は，個別の臨床上の意思決定にあてはめるにはそもそも限界がある。まず，防衛医療(defensive practice)[訳注9]のリスクがある。近年，倫理規程の膨張に促される形で，臨床上の意思決定の準法的モデル(quasi-legal model)がこのリスクを高めてきた[訳注10]。患者の臨床的ニーズではなく，医師の訴訟への恐れに基づく臨床上の意思決定は，医療に関する規則に過剰に頼るという危険を含んでいる。

さらに，個別の意思決定に近づくと，倫理規程の膨張は「価値という虹(values rainbow)」の末端を追いかけることになる。なぜなら，どんなに細部にわたるルールを定めたところで，個別の事例には常に解釈と適用が必要だからだ。これこそ Beauchamp と Childress が指摘した，個別の判断の必要性である。これは一般的な原則にあてはまるし，より細かいルールにも同様にあてはまる。

ふたたび個別の判断

Gulati 医師と Roy Walker 氏の状況における価値の本当の複雑さは，あらゆる状況を十分カバーするルールがないことを，おそらく暗示している。ルールを「現実に」適用する，すなわち特定の状況にある特定の患者についての意思決定にどのルールを適用するかを決めるには，常に意思決定者の側に個別の判断が求められる。

他の倫理関連理論

生命倫理と医療の双方に関わるのは規程と規則であるが，下記のような実践的で有用な倫理関連理論もある。

- 「最大多数の最大幸福」に基づく功利主義(utilitarianism)[訳注11]

訳注8：Department for Work and Pensions の訳。2001年に社会保障省と教育雇用省の一部が統合されて生まれた新しい省。

訳注9：医療事故やその責任追及のリスクを下げるために，過剰な検査をしたり，リスクの高い治療を差し控えたりするような医療的態度のこと。

訳注10：倫理規程や医療に関する規則が膨張することで，規則に沿っていれば法的に問題がないと解釈し，規則に合わせた臨床上の意思決定を行おうという考え方になるという意味。

訳注11：社会全体の最大幸福の総和を最大化するという考え方。

- 権利と責任に関わる義務論(deontology)[訳注12]
- 「善良な性格」に関する徳倫理学(virtue ethics)[訳注13]

　他にも例えば看護師倫理，ソーシャルワーカー倫理，精神医学倫理など，専門職ごと，分野ごとの倫理があり，それぞれの領域に関する目的，方法，見地がある(本書のシリーズに関するウェブサイト上に，さらに例を挙げている)。

　これらの倫理ツールは，医療において重要な役割を果たしている。例えば功利主義は医療経済学において質調整生存年(quality-adjusted life year：QALY)[訳注14]の基盤として重要である。しばしば参照するNICEガイドラインのおかげで，Gulati医師はこのような指標にはなじみがあった。義務論は医療法規，特に人権や非差別法などの領域に密接な関係がある(この例としては次章で扱う近年の精神保健法がある)。善良な性格に焦点をあてた徳倫理学は，医学教育の目的に関連している。異なる診療領域間における臨床上のガバナンスの重要性が増すにつれ，分野ごと，専門職ごとの倫理も連動して発展してきた。

他の倫理ツールとGulati医師の決定

> **振り返りのポイント**
> 　われわれは，一般的な原則理論としての倫理と，個人に焦点を当てたVBPのツールとの間の重要なポイントに来ている。
> 　読み進める前に，以下の2つの質問について少し考えてみよう。
> ・Gulati医師にとって，(もしあるなら)どの倫理ツールが優先するだろうか？
> ・何をすべきかに関する葛藤を解消してくれる臨床ツールはどれだろうか？

　最初の質問に関していえば，ある意味すべての倫理ツールがGulati医師に関係している。第1章で述べた価値ネットワークの範囲について思い出してみよう。
- **医療経済学**について考慮することは，Gulati医師によるツールの選択肢を直接決定する(功利主義に基づくQALYと，臨床ガイドラインの開発におけるQALYの役割)。
- **医療法規**は，Gulati医師ができることとできないことについて，明確な境界を定める(医師としての権利と責任および他の義務論上の問題を反映する)。
- よい医師の**徳(virtue)**は，Gulati医師の受けた臨床トレーニングと，Roy Walker氏の診察における心の持ちようを暗黙的に裏打ちしている[訳注15]。

　医療に特化した**専門職倫理**に関しては，エビデンスに基づく処方，そして地域レベルの監査や臨床上のガバナンスにおけるその重要性が，明らかにGulati医師の葛藤の一部となっている。

　これらのツールを個別に，あるいは組み合わせて用いても，今のところ彼女の葛藤は**解消**されていない。当初，規程や原則に基づく推論によって細やかに熟考する際，これら倫理ツールは要点を明らかにするのに有用であった。それぞれのツールが彼女の葛藤やその原因の異なる面を異なる方法で明らかにしてくれた。さらに，医療の価値という難局のさまざまな側面に対応するために，それぞれが正当なツールであった。しかし，規程や原則に基づく推論は，他のツールと同様に，この事例において何をすべきかを決定する際に，彼女が直面した複雑な価値の問題を実際に**解決**してくれるものではない。

価値を載せた意思決定のための，臨床ツールボックス内の他のツール

　本章ではさらに2つのツール，決断分析とEBMについて簡単に見ることにしよう。

訳注12：カントが唱えた「自分に架した義務に従うことが道徳的に正しいか，間違いかの基準であり，行為の結果を考慮しない」という道徳論。功利主義とは対立する。

訳注13：いかに善い人間になるべきかに焦点を当てた考え方。

訳注14：平均余命や生存期間で医療の質評価を行うと，QOLが低くても延命した方が指標が良くなるという問題が生じる。QALYは，QOLを表す効用値で生存年を重みづけしており，この問題が緩和される。

訳注15：Gulati医師は，徳を持ってWalker氏に向き合っているが，それは臨床トレーニング(あるいはその中で巡り合ってきた徳のある医師)によって培われてきており，Walker氏への態度にも表れている。

決断分析

　決断分析(decision analysis)は，VBPと同様に一部数学，一部心理学の領域に関与し，複雑な決定における支援ツールとして発達した。われわれが決断分析において気に入っているモデルの1つはJack Dowieが開発したもので，ここではインタラクティブなツールを用いて信念(エビデンス)と好み(価値)を組み合わせる。このツールはCafé Annalisa[訳注16]のウェブサイトで入手可能である。そこでは臨床家もそれ以外の誰も，一般的な決定および臨床上の意思決定について信念と好みの変化がどんな影響を及ぼしてきたかを見ることができる。

　Dowieは二者択一的意思決定(alternative decisions)についても考えていた(例：以前帝王切開で出産した人が経腟分娩を試みるか，待機的な帝王切開を行うか)。この意思決定に影響する多くの要因に関連するエビデンス(例：新生児のリスク，母体のリスク，入院期間)を吟味し，エビデンスはその強さに従って「重みづけ」する。グラフ上で「スライダー」を用い，それぞれの内容について自分の好みに応じて重みづけを決められる[訳注17]。これにより，例えば，自宅に幼い子どものいる母親が自宅に帰れるように，早期の退院に重みづけをおくといった形でその価値を反映する。エビデンスおよび選択によってスライダーは動くので，マネジメントの二者択一的意思決定において強調すべき点も変わる。したがって，早期退院に対する強い好みによって，経腟分娩を試したいという考えが支持されるだろうが，母親のリスク低下よりも，新生児へのリスク低下を優先するという考えによって迷いが生じるかもしれない。

　慣習的に，決断分析は価値を複数の「**効用値**」(アウトカムに付した**価値**をそのアウトカムと組み合わせて**確率**で定義する)のバランスをとろうとする功利主義に適用できる形にまとめたものである。医療では，決断分析は資源配分のための手段として広く用いられていた(例：Brown *et al*., 2005参照)。Gulati医師が読んでみたいと思ったのは，臨床上の意思決定に直接適用可能な決断分析の本であった。

　倫理に関して，Gulati医師は決断分析の本を読んだことはある。数学的なツールは彼女の興味を引いた(医学部に入る前，最も好きな科目は数学だった)。そして"*Decision Making in Health and Medicine*"という本のわかりやすいスタイルを楽しんだ(Hunink *et al*., 2001)[訳注18]。主著者であるMyriam HuninkとPaul Glasziouは決断分析とEBMの専門職だが，2人とも医師であり，その本にはさまざまな臨床分野の共著者もいた。さらに，いたるところに事例が載っており，まさに彼女が必要としていた本だった。

決断分析の長所

　ここで，Gulati医師は気づいた。決断分析は医療における価値を扱うためのツールとして，確かに有用である。

- 臨床上の意思決定において，エビデンスと価値を関連づけることが決断分析の直接の狙いである。サブタイトルはまさに**エビデンスと価値の統合**である。
- 不確実な状況下で意思決定が必要となるような状況に，明確に焦点を合わせている。
- 状況によって「意思決定者」がさまざまであり，異なる意思決定者(患者，医師，親族など)が同じ意思決定に対して異なる価値を持っているかもしれないという点を認めている。

　この本は，Gulati医師に価値に関わる業務に関連した他のさまざまな学問領域を思い起こさせた。価値と意思決定に関する心理学の研究は，価値のツールボックスに人類学，文学分析，医学史，哲学のさまざまな分野，医療関連の人間学，神経科学など，さらなるツールを加えていた。

　この本は，臨床の文脈における価値のたずね方に関し，多くの実践的なコツを掲載して

訳注16：Café Annalisaは，各個人に合わせた意思決定の支援ツールを提供するウェブページ。http://www.cafeannalisa.org.uk/ でアクセス可能。

訳注17：決断分析のプロセスにおいては感度分析が組み合わせられる。例えば，帝王切開後の妊婦が経腟分娩を試みる例においては，子宮破裂や胎児死亡の確率，緊急の帝王切開や子宮摘出のリスク，さらなる挙児希望などの数値を変化させることで，患者と医師が互いに考え方を明らかにし，よりよい意思決定が可能となる。

訳注18：日本語訳は，福井次矢，森本剛監訳『医療・ヘルスケアのための決断科学—エビデンスと価値判断の統合』(医歯薬出版，2004)

いる。また，意思決定者が自身の価値をよりよく理解した上で，十分な情報に基づいた意思決定(informed decision)をしやすくするためのウェブサイト上の決断分析用ツールも紹介されている。

価値に関連した上述の学問分野の例を，本書のシリーズに関するウェブサイト上に挙げた。例として，患者が個別の分野において意思決定のために価値とエビデンスを統合するためのコンピュータ支援ツールがある。第7章のコミュニケーション技法とVBPにおいて，価値の引き出し方，ウェブサイト上の決断分析ツールによる支援の仕方の問題に再度触れる。

決断分析の限界

> **振り返りのポイント**
> 決断分析は，明確にGulati医師の状況に当てはまる。しかし，結局Roy Walker氏の件でどうすればよいか，彼女の葛藤を解消することはできない。
> それはなぜだろうか？ 十分発展している複雑な領域について短い紹介をした直後に，このような質問をするのは全くフェアではない。しかし読み進める前に，ちょっと考えてみてほしい。Gulati医師がこの事例の価値の対立を解決するという葛藤を解決するために，効用値を計算することがどう助けになるだろうか？

1人の決定者から2人以上の決定者へ

Huninkらの本は有用だったが，Gulati医師の問題の核心には到達しなかった。主に2つの理由がある。1つは，決断分析は1人の意思決定者(通常は患者)が自身の価値に従ってさまざまな一連のアクションを選ぶものである，という臨床的パラダイムである。このことはGulati医師にとって難点ではなかった。むしろ，難点は**彼女の**価値と**患者**の価値が対立している点だった。実際，彼女の葛藤は，RCGPやGMCの規程においてよい診療を定義しているさまざまな専門職の価値の間にある多くの軋轢を反映していた。ただこれらの軋轢をきたしていた原因は，**彼女**にとっての問題(エビデンスに基づくリハビリ)が，**Roy Walker氏**にとっての問題(診断書の入手)と異なっていたこと，ずれていたことである。結局，問題は効用のバランスをとることではなかった。Gulati医師が効用のバランスをとる方法が，患者であるRoy Walker氏がバランスをとる方法と異なり，対立すらしているという点が問題だったのである。

1つのタイプの価値から複数のタイプの価値へ

決断分析がこの事例においてGulati医師の問題を解決できない2つめの理由は，価値をカバーしている範囲が狭すぎるからだ。第1章の価値の定義の問題がここでも明らかになった。第4章にでてくるHuninkらの著書 *"Valuing outcomes"* は，経済学者Ralph Keeneyの次の言葉の引用ではじまっている。「価値は，われわれが配慮しているものである……よって，われわれのアクションの**推進力**であるべきだ」。これは，われわれが包括的に「アクションを導く」ことを意味するところの，本書の第1章の「価値」という用語を直接反映している。

一種類の価値(好み)に制限することから生じる決断分析の限界は，Oxford大学の哲学者および倫理学者であるRoger Crispが，1994年にQALYを用い始めた頃に指摘した。彼が指摘したのは，QALYの功利主義的計算は最大多数の最大幸福を反映しており，必然的に少数派を不利にしてしまう点である[訳注19]。資源配分の意思決定においては，権利と責

訳注19：例えば，がんに対する伝統医療により効用値0.4のQOLしか得られないとしても，患者が効用値0.6の治療のQOLよりも満足するなら，決断分析の枠組みはこの患者のケアに関し，適切な優先順位を示せない。

任を反映させる形で義務論を考慮し，QALYのバランスをとるべきだと論じた。

Gulati医師は，Roy Walker氏との状況に影響する同様の問題があることに気づいた。結局，振り返ったうえでの自律性の尊重のポイントは，臨床家が「最善のアウトカム」とみなすことが効用の観点からどれほど明確に正しく見えたとしても，それとは違う決定をする権利を患者に与えるということだ，と彼女は考えた。

一歩進んだか，そうでないか

決断分析は，数学の心得があり，患者の最善の行為をする責任を負う者にとっては有用なツールであるとGulati医師は結論した。しかしRoy Walker氏の事例では，腰痛マネジメントに対するEBMガイドラインから，Gulati医師はすでにそのことを知っていた。むしろ，Gulati医師にとっての問題は，エビデンスに基づく意思決定のために彼女が専門職として負う責任と，Roy Walker氏の自律性を尊重した選択の権利との間にある義務論という出口のない円に対し，どのようにけりをつけるかである。

しかし少なくとも，エビデンスに基づくことはここでは問題ではないと考えて，Gulati医師は内心ホッとした。そこで彼女は残りわずかな休憩時間を用いて，腰痛が悪いアウトカムをもたらすような危険因子の詳細を思い起こすため，第1章で挙げたエビデンスを振り返った。

EBM

> **振り返りのポイント**
> 倫理および決断分析からエビデンスへと移るにあたり，Gulati医師の状況を「リアルに」再考するのは有益であることに気づいたと思う。
> 今回考えるべき問題点は，エビデンスに基づいて何をすべきかを決定することに起因して，Gulati医師にとって何か困難が生じないかどうかである。ここまで，彼女自身が理解している互いに相容れない価値という問題として，彼女の葛藤に焦点を当ててきた。この問題は非常にトリッキーである。一方，彼女の意思決定においては，エビデンスに基づくということは，彼女が考えるように本当に問題のないものだろうか？

紙面の都合上，エビデンスおよび臨床上の意思決定に関して2点のみ述べる。価値とエビデンスは通常考えられているほど別個のものではないこと，そして，個々の事例に価値とエビデンスを応用するには，これら両方が臨床判断(clinical judgment)[訳注20]に依存していることである。

価値に基づくアプローチとエビデンスに基づくアプローチの関係は，理論的にも実践的にも複雑である。本書の第IV部では，この実践的な側面のいくつかに触れているし，本書のシリーズに関するウェブサイトには関連する理論の鍵となる情報源を掲載している。

エビデンスと価値に明確な区別はない

Gulati医師は，Roy Walker氏のような患者において，慢性疾患と不良な予後をつなぐような最新の研究の知見に通じたエビデンスに基づく医師である。そして，彼女はこのようなエビデンスに立ち返ることにした。第1章で確認したように，Roy Walker氏が「黄信号」，すなわち腰痛患者における長期慢性状態や障害を予測できるようなエビデンスに基づく要因に満ちあふれているのではないか，との確信を強めたのだった。

- 腰痛には害がある，あるいは重度障害の恐れがあるという消極的な態度

訳注20：患者の問題を明らかにし，どのような対応をすべきかと決定するための医師(医療職)の判断のこと。臨床判断の後，医師(医療職)はその内容を患者側に説明し，ともに意思決定を行うことになる。

- 不安回避の行動および活動レベルの低下
- 積極的ではなく，消極的な治療が有益であるとの期待
- うつ，士気の低下，社交性の減退の傾向
- 社会的，経済的問題

　Gulati医師は，関連するエビデンスの基盤は実際には問題ないように思った。慢性化を予測する要因に関する文献にはエビデンスに基づく合意事項があり，Roy Walker氏はそのすべてではないにしろ大半の事項に該当した。しかし彼女が，Roy Walker氏をどのように扱うかを念頭においた決定に際してガイドラインを再読したところ，以前見落としていた点に気づいた。

振り返りのポイント
　予測要因について読んだとき，Gulati医師はRoy Walker氏の腰痛の問題を効果的に管理するうえで重要な何かに気づいた。
　彼女は何に気づいたのだろうか？

　Gulati医師が気づいたのは，Roy Walker氏は腰痛マネジメントのエビデンスに基づくガイドラインにおける多くの黄信号に該当したが，それらの黄信号はRoy Walker氏の**価値**に関するものだったということである。

ガイドラインにおける価値

　これまで気づかなかったことに気づいて嬉しく思い，Gulati医師はガイドラインのコピーに，価値を満載した単語(「消極的」「害がある」など)には青の蛍光ペンで線を引き，価値を暗示するような単語には下線を引いた。後者の例としては，「不安回避」というフレーズのように価値を暗示するものがあり，今回の事例では腰痛のリスクを増すと思われるような活動に対する不安に対する負の重みづけがある。彼女のマークしたリストは以下のようになる。

- 腰痛には害がある，あるいは重度障害の恐れがあるという消極的な態度
- 不安回避の行動および活動レベルの低下
- 積極的ではなく，消極的な治療が有益であるとの期待
- うつ，士気の低下，社交性の減退の傾向
- 社会的また経済的問題

　そこでGulati医師が気づいたのは，彼女が直面している問題における価値とは，本質的には価値と無関係のエビデンスという背景に対して，単にRoy Walker氏が提示した臨床問題の**マネジメント**方法というだけではないという点である。価値はまさに目の前に，慢性疾患のエビデンスによって定義された**問題自体**の中にあった。

いたるところにある価値

　前述した決断分析に関する文献は，事実(エビデンスに基づいた一定範囲のアウトカムの確率)と，ある状況における，ある意思決定者の選択に影響する価値(好みに基づく効用)との間に明確な区別があるようなモデルを標準的に仮定している。だがGulati医師も気づいたが，少なくとも腰痛の慢性化を予測する要因について，そのような明確な区別はない。彼女の直面する問題は単に腰痛治療の途中にでてきたRoy Walker氏の価値の1つなどではない。患者中心の診療において，患者の価値は本質的に問題を起こす可能性がある。問題そのものはWalker氏の価値なのだ。

> **表 2-3** Sackett *et al.*(2000)によるEBMの定義
>
> EBMとは,最善の研究のエビデンス(best research evidence)を臨床的専門性や患者の価値と統合することである
>
> - **最善の研究のエビデンス**とは,臨床的に適切な研究であり,基礎医学的な研究も多いが,特に診断的な検査(診察を含む)の正確性,予後に関する指標,治療・リハビリ・予防の効率や安全性に関する患者中心の臨床研究から得られることが重要である。新しい臨床研究のエビデンスにより,以前から受け入れられてきた診断的検査や治療の意義は弱まり,より正確で,効率がよく,安全なものに置き換えられていく
> - **臨床的専門性**とは,患者の健康状態や診断,潜在的な介入に対する個々の患者のリスクやベネフィット,そして患者の個人的な価値や期待を素早く同定するために,臨床スキルと過去の経験を用いる能力である
> - **患者の価値**とは,個々の患者が診察場面に持ち込むような好み,懸念,期待であり,それらは患者に作用するとすれば,臨床上の意思決定に組み込まれなければならない
>
> これら3つの要素が統合されるとき,臨床家と患者は臨床アウトカムやQOL(quality of life)を最適化できるような診断および治療の連携を作り上げる

われわれはこの問題を次章でさらに取り上げる。価値に関する3つのキーポイント(第1章参照)の1つは,価値があらゆる場所に存在するというものである。

個別の臨床判断

Roy Walker氏をどうマネジメントするかを決める意味であまり進捗がなかったと感じつつ,2度目の診察が迫り,Gulati医師はついに学生時代に読んだもう一冊の本,David Sackett *et al.*(2000)による *"Evidence-based Medicine: How to Practice and Teach EBM"* を開いた。Gulati医師は,Sackettらが個々の患者に対してエビデンスに基づいた意思決定をする際の患者の価値に焦点を合わせて研究していたことを思い出した。それで彼女は,この本に解決策の糸口があるという希望を持っていた。

当初,彼女は失望した。当時は革新的だったのだが,個々の事例へのEBMの適用について,この書籍の実践的な説明は,Huninkらの *"Decision Making in Health and Medicine"* とほぼ同様のものを用いていた。いずれの本も,本質的には功利主義的な価値にのっとり,患者(あるいは医師,患者の代理としてのケア提供者)を唯一の意思決定者とするパラダイムを持つ決断分析を採用していた。結局,いずれも彼女の現在の目的に十分対応できるとは言えなかった。

しかしまさに本を閉じようとしていたとき,Gulati医師の注意は前書きの冒頭ページにSackettらが書いた,EBMの定義に引きつけられた。

> **振り返りのポイント**
>
> SackettによるEBMの定義の全文を表2-3に掲載した。
> 読み進める前に,この定義に目を通してほしい。Gulati医師の目を奪ったものは何だっただろうか?
> ここまでで説明がなされていないものがある。それは何だろうか?

臨床的専門性と臨床判断

これまでGulati医師は,Roy Walker氏の休業診断書の求めに関する問題は,エビデンスと価値に関するものと理解していた。表2-3に示すように,エビデンスと価値の両方が定義の中にでてくる(患者の価値については,第1章で注目した)。しかし,これらの間に3番目の語句,**臨床的専門性**(clinical expertise)がある。

Gulati医師がEBMに関するSackettの定義を読むのは，これが初めてではない。より範囲を狭めたエビデンス限定の定義とは異なり，その包括的な性質は，医学生として本をこの本を読みたいという感情を起こさせるものの1つだった。しかしそれまでの読み方というのは，多かれ少なかれ理論的な枠組みが心にあって，臨床的専門性という真ん中の定義を当然のものとして見ていたのだろう。

Gulati医師と戻る

今，Sackettの定義を「実際に」はじめて読んで，ある具体的な状況における，ある特定の患者に現実の意思決定を行うにあたって，Gulati医師はエビデンスと価値の間に挟まれていた臨床的専門性こそが，エビデンスと価値を今回の(または他のどんな)事例にもあてはまるような判断をするうえでずっと探していたミッシングリンク[訳注21]だということに気づいた。

この「あぁ！」という瞬間により，Gulati医師は臨床的専門性を暗黙のうちに考慮していた記憶を思い起こし，力づけられたように感じた。これが，Gulati医師がナラティブに基づく医療(narrative-based medicine)を「見いだした」時だった。*British Medical Journal*誌の「なぜナラティブを学ぶのか」という記事(Greenhalgh and Hurwitz, 1999)に刺激され，Gulati医師ははじめてGreenhalghらの著書(Greenhalgh and Hurwitz, 1998)を買い，同じテーマを扱ったJohn Launerの著書(Launer, 2002)を熱心に読んだ。今や価値を理解し共有するために，ナラティブが極めて重要であることを理解した。Giovanni Stanghelliniは *"The Grammar of the Psychiatric Interview"* (2007)で，「ナラティブは，人が感情や経験を表現し指示したいと思うときに使う自然な形である。個人的な経験の再構築であり，一般的な(つまり非個人的な)文化的な共有事項に基づいている。」と述べている。

よって，**臨床判断を補強するのは彼女の専門性**であり，個別の事例において「現実に」価値とエビデンスを持ち込む際の練習をしなければならなかった[訳注22]。後からわかったことだが，原則に基づく推論を個別の事例にあてはめる際，常に判断の要素があることが，BeauchampとChildressの主張から明らかだった。SackettによるEBMの3つの定義(エビデンス，経験，価値)は，同じ点を一般化している。今や，Gulati医師は以下のことを理解した。

- いかに詳細であったとしても，倫理上のルールが特定の事例に適用可能かどうかを決める際に，**臨床判断は極めて重要**であり，これにはスキルと経験が必要である。
- いかに包括的であったとしても，エビデンスの総体が特定の事例に適用可能かどうかを決める際に，**臨床判断はやはり極めて重要**であり，これにもスキルと経験が必要である。

Gulati医師は，Roy Walker氏との再度の診察を計画しながら，もし彼女の意思決定がよい医療実践の現状での原則に合致しているのであれば，Walker氏とのパートナーシップの下で意思決定がなされるべきである，ということを十分認識していた(VBPにおけるパートナーシップの本質については，第13章で再掲する)。彼女には，Walker氏のためにすべきことを決定するのに役立つ，すぐにも使える多くのツールがある。しかし今彼女が理解していることだが，「現実に」そのツールを**使う**のであれば，今回の(あるいはいかなる)決定を下すにあたっても今回の(あるいはいかなる)患者ともパートナーシップを築いてすべきであるというのが，彼女の臨床判断における課題だ。

この段階で，Gulati医師は再度RCGPのウェブサイトを見ることにした。今回は臨床判断を構築するために利用可能なさらに助けになる何かを求めていた。すると，ある個所が彼女の目を引いた。総合診療のカリキュラムの中に，生命倫理とVBPに関する項目が

訳注21：missing linkとは，進化の過程において生物の系統の欠けた部分に想定される未発見の化石生物の意味。ここでは，論理的な説明をつなぎ合わせる役目をする情報を意味している。

訳注22：医師には，患者のナラティブを重視し，意思決定に用いるという気持ちが重要である。患者の自律性の尊重を考慮しつつナラティブを聴き，医師自身がエビデンスを含め，自らを縛るさまざまな枠組みをも考えつつ，医師自身の中に臨床判断のための価値を持つのである。

表 2-4	臨床倫理と VBP に関する RCGP カリキュラム 3.3 からの抜粋

プライマリケアのマネジメント

研修修了時までに，総合診療の研修医は以下のことを実践できるべきである

- 患者の病[訳注23]との関わりにおいて，患者のアクションや意思決定に影響を及ぼし得るさまざまな範囲の価値に気づくことができる
- 患者にとって最善のアウトカムを達成できるように，適切な科学的エビデンスと臨床経験とともに，患者の価値に関する情報をどのように統合するか
- 公衆衛生プログラムで採り上げられている倫理的な課題を把握し，実施に向けて適切にアプローチを構築する能力がある
- ケアする者たちのニーズや価値，それらが患者ケアに与えるインパクトについて把握する能力がある

患者中心のケア

研修修了時までに，総合診療の研修医は以下のことを実践できるべきである

- 患者を個別のコンテクストにおける個別の人として見ることにより，マネジメントの計画に関して患者が意義のある同意に至ることができるスキルを身につける

version 1.1, 2009 年 2 月：www.rcgp-curriculum.org.uk/pdf/curr_3_3_Clinical_ethics.pdf

あり，その最後の部分に彼女の学びたいことがあった．表2-4には，彼女の「目に止まったポイント」として選んだ学習アウトカムとして，見出しを挙げた．

最後に，「進む」ために戻る

　Gulati医師とここまで進んで来たが，個別の患者に対して現実に臨床上の意思決定を下していくときに生じる，複雑で矛盾しあう価値における，VBPのスタート地点に再度到達した．図2-1は，意思決定における臨床判断の役割と，一方はEBM，他方はVBPによって臨床判断がどのように支持されているかを図示したものである．

絞り込み

　本書の著者の1人で，この図を描いたPeile（2011）によると，個別の意思決定における臨床判断の役割を，「絞り込み（squaring down）」と呼ぶ．それはこういう意味だ．われわれは新しい問題を抱えた患者をみると，診断や治療に潜在的に関連するかもしれない大量の情報を集める．臨床上の意思決定という技法（art）の多くは，病歴，診察，検査から得られる関連性の低い情報よりも，関連性の高い情報に焦点を当てるものである．すべてのモデル（例：仮説演繹法[訳注24]，パターン認識[訳注25]，枠組み帰納推論[訳注26]）はこのことを強調している．診断と治療はもちろん独立したものではない．どんな状況でも，診断をする前に，患者が決定を下すのを助ける準備はできる．「まだ診断はついていないが，重症の可能性があります．まずは，腕から点滴の管を入れ，救急車を呼ぶのがいいと思いますが，どうでしょうか」は一例である．逆に，治療に関する意思決定の前に，診断についてある程度の確信レベルに到達できるかもしれない．「関節リウマチとわかりましたので，これについて選択肢をご一緒に検討してみましょう」が一例である．このようにして集めた情報は，患者を助ける最善の方法に焦点を合わせるにつれ，徐々に「絞り込まれていく」のである．

　スキルと経験に基づく臨床判断が重要なのは，この絞り込みの過程である．現在の医療が複雑になるにつれて，臨床判断もますますEBMの情報源からのサポートが必要となっ

訳注23：病とはillnessの訳で，病気を患者自身がどう捉えているかを表す．一方，疾患（disease）は臨床家側が病気をどう捉えるかをあらわす．

訳注24：病歴聴取の初期に，いくつかの診断仮説を想起し，その仮説に基づいて演繹的に〔例えば，胸痛→狭心症（診断仮説）→特徴的な深い痛み（診断仮説から演繹的に導かれた症状）の有無の確認という手順など〕病歴を確認して診断に迫る推論方法．

訳注25：病歴をある程度聴いた時点で，かなり絞り込んだ診断を付ける推論方法．ベテラン医師はある程度慣れた診断に対しては，パターン認識が多いといわれている．

訳注26：scheme-inductive reasoningの訳．例えば，胸痛の訴えに対し，まずは心臓，肺，大血管，食道といった解剖学的な枠組みを想起し，次いで例えば心臓であれば，いくつかの心疾患のいずれに当てはまるかを推論するような方法．

1. 患者に関する情報は臨床プロセスとともに拡大する

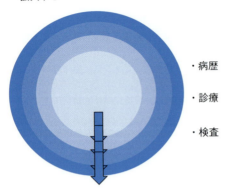

- 病歴
- 診療
- 検査

2. 臨床家は，情報を積み重ねつつさまざまな可能性を徐々に狭くして，診断を「絞り込む」

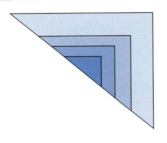

3. 同時に，情報を積み重ねつつ，マネジメントと治療の意思決定に向けて絞り込み，最も重要な最初の一歩に焦点を当てる

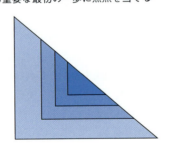

4. 絞り込みの際に，焦点は最も可能性の高い診断と，最も重要な治療の意思決定に焦点を合わせていく。その際，エビデンスに基づくことが臨床プロセスとして肝腎である

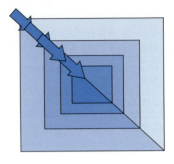

5. この特定の状況において，この特定の患者に最も適切な診断と治療という課題に焦点を正確に合わせるためには，価値について，価値に基づくことも肝腎である

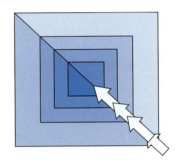

6. 結局，四角い穴に丸い杭がはまった！ 患者に関してわれわれが学んだことは，診断とマネジメントに関し，われわれが絞り込んだ焦点にぴったり当てはまる

どこにあてはまるか？
＝
専門職による判断

図 2-1　絞り込み（squaring down）

てきた。現状の診療において臨床判断が複雑なのは，意思決定における価値基盤，エビデンスの基盤の両方において同様である。したがって，個々の患者の意思決定における臨床判断を支える EBM の必要性が増しているのと同様に，VBP の必要性も増している。

まとめ

　本章では，Gulati医師が医療上の価値のツールボックスから，倫理規程，原則に基づく推論，より数学的な決断分析，EBMなど，いくつかのツールをどのように用いるかを見てきた．

　これらは，それぞれ異なる形で役立つとGulati医師は気づいた．価値に対応するための発達してきた医療資源に関し，それぞれに他と異なる重要な意義がある．しかし，特定の臨床事例において，Roy Walker氏という1人の患者について，これらのツールは，単独でも組み合わせても，Gulati医師の葛藤を解消することはできなかった．

- 規程は，Gulati医師の葛藤を，「よい医療」における異なる「よさ」の間の緊張として映し出した．
- 原則に関し，個別の事例ではバランスをとらねばならない．
- 決断分析は，個別の事例に焦点をあてているとはいえ，ただ意思決定者だけ（他方，Gulati医師の問題は彼女とRoy Walker氏の間にあった）の見解からでしかなく，主に功利主義的価値に関係していた（他方，Gulati医師の問題は，功利主義と義務論の間の緊張感であった）．

　最善のエビデンスと患者の価値との間の重要な第3のものとして，臨床的専門性に焦点を当てることができ，ついにGulati医師は前に進めるようになった．彼女は実際にはまだ何をすべきか決めていない．しかし，倫理，決断分析，他の類似ツールのおかげで，彼女とRoy Walker氏が2人の関係者として直接ともに考え，最後に決定を下せばよいということを理解した．第14章で再掲するが，臨床判断に際しGulati医師は，EBMもVBPも，何をすべきかの意思決定を「絞り込む」際に同様に用いることができる．

　第I部の最後の章として，VBPの概略をお見せした．VBPは，本書の以降の章で扱う臨床におけるナラティブによって描写される臨床実践に，重要かつ新たな側面を付け加えていることを主張しておく．

（大西弘高）

参考文献

Beauchamp, T.L. and Childress, J.F.(1989). *Principles of Biomedical Ethics*, 3rd ed(6th ed, 2009). Oxford: Oxford University Press.

Brown, M.M., Brown, G.C. and Sharma, S.(2005). *Evidence-based to Value-based Medicine*. Chicago: American Medical Association Press.

Crisp, R.(1994). Quality of life and health care. In K.W.M.Fulford, G. Gillett and J. Soskice.eds., *Medicine and Moral Reasoning*. Cambridge: Cambridge University Press, pp.171-83.

Fulford, K.W.M., Thornton, T. and Graham, G.(2006). From bioethics to value-based practice. In K.W.M.Fulford, T. Thornton, and G. Graham, eds., *The Oxford Textbook of Philosophy and Psychiatry*. Oxford: Oxford University Press.

Greenhalgh, T. and Hurwitz, B.(1998). *Narrative Based Medicine: Dialogue and Discourse in Clinical Practice*. London: BMA Books.

Greenhalgh, T. and Hurwitz, B.(1999). Why study narrative? *BMJ* 318,48-50.

Hunink, M., Glasziou, P., Siegel, J., *et al.*(2001). *Decision Making in Health and Medicine: Intergrating Evidence and Values*. Cambridge: Cambridge University Press.

Laurer, J.(2002). *Narrative Based Primary Care: a Practical Guide*. Oxford: Radcliffe Medical Press.

Peile, E.B. (2011). Teaching with patients. http://www.epigeum.com/component/programmes/?view=programme&programme=21(in press)よりアクセス可能．

Sackett, D.L., Straus, S.E., Scott Richardson, W., Rosenberg, W. and Haynes, R.B.(2000). *Evidence-based Medicine: How to Practice and Teach EBM*, 2nd edn. Edinburgh and London: Churchill Livingstone.

Stanghellini, G.(2007). The grammar of the psychiatric interview. *Psychopathology* 40, 69-74.

参照ウェブサイト

- GMCの「よい医療実践(Good Medical Practice)」ウェブサイトで述べられている「医師としての義務(Duties of a Doctor)」は，http://www.gmc-uk.org よりアクセス可能．
- 英国総合診療医学会(RCGP)：http://www.rcgp.org.uk
- Café Annalisa decision support：http://www.cafeannalisa.org.uk

3 VBPの概念枠組み
その到達点，前提，そして10のプロセス

> **本章の主な内容**
>
> 本章では，以降の章で事例検討するための準備としてVBPについて概説する。他には，以下の事項が含まれる。
> - VBPの到達点：共有された価値という枠組みにおける，バランスのとれた意思決定
> - VBPの前提：異なる価値に対する相互の尊重
> - VBPプロセスの10の要素
>   - 臨床スキルとしての4要素
>   - 専門職同士の関係性に関する2つの側面
>   - EBMとの3つの関連
>   - ディセンサス^{訳注1}：パートナーシップの基盤

> **実践のためのメッセージ**
>
> VBPは，しばしば複雑で拮抗し合う多様な価値という枠組みにおいて，バランスのとれた意思決定を行うための一連のプロセスである。

　本章では，次章以降に展開される事例検討を行ううえでの準備として，VBPについて概説する。本章では，メンタルヘルス領域もしくはプライマリケア領域での，いくつかの短い事例を用いながら進めたい。

　VBPは，特定の正しいアウトカムの向上を想定するのではなく，ケアにかかわる関係者がお互いの考えを尊重し，ここで何を行うことがよいのかについての相談のプロセスを大切にする，ということを前提としながら，それぞれの関係者が持つ価値を尊重し，バランスのとれた意思決定をすることを目的としている。まずは，VBPの到達点である「共有された多様な価値という枠組みにおけるバランスのとれた意思決定」が何を意味するのかについて詳しい解説を始めたい。

VBPの到達点：バランスのとれた意思決定とは

　第1章と第2章におけるGulati医師とRoy Walker氏とのやりとりから，複雑で対立する価値が存在する場においては，バランスのとれた意思決定が重要であることを垣間見ることができた。この事例において，価値の多様性は明確になっている。第1章で提示した臨床事例の導入部分でも，われわれが価値のネットワークと呼んだものの要素は，明確に説明できるものも，そうでないものも，すべて反映されていた。

　一方，この事例では価値の対立もみられた。Gulati医師が倫理に関する本を再読すべく時間をとった際に認識した，その後彼女が何を行うべきについての困難さというのは，

訳注1：ディセンサス（dissensus）はconsensusの反対語とも言え，原義は「関係者同士の間で意見や価値の違い」を表す。本書においては「お互い同意できないことについて合意すること」を表す。

すなわち対立する複数の価値に対してバランスをとることの難しさである。医療における価値に関するツールボックスから得られた多くのツールのおかげで，Gulati 医師は到達点を理解できたが，この特定の事例についてどうすべきかという個別の意思決定に関する葛藤を解決することはできなかった。彼女は，今回の意思決定が，結局は自分自身の臨床判断に回帰したのであったことを再認識していた。VBP のプロセスは，そのような判断を支援するためにデザインされたものである。

価値，それは，あらゆるところに存在する

はじめに，今回 Gulati 医師が経験したような困難は，ヘルスケア領域においてどれほど一般的なものであるのか，ということについて認識する必要がある。Beauchamp と Childress(1989)による生命倫理の4原則は，臨床における倫理的な問題を考察するうえでの重要な規範である。彼らは，倫理的な問題を検討するうえで，関係者それぞれが異なる正義をもち，その間に対立が生じることは自然なことであると説明している。一方，特定の状況で発生している問題においては，そのような価値のいずれかが明らかに優れているわけではない。そのため，各自が持つ異なる価値は対立しあう状況となる。

Beauchamp と Childress が説く，倫理的な問題は常に相互の立場が持つ正しさの対立として解釈されるという考えは，正しいかもしれないし，そうでないかもしれない。倫理的問題の仕組みに関する哲学的な議論はこれまでも頻繁に行われてきた。しかしながら，ヘルスケア領域におけるさまざまな倫理的問題が，複雑で相反する価値から生み出されるという彼らの主張は明らかに正しいようにみえる。VBP はヘルスケアの場面で起こる個々の事例に対して，バランスのとれた意思決定を支援することを目指す。

メンタルヘルス領域での例

VBP 実践の例を，英国における，精神疾患患者に対する強制入院を発動する際に必要となる法律に基づいた臨床家向けの実践トレーニングプログラムにみることができる〔Care Services Improvement Partnership(CSIP)and the National Institute for Mental Health in England(NIMHE), 2008〕。

強制入院の発動は，その性質上価値の対立を必然的に生む。すなわち，患者自身は入院も治療を受けることも**望んではいないが**，その他の人間はそれが**必要だ**と考えているような事例である。既存の生命倫理および法規範上の文献的な記述においても，精神疾患患者に対する強制治療は常に倫理的な問題を孕んでいることが記されている(Bloch *et al.*, *Psychiatric Ethics*, 1999 の章を参照)。

価値の共有と基本原則^{訳注2}

そのため，このような問題を解決するような法や基本原則を導入することには異論もあり，さらにその実現までに長い時間がかかることが多い。しかしながらこのような議論のプロセスこそが「**価値の共有**」の考え方でもある。今回のような事例，もしくはその他の多くの法律が関与するような事例においては，患者，患者の介護者，臨床家，弁護士，議員など，すべてのステークホルダー^{訳注3}となる集団の合意が重要となる。これらの共有された価値こそが，一連の基本原則において，患者ケアの改善を支援するために行われるトレーニングの資料に採用された，価値に基づく問題解決アプローチの基盤である。

訳注2：もともと英国精神保健法の基本原則だが，VBP の基本原則のようにも読める。

訳注3：stakeholder は利害関係者(ステークホルダー)と訳されることもあり，社会を巻き込むような意思決定においては，それぞれのステークホルダーの意見を尊重することが第一歩となる。

第3章 VBPの概念枠組み

表3-1 英国精神保健法 2007 における基本原則	
目的 (Purpose)	精神保健法の下での意思決定は，患者の安全と健康(精神的にも肉体的にも)を最大化すること，患者の回復を推進すること，患者を取り巻く人々を有害事象から保護することにより，精神疾患によってもたらされる望ましくない効果を最小限するという視点とともに行われるべきである
最低限の強制力 (Least restrictive alternative)	患者の同意なしに行われる行為において，抑制の目的を加味したうえで，それが患者の自由を束縛するものであることを認識し，必要最小限に留めることに注意が払われなければならない
尊重 (Respect)	精神保健法に基づく意思決定がなされる際に，人々には異なるニーズ，価値があること，そしてそれらに基づく患者を取り巻く環境について，理解し尊重する必要がある。つまり，人種や宗教，文化，性別，年齢，性に関する認識，そしてあらゆる障害を考慮しなければならない。その時点で発せられた，もしくは事前に表明された患者の価値や希望，そして感じ方は，合理的に確認をとることができるものだという前提で考慮される必要がある。どのような場合であったとしても，患者の希望に添うことを目的としたケアが行われるべきである。いかなる理不尽な差別もあってはならない
参加 (Participation)	患者は，臨床現場において，できる限り適切かつ効果的な方法で自分自身に対して提供される治療やケアに関する意思決定および評価に対して関与する機会を与えられるべきである。ケアへの関与において，患者の福利を気に留めるケア提供者，家族や他の人々もまた(たとえ反目するような特段の理由があるにせよ)支援を受け，彼らの視点が尊重されるべきである
資源(効果，効率，平等性) (Resources: effectiveness, efficiency and equity)	精神保健法の下で意思決定を行う人々は，患者のニーズにマッチし，かつ意思決定の目的を達成させるために，彼らもしくは患者自身が利用可能な医療資源を，最も効果的，効率的かつ平等な方法で探すべきである

法，診療の行動規範，基本原則

そのアプローチとは以下のようなものである。

- 法は，何を行ってよいかを定義するものである。
- 行動規範(Code of Practice)は，それをどのように行うかについてのより詳細なルールを設定する。
- 基本原則(Guiding Principles)は，個々の事例において，強制力のある介入が必要かどうかを決める際に，よりバランスのとれた意思決定を行ううえで価値の共有の概念が重要であることを提示している。

基本原則の内容を表3-1に示す。ここでわかるように，基本原則そのものに複雑な要素が絡んでいる。例えば，「尊重の原則」は，異なる集団が持つ異なる文脈における異なる事象を提示している。同様に重要なこととして，Gulati医師が第2章で参照したBeauchampとChildressによる倫理原則のように，基本原則で表明されているいくつかの原則が個々の事例では相反しあう可能性がある。

共有された価値という枠組みを適用した，バランスのとれた意思決定

振り返りのポイント

読者はこの時点で，表3-1に提示した基本原則はときに相反するものであり，個々の事例に適用する際には適切にバランスをとる必要があるということを，自身の経験も踏まえて検討することが有用だと考えるかもしれない。

> このことを考察するうえで、あなたは医師である必要はない。自身の視点と経験とともに考え、自分が医師、医療ソーシャルワーカー（MSW）などの医療専門職、患者自身、さらには個人的な介護者であったらどうか、と考えていけばよい。
> さらに、「現実には」ということについて考えてみるべきである。というのも、基本原則は、概念的な一般論ではなく、むしろ特定の個人が関与しあう現実の事例に適応させるべくつくられたものなのである。

ここで、多くの事例が想起されるかもしれない。例えば、「資源の原則」においては、資源を有効活用することに価値がおかれているが、これは「尊重の原則」と相反しうる（個人の選好に基づいた医療資源の使用と効率的な医療資源の利用とはそれぞれ相反する）。さらに、「目的の原則」は、「人々を有害事象から守る」という価値を有しているが、これは「最低限の強制力の原則」を相反しあうものである。BeauchampとChildressによる倫理原則とともに、精神保健法（Mental Health Act）において制定された行動規範における基本原則もまた「異なる価値の共有」の考え方に準じ、それぞれの個別事例に応じた特定の状況に準じて、バランスを加味しながら行われる個別の意思決定に役立てられる。

図3-1は、精神保健法2007に準拠して設定した価値を取り扱う考え方の基本原則の枠組みである。この図は、基本原則のいずれも突出して重きをおかれるものではないということを表す「円卓」をモデルに描かれる。すなわち、「中心とすべき価値」は存在しないことを提示している。BeauchampとChildressが「状況的判断」と呼んだような判断、すなわち、個別事例において出現する具体的な状況において、基本原則を活用したうえで相反する需要を調整しながら妥当な判断を行うことが求められている（Beauchamp and Childress, 1989, 3rd edition, p.53）。「円卓図」が示す通り、VBPは個別の事例におけるバランスのとれた意思決定のためのスキルや資源を提供する。

VBPがこのような条令や原則を加味したうえで、どのようにバランスのとれた意思決定を進めていくのかについて、多数の事例を提示したトレーニングマニュアルを本書のシリーズに関するウェブサイトに掲示した。

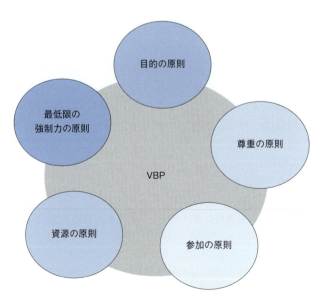

図3-1 価値の枠組みとしての基本原則

価値の枠組みとしての人権

　バランスのとれた意思決定における「円卓」のアプローチには手順がある。2002年，英国アカデミーにおける講義において，当時英国で最高位の弁護士であった Woolf は，人権法(Human Rights Act)について同じようなニュアンスで解説した。人権法における「権利」は，弁護士によって理解や解釈がなされるべきものではないと Woolf 卿は解説している。権利において，法律上「必須な」チェックリストのようなものはない。むしろ，それは，個別事例においてそのバランスを加味しながら考えられるものだと主張している〔英国議会本会議録(別名：Hansard)，2004年より。Woolf, 2002 も参照〕。

VBP の前提：価値の相違の尊重

　第2章で登場した Gulati 医師は，自身が直面した価値の相反を解決するため，当初は診療を支援するさまざまな指針，そして Beauchamp と Childress によって提唱された生命倫理の原則において，倫理学において権威的な意見を得るべく「タイムアウト」をとっていた。

　それはごく自然な行為である。価値が相反するあらゆる場面において，権威的な規則や，論破されないために自分の主張の背景にあるモラルを支える「上位の価値」を探し，それにすがろうと考えるのは自然なことであろう。このことは，われわれが「強固な価値」について話すこと，「論点をはっきりさせること」，もしくは「信仰に対して自信を持つこと」と類似している。信仰を基盤として自己主張を行うことは，広く「権威」を欲すること，そして，「何を行うことが正しいのか」について教示してくれる誰かに依存することを意味している。それらの「強固な価値」なしには，このようなアプローチにおいて倫理的な論旨だけではしばしば太刀打ちが困難であり，そのためわれわれはしばしば相対主義のニヒリズムや，何でもありのカオスに陥ってしまう危険がある。

「今日は私の意見を通して！　明日はあなたの意見を通していいから！」

　価値の相違に対する相互の尊重を前提とした VBP は，前述したような懸念に対して確かに脆弱である。VBP のワークショップで，「今日は私の意見を通して！　明日はあなたの意見を通していいから！」というような冗談めいた言葉を聞いたことがある。これは，「何でもあり」の理屈によってモラルが相対的であるという不条理をいい表した言葉である。倫理原則の相反をバランス感覚によって解決しようとした Beauchamp と Childress らの主張も，同様の脆弱性を秘めている。そして，それは「上位の価値」に基づく画一的な道徳観の導入を生み出しうるものである。

　ここで概念的な論述を行うには紙面が限られている(詳細は本書のシリーズに関するウェブサイトを参照)。臨床実践の視点から，強調すべきは，個人的な信仰あるいはその他の強い信念については VBP をほぼ適用できるということであろう。

　例えば，ダライ・ラマ[訳注4]が仏教徒の集会において，「よき視点と，よき行い」について語ったことは象徴的である〔"The Leader's Way"(2008)〕。「たとえよき視点があったとしても，それがよき行動につながらないのであれば価値はない。さらに，よき行いは成功への基盤である。リーダーシップとは，いかに適切な意思決定を行うかということであり，そしてそれがよいものであるということが大切なのだ」とダライ・ラマは述べている。さらに重要なことに，ダライ・ラマは，正しい視点や正しい行いについて**規定しなかった**。彼はむしろ，VBP がそうであるように，あらゆる状況において，よき視点とよき行いを発見するための実行可能な**プロセス**を説いたのである。この教えは VBP が前提としているもの

訳注4：チベット仏教最高位の指導者。ここではダライ・ラマ14世を指す。

と一致する。第12章において，この点をキリスト教におけるスピリチュアルなものの考え方の伝統との関連の中で言及する。

まずはここで，相互尊重とVBP実践の関係を，相互尊重に基づく民主主義と比較することで展望したい。

民主主義との類似点，相違点

> **振り返りのポイント**
> 政治的民主主義とVBPとの関係について少し考えてみよう。これらの間に何らかの類似点を見出すことはできるだろうか？
> 特に，議会制民主主義の基本的な原則（1人1票など）と，異なる価値に対する相互尊重を前提としたVBPの出発点とは並列関係にあるだろうか？

政治的民主主義とVBPとの間における類似点は，当然あまり多くはない。また，その類似点を，異なる価値を尊重するというVBPの前提についての決定的論拠としてはならない。民主主義それ自体は，世界的に受け入れられている政治システムではない。少なくとも「西洋の」民主主義のモデルは，個人主義とかなりの距離があると考えられていることも多い。社会心理学者のBarry Schwartzが "The Paradox of Choice" (2004) において指摘したように，人々に自律性が託されれば託されるほど人々は幸せになるかどうかについてはまったく明らかではない。エジプトの精神科医であるAhmed Okasha (2000) が主張した，「先進国に住む人々は，家族や自分の住む地域が持つ価値に関する伝統的な文化から学びなおすべきものは多い」という意見に対して反対するものは非常に少ない。

かけがえのない個人とよいプロセス

にもかかわらず，よきにつけ悪しきにつけ，VBPは政治的民主主義と同様に以下の2点を尊重している。

- **個人はかけがえのない存在である**，というところから始まる。政治的民主主義において，それは「1人1票」の原則に表れている。VBPにおいては「各自がそれぞれの価値を持っている。」となる。
- いずれも，意思決定を導くものは，あらかじめ設定された「よいアウトカム」ではなく，「よいプロセス」に依存する。

ほどなく，VBPの具体的なプロセスについて述べる。まず，「価値の民主主義」が日常診療にどのように有効に働くかについて，メンタルヘルスに関する2つめの例を用いてみていきたい。この事例から，価値の違いに対する相互の尊重において，VBPの前提が，倫理的に権限がないどころか，政策と臨床に明確な影響を与えることがわかるはずである。

メンタルヘルス領域におけるもう1つの例：NIMHEの価値の概念枠組み

1990年代初頭，英国の保健省はメンタルヘルスに関する政策を改善するべくイングランド国立精神保健研究所 (National Institute for Mental Health in England：NIMHE) を設立した。NIMHEの最初の仕事は，サービス利用者のみならず，提供者側も含めたすべてのステークホルダーが関与し，政策を立案し改善させていくうえでの，明確で強い基盤を提供する価値について合意し，それを明示することであった。NIMHEの価値の概念枠組みが，どのようにして最終的には価値の民主主義化として表現されたのかを理解するために，少し回り道をして歴史を振り返っておこう。

ニーズの多様性

　NIMHEが果たすべき役割の基盤として，合意の得られた価値が必要となることを，疫学のバックグラウンドを持つ精神科医であり，NIMHEの主任であるLouis Appleby教授が定義した。Applebyは，ウェブサイトをつくり，そこでメンタルヘルスに係るサービス利用者および提供者など，すべての人を対象に呼びかけた。彼はその後の反響の大きさに圧倒された。しかしながら，よりApplebyが特に強い印象を受けたのは，サービス利用者が明確に感じていた，彼らが本当に必要としていることと受けているサービスの不一致の程度の大きさであった。さまざまな種類の要望がよせられたが，共通していたのは，クライアントや患者がサービス提供者側に何を望んでいるかについて，サービス提供者側がいかに理解できていないかについてであった。

　当時，メンタルヘルス領域において，本当のニーズと，サービス提供者が想定したニーズとの乖離に関する文献的根拠が明らかになりつつあった（Rogers *et al.*, 1993など）。では，NIMHEは何をすべきなのか？　1つの方法は，NIMHEが責任を持つ「コアバリュー」の提言またはリストを作成することであった。それらの提言の内容は，ボランティア団体から製薬会社にいたるまで，その時点でメンタルヘルスケアに関与するさまざまな立場の者によって作成されるべきであり，NIMHEは実際そのような手順で作成したのだった。このリストは，ある程度は有用であった。しかし，意思決定を導くどころか，このリストは忘れられがちで，あるCEOは「リストはCEOのデスクで埃をかぶっている」と評した。

一方的な価値の押しつけから民主主義的プロセスへ

　これらを前に進めるためにNIMHEが行うべきもう1つの方法は，さまざまなステークホルダーとの対話を行い，彼らがそれぞれ持つ価値の考え方を定義すること，さらに，NIMHEの仕事を導きうる価値の体系に対して，彼らがどの程度合意できるかについて理解することであった。NIMHEの初代局長であったAnthony Sheehanは，サービス利用者と専門職からなる「価値プロジェクトグループ（NIMHE Values Project Group）」を招集した。あらゆるステークホルダーの代表者が関与しているそのグループは，価値の概念に関する最初のたたき台をつくり，それを繰り返し検討し，改変していった。

価値を分かち合うことに関するNIMHEの概念枠組み

　NIMHEが提出した「価値の概念枠組み」を図3-2に示す。ここで示すように，あらゆる「コアバリューのリスト」に比べて簡潔で，体裁も大きく異なる。上段に提示されるのは，VBPにおける「3つのR」，すなわち，認識（recognition），気づきの促し（raising awareness），尊重（respect）についてである。この「3つのR」は，VBPが持つ本質的な側面を表している。これはまた，枠組みの開発，ひいてはNIMHEがその役割を担ううえで特に重要となった。

- 「認識」とは，政策決定やケアの実践のすべての領域において，価値を科学的根拠（エビデンス）と同等に重要なものとして認識することを意味する。このことについては，VBPの「二本の足の原則」において詳細を述べる。
- 「気づきの促し」とは，価値と，価値の多様性に気づくことの重要性について述べている。これについては，本章の「臨床スキルと価値に基づく意思決定」の部分で後述する。
- 「尊重」とは，VBPの前提に位置づけられているものである。この意味についても後述したい。

> メンタルヘルスケアにおいて価値をどのように扱うかに関するNIMHEの業務は，以下の3つの原則に基づいている
> 1. 認識：メンタルヘルス領域におけるすべての政策および実践におけるエビデンスの役割とともに，NIMHEは価値の役割を認識する
> 2. 気づきの促し：メンタルヘルス領域において，異なる文脈に関わる価値と，その役割，影響に対する気づきを促すことに，NIMHEは積極的に関与する
> 3. 尊重：NIMHEは，価値の多様性に尊重を払う。また，そのような多様性に対し，サービス利用者中心の原則を，診療の焦点としていくような取り組みを，NIMHEは支援する。これはすなわち，サービス利用者やクライアントや，彼らを取り巻くコミュニティがの価値が，専門職によるすべてのアクションの出発点であるとともに，決定因子でもなければならないということを意味している
>
>   価値の多様性に対する尊重は，市民の平等に関連する特定の政策や原則の多くを包含する。特に，あらゆる差別は多様性に対する不寛容であるため，これは「反差別的(anti-discriminatory)」である。したがって，価値の多様性に対する尊重は，性や階級，年齢，障害の有無，宗教，人種，言語文化の違いによってもたらされうる差別を受け入れがたいものと認識する（場合によっては非合法な行為として位置づける）。メンタルヘルス領域における多様性への尊重はまた，以下を重視する
>
> - 利用者中心性(user-centred)：政策や臨床実践の中心に，利用者当人の価値をおき，これに尊重を払う
> - 回復志向性(recovery oriented)：個人が持つ強さとレジリエンス，さらには個人の文化的，人種的特性などを十分に認識し，回復のプロセスが多様であることを認識する
> - 多職種(multidisciplinary)：尊重は双方向であるべきである。それは，個人のレベル（サービス利用者，その家族，友人，地域，ヘルスケア提供者の間で），異なるサービス提供者間のレベル（看護師，心理療法士，精神科医，総合診療医，MSWなどの間で），異なる組織間（病院などのヘルスケア組織，地方行政，ボランティア団体，地域のグループ，宗教団体やその他の社会支援サービス）においてあてはまる
> - 動的(dynamic)：常に開かれており，変化に対応できる
> - 省察(reflective)：積極的な自己モニタリングと自己管理と関連する
> - バランスのとれた(balanced)：積極的な価値と消極的な価値を同様に評価する
> - 関係性(relational)：良好なコミュニケーション技法による良好な関係の保持を臨床実践の中心におく
>
> NIMHEは，VBPの原則に基づいたメンタルヘルスケアを効果的に提供するべく，当該分野に関する気づきや態度，知識，スキルといった能力の開発に関する教育事業および研究事業を促進している

図3-2　NIMHEによる価値の概念枠組み

特定の政策および診療に関する示唆

　この概念枠組みに関する文書の後段には，価値に基づくアプローチの具体的な政策的含意が記述されている。これらの文言の範囲と詳細部分は，尊重の原則は単純な相対主義とカオスを生み出しうるという考えに対し異を唱えている。メンタルヘルスケアの文脈において，この提言は，尊重を前提とすることが，すべての政策や臨床実践における目的をよいものにするであろうことを物語っている。例の中には，サービスが「当人中心」で「多職種」によることの重要性についても記述がある。

本当に「上位の価値」は存在しないのか？

　NIMHEの「価値の概念枠組み」は，相互の尊重と民主主義的な原則を前提としており，「何でもあり」ということではない。

> **振り返りのポイント**
> 　ここで少し立ち止まり，この主張について考えたい。この主張とはすなわち，政策決定や診療に関する具体的な提言があったとして，NIMHEの「価値の概念枠組み」は，VBPと同様に，異なる価値に対する尊重を前提としている，というものだ。
> 　確かに，枠組みとしてはそうなっている。しかし，現実には価値のヒエラルキーが存在しており，「上位の価値」というべき支配的価値によって物事は決められているのではないか？
> 　もう1度，図3-2を眺めたうえで，自分の考えについて考察してみよう。

「上位の価値」となりうる潜在的価値が少なくとも2つある。1つは「出発点」として述べた「サービス利用者中心性」という価値。もう1つは段落1つを使って説明されている「反差別的」という価値である。この2つの概念がやや特別であることについて，少しだけ説明を以下に補足したい。それは，VBPの前提について理解するのに役立つであろう。

サービス利用者中心性

おそらく，この枠組みにおける「上位の価値」の最有力候補は，「サービス利用者中心性[訳注5]」の原則であろう。この原則は，尊重の原則とともにつくられ，この枠組みの後半で同時に特定の政策に対する提言として第1に強調される。したがって，「サービス利用者中心性」は確かに重要な概念であることは間違いない。しかし，はたしてそれはNIMHEが提示したほかのすべての概念の上位に常に位置する支配的価値なのだろうか？

ここで重要なのは，NIMHEの「価値プロジェクトグループ」に向けてSimon Allardが的確な物言いで記した草稿にある言葉である。Simonは，医療サービス利用者としての個人的な経験があり，したがってサービス利用者の考えを支配的価値とする，実に多くの理由があった。しかし，彼の草案においては，「患者は神様」という消費者優位モデルと，VBPにおける関係者の相互尊重を基盤としたモデルとの違いについてきわめて思慮深い考察がなされていたのである。

メンタルヘルス領域における意見の一致においては，他の分野と同様，実際のサービス利用者である患者や介護者の価値に重きがおかれなくてはならない。Simon Allardは，NIMHEの「価値の概念枠組み」の草案に，「臨床はサービス利用者中心性に焦点をあて，一体化したもので『なければならない』」と書いている。ここに続けて，この言葉が意味するものは，個々のサービス利用者（および彼らが関わるコミュニティ）の持つ価値は，「専門職によるすべての行動に対する出発点であり決定要因」でなければならないということである，と述べている。すなわち，次の慎重な文言に注意されたい。サービス利用者中心性の原則は「開始点」ではあるが，唯一の要点ではない。さらに，それは意思決定の「鍵」を握っているが，それが唯一の決定要因ではない。サービス利用者中心性は確かに重要な概念ではあるが，サービス利用者の選好にすべてを任せることではない。

人種差別と相対主義

上位の価値の2番目の，そしてやや目立たない候補は，「反差別的」であることである。サービス利用者中心性の原則と同様，これは概念枠組みにおいて，いくぶん目立っている。サービス利用者中心性に関する記述とは対照的に，この概念にはバランスを考える余地がない。この枠組みにおいて，あらゆる差別に対して，明白に「受け入れられない（さらに，しばしば違法である）」ということになる。

では，このことは多様性に対する尊重の原則には限界があるのだろうか？　差別はすべからく排除すべきものだろうか？　その答はイエスである。なぜなら，前述したように，「あ

訳注5：医療における患者中心の医療，介護における利用者/当人中心のケア，消費行動における消費者第一主義などと同様の原則的枠組みの1つ。

らゆる差別は多様性に対する不寛容である」からである。換言すれば，相互に尊重を払う VBP の前提を逸脱しているという意味において，差別は「排除すべき」である。

楽観的である理由
　上位の価値を支持するとともに，「何でもあり」の極端な相対主義のカオスに陥ってしまう，と主張する道徳的な主張の基盤が存在する。NIMHE の「価値の概念枠組み」は，相互尊重を前提としたケアの仕組みが，相対主義のカオスに陥ることはないという 2 つの明確な理由を提示している。以下にそれについて記載する。

理由その 1：価値を共有すること
　最初の理由は，人の価値はそれがそれぞれ独特なものであるものの，カオスとは大きく異なるものだということである。「サービス利用者中心性」は，それがたとえ他の価値を押しやる支配的価値でないとしても，ヘルスケアにおいては，それに関わるすべての人に広く共有される価値である。価値は，医療専門職による意思決定において，特に注意を払って考慮されるものでなければならない。
　第 14 章で，Gulati 医師が，自身が抱えた葛藤を解決すべく行った，価値に基づいた問題解決アプローチの解説をする際に，価値の共有の重要性について再度言及する。

理由その 2：排除される価値
　民主主義的に支配的な価値を設定しないことが「何でもあり」を生むことにはならないもう 1 つの理由は，VBP を特徴づける「相互の尊重」という前提が伴わない場合は，提示されたその価値は受け入れられない，ということである。差別的な価値，特に人種差別的価値はその典型である。差別的態度は多様性に対する尊重とは相容れないので，NIMHE の価値の概念の枠組みでは，差別的な価値に反対を主要原則の 1 つとしている。
　民主主義的判断において，受け入れられる限界は常に競合している。それゆえ，VBP が単純な相対主義に陥っていくことについて，いくつかの予防線が引かれていると考えてよい。懸念する声ももっともであるが，われわれは，むしろ絶対主義的なものに対して懸念を持っている必要がある（Fulford et al., 2003）。しかしながら，VBP に代表される価値の民主主義的な運用が行われれば，相互尊重の前提は，少なくとも人種差別的な状況を回避し，その他の差別的な状況を生み出すことも予防しうるであろう。

NIMHE が提唱する「価値の概念枠組み」と Gulati 医師
　NIMHE が提唱する「価値の概念枠組み」は，メンタルヘルス領域において，複雑でしばしば相反する価値をどう対処するかについての直接的な答として作成された。これに似たプロセスで，VBP に基づいて行われた価値の枠組みを調整する作業が，どのように Gulati 医師を別の診療スタイルに導いたかについて，第 14 章で解説する。
　VBP を構成するそれぞれの手順を技術としてもち，そのプロセスそれぞれを実践することで，共有された価値という枠組みが現実的に有用なものになると考えられる。それゆえ，次にこのプロセスに目を向ける。

VBP プロセスの 10 要素
　本章の残りの部分では，相互の尊重という前提から始まり，VBP がヘルスケアにおけるバランスのとれた意思決定を支えられるようにするためのプロセスの 10 要素を紹介する。

「プロセスの10要素」とは，いくぶん煩雑な印象を与えるかもしれない。しかし，臨床上の意思決定のような複雑な領域においては，ある程度の複雑さを前提に物事を進めることは避けられないだろう(EBMのプロセスがそうであるように)。さらには，他の多くの技術がそうであるように，VBPもその実践が「自動化」されるには長い時間を要する。また，最終的にはそれらは一連のプロセスとして統合されるとしても，VBPのそれぞれのプロセスは，意思決定のさまざまな領域，異なる方法，さまざまなレベルで利用される。

簡潔に述べると，VBPのプロセスには，臨床スキルの4領域，関係性に関する2つの側面，エビデンスと価値との統合に関する3つの原則，そして，臨床上の意思決定におけるパートナーシップの特殊な見解(ディセンサス)がある[訳注6]。

臨床スキルの4領域

VBPの基盤となる4つの臨床スキルは，価値への気づき(awareness of values)，推論(reasoning)，知識(knowledge)，そしてコミュニケーション技法(communication skill)である。いうなれば「臨床現場での出会い(clinical encounter)」の際に，これらはそれぞれきわめて重要な意味を持つ。他の臨床スキルと同じく，学ぶことと実施することを分けるのが重要である。これらのスキルを習得する際，それぞれのスキルについて振り返る必要がある。一方，それらを臨床実践の中で自然で，無意識な形で利用できなければ，スキルにはなりえない。

そのため，第Ⅱ部では，価値に基づく意思決定におけるそれぞれの要点について焦点を絞って述べる。第4章では統合失調症の回復期における価値の気づき，第5章では10代のニキビをマネジメントする際の問題点によって描かれる価値に関する推論，第6章では慢性閉塞性肺疾患(COPD)に罹患している長期喫煙者の事例における価値の知識，そして，第7章では1型糖尿病を持つ思春期の女性の血糖管理の困難さによって描かれるコミュニケーション技法の重要性について解説する。

VBPにおける関係性

臨床スキルと専門職の関係性の質とは切っても切れない関係にある。VBPのプロセスにおける次の2つの要素は，「当人中心の診療」と「多職種チームワーク」である。

VBPと，当人中心の診療および多職種チームワークとの間には**双方向の相互作用**がある。VBPは当人中心の診療に依存するとともに寄与する。それは，多職種チームワークに対しても同様である。これらの双方向性の関係については，それぞれ第8章の早期乳がんの事例(当人中心の診療)，さらに第9章での小児の安全保護の事例(多職種チームワーク)において解説する。

科学とVBP

本書の原書サブタイトル(Clinical Stories Linking Science with People)にも記したとおり，VBPは，EBMに代表される科学的な情報と個人が持つ個別の価値とをつなぐためのツールである。しかし，科学と価値はそれぞれが非常に複雑に絡み合い，かつ競合しあう。VBPの実践におけるこの部分の論点は，臨床における文脈をとらえるうえできわめて重要となる，科学と価値との関係に関する3つの原則に言及する。

臨床的には，これらの原則はそれぞれ，「赤信号(red flag)」，すなわち，われわれがしばしば見逃しうる重要な問題を示す危険なサインとして認識される。

- 「**二本の足の原則(Two-feet Principle)**」(第10章，本態性高血圧の事例を参照)では，第1章で述べたポイント，すなわち明らかに価値が満載されていようがいまいが，す

訳注6：10要素の全体像・相互関係は図3-3を参照すると理解しやすい。

べての意思決定は価値とエビデンスという二本の足に支えられていることを取り上げる。これは臨床的には，問題がエビデンスを明確化することでしかないと思った場合は赤信号がともる，すなわち隠れた価値に注意せよということである。ここでの注意点は「エビデンスと同時に価値も考えよ」である。

- 「軋む車輪の原則(Squeaky-wheel Principle)」(第11章，説明できない腹痛を訴える患者の事例を参照)は，われわれは何らかのトラブルを招いたときに，価値に気づく傾向があるという点について取り上げる。これは例えるなら，「運送業のエキスパートは，軋む車輪の原因となっている部分を的確に発見し，そこにオイルを差す以上のことができる」という原則である。優秀な運送業者は，なぜ車輪が軋んでいるのかについて考えることができるとともに，車軸や他の車輪に何が起こりそうかについて考えを及ぼすことができる。臨床的には，このことは二本の足の原則の反対の意味である。すなわち，臨床上の問題が価値でしかない(例えば倫理的な葛藤)ようにみえるとき，隠れたエビデンスを探せという赤信号がともるだろう。ここでの注意点は，前述の原則とは反対に「価値と同時にエビデンスも考えよ」である。
- 「科学主導の原則(Science-driven Principle)」(第12章，不妊治療の事例を参照)は，医学と医療技術の発展が，VBPとEBMに対する必要性を等しく推進していることについてである。第12章において，なぜそうなのかについて考察する。しかし，臨床的に重要なのは，技術革新により新たに浮上した問題に対しては，隠された価値と隠されたエビデンスの**両方**に重点をおくことであろう。技術革新が著しい医療領域(例えば体外受精)においては，「エビデンスと価値の**両方**を考えよ」が赤信号となる。

ディセンサス：パートナーシップの基盤

VBPでは，臨床家と患者や患者の家族が，意思決定においてパートナーシップを保つための基本となる考え方として「ディセンサス(dissensus)」という特殊な概念を導入する。第13章で示すように，この「ディセンサス」という語は，意見が通じ合わないという意味ではない。ディセンサスとはむしろ，個々の価値に基づいたうえで，「お互い同意できないことについて合意すること」を示すものである。より親しみのある「コンセンサス(合意形成，consensus)」においては，ある特定の者の価値が正しいという前提に基づいて合意形成が行われる。ディセンサスでは，価値の相違は解決されるのではなく，その特定の状況に応じてバランスを保ったまま**機能し続ける**。

ディセンサスの詳細については第13章で検討するとともに，より親しみのある合意形成とディセンサスがどのように関連していくかについても検討する。緩和ケアに関する意思決定を行う際のパートナーシップの事例を用い，ディセンサスがVBPの別の要素に直接的に作用する(そのため協調的に働く)ことがわかるだろう。

診療におけるVBP

本章ではVBPの主たる構成要素をある程度理論的な視点から紹介するとともに，その基本的な前提と，それが全体的なものの見方という意味でバランスのとれた意思決定にどのように関わりを持つかを強調した。しかし，臨床実践においては，前提から到達点にいたる際のVBPの**プロセス**がきわめて重要である。VBPプロセスの10要素は図3-3に示したとおり，相互の尊重を前提とし，共有された価値という枠組みに基づいた，バランスのとれた臨床上の意思決定のうえに構築される。

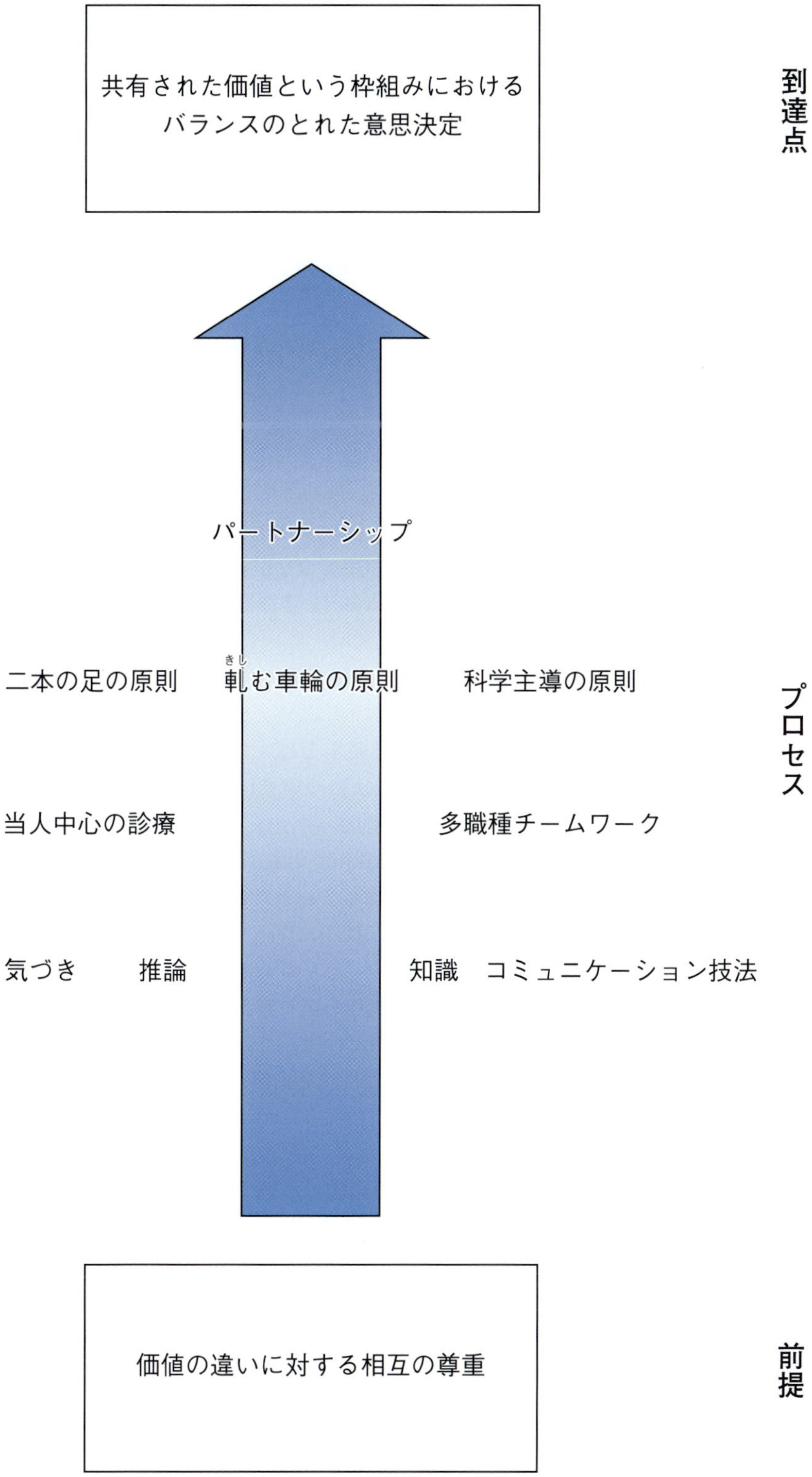

到達点

共有された価値という枠組みにおける
バランスのとれた意思決定

プロセス

パートナーシップ

二本の足の原則　　軋む車輪の原則　　科学主導の原則

当人中心の診療　　　　　　多職種チームワーク

気づき　推論　　　　　　知識　コミュニケーション技法

前提

価値の違いに対する相互の尊重

図3-3　VBPの全体図

時間という障壁

本章以降で，VBP の実践プロセスにおける 10 要素のそれぞれについて個別に掘り下げていく。しかし，読者の多くは以下のように思うかもしれない。「ほとんどの医療専門職は，忙しい仕事に追われる毎日を過ごしている。それら 10 のプロセスをすべてこなすような時間が果たしてあるのだろうか？」実際 VBP の要素は，合わせて利用するのと同様，個別に利用しても有効である。次章でみるように，例えば「強さ」という価値への気づきを促すだけでも，アセスメントとケアプランにすぐに影響が現れる。しかし，10 のプロセスをすべて行うことは，完全に非現実的と考えてよいだろうか？

VBP を俯瞰する本章を終えるうえで，この質問はたいへん重要である。昨今の効率化や予算の削減の風潮の中で医療提供を行ううえでは，われわれにとって最も貴重かつ最も限られた資源は時間なのだ。

より懸命にではなく，よりスマートに働こう

1 つの迅速な答えは，VBP はより懸命に働くことではなく，よりスマートに働くことだということである。つまり，EBM と同様，時間がかかり，トレーニングが必要だが，一旦できるようになれば，資源のより効率的な利用につながり，元が取れるのである。スキル基盤型のアプローチとして考えると，1 度 VBP を学び取ってしまえば，その実践を繰り返すことで，作業の効率は経時的に高まる。

時間の削減と時間の確保

日々の診療をよりよいものにする VBP の効果の 1 つに，コミュニケーション技法の改善がある。VBP におけるコミュニケーション技法については第 7 章で詳細に述べる。ここでは，よいコミュニケーション技法は**時間の削減**(saving time：患者が「診療時間が短くなった」と感じる)のではなく，**時間の確保**(making time：患者が「診療時間が長くなった」と感じる)効果があるということについて指摘しておきたい。

患者のベッドサイドでは，立って話すほうが，椅子に座って話すよりも時間を削減できるかもしれない。しかし，座って患者と向き合い，2 分間の時間を過ごすことは，立った状態で患者と 10 分話すことと同じくらいの感覚を患者に与えるであろう。患者が経験する主観的な時間の流れを増やすためには，30 秒だけ座って話すということに投資すべきなのだ。患者の視点では，あなたは患者のために時間を確保したということになる。

省察的実践のための「タイムアウト」は「確保すべき時間」である

VBP の際立った特徴の 1 つに，臨床家が持つ価値に注意を払うことがある。自身の価値の省察を含む省察的実践は，予算削減をもたらすのである。

これもまた，前述した，時間の確保によって時間が削減できる例の 1 つである。第 2 章において，Gulati 医師は，Roy Walker 氏自身への対応，彼の休職に関する診断書の要望に何をすべきかということに時間を費やすことを通じ，自らの価値に対する重要な省察を行うことができた。他章におけるその他の登場人物もまた似たような経験をしている。限られた時間をより有効に使いたいのであれば，省察的実践をし，「タイムアウト」をとって自身の価値と他者の価値を理解することに時間を費やすべきである。

Donald Schön は「行為後の省察(reflection on action)」は，後に行われる「行為中の省察(reflection in action)」に示唆を与えてくれると指摘している[訳注7](Schön, 1983)。

訳注7：行為中の省察とは，例えば医療面接をしている際に「この患者の問題を解決するにはどうすればよいだろうか」などと想いを巡らせることであり，Schön はこれを専門職に特有の思考であるとした。臨床家は一定の臨床経験を積むと行為中の省察を意識せずに行えるようになるが，それでも時にどきっとするような体験に出くわす。その際，行為後の省察(振り返り)を行うことで，次に同じような場面に出くわしてもよりよい対応ができるようになる。また，このサイクルを繰り返し専門職が経験から学び続けることを Schön は省察的実践と呼んだ。

ケアの価値

「しかしねえ!」と,追いつめられた臨床家は次のように続けるかもしれない。「医師や看護師が傾聴の時間をつくり十分なケアを行うのは素晴らしいけれど,私にも医療を行ううえでのちゃんとした目標があるんだ。残念ながら,このようなソフトなアウトカムは,いってみれば贅沢品なのだよ」

この「しかしねえ!」という言葉を理解することは可能である。ただ,この話は,ソフトなアウトカムとハードなアウトカムのどちらを臨床家は大切にすべきかという単純な話ではない。第10章においては,事例に登場する総合診療医が,自分が持つ価値に対する省察を欠いたことによって,患者の心血管リスクを減らすよりもむしろ高めてしまったという事例を提示した。

NHSの雇用者による組織であるNHS職員組合(NHS Confederation)からの最近の報告は,英国の病院グループが行っているいくつかの先進的な活動が,ケアシステムが持つ文化を醸成することによって効果的な医療サービス資源の利用を実際に改善させ,さらにそれがいかに臨床における患者アウトカムを改善するのかについてよく説明している。その報告は米国で行われたたくさんの臨床研究を引き合いにだしつつ,NIMHEにおいてもよい成果を得ていることについて述べている(NHS Confederation, 2010)。すなわち,関係者それぞれが"win-win"となる事例があるということである。

まとめ

VBPの概要を本章のまとめとして以下に提示する。

1. VBPの目的:VBPの目的は,何が正しいのかという答えを出すというより,むしろ問題が起こった状況に対し,**関係者それぞれの価値を共有したうえでバランスのとれた意思決定**に向かうための道筋を示すことにある。問題におけるさまざまなステークホルダーの異なる価値を反映するために,適切な考え方の枠組みがある。本章では,精神保健法2007の基本的理念である「円卓」の概念と,NIMHEの価値の概念枠組みについて学んだ。

2. VBPの前提:VBPにおけるバランスのとれた意思決定の基盤は,いわゆる,**異なる価値を相互に尊重する**という「民主主義的」な前提にある。政治上の民主主義と同様に,この前提は,例えば,人種差別のような相互の尊重という前提を否定する特定の価値を排除することや,異なる価値を認め合い,信用しあうことによって,「何でもあり」のカオスを回避している。

3. VBPのプロセス:繰り返しになるが,政治上の民主主義と同様に,VBPの民主主義的な価値は,あらかじめ設定された正しいアウトカムを提示するよりは,むしろ良好なプロセスを通じた意思決定を支援する。本章では,VBPプロセスの鍵となる10要素を設定した。その中には,臨床スキル,専門職としての関係性,EBMとの関連性,意思決定におけるパートナーシップの基盤としての「ディセンサス」が含まれる。

VBPプロセスは10要素によって構成されている。以降の章で,さらに事例を焦点として解説していく。

(尾藤誠司)

参考文献

Beauchamp, T. L. and Childress, J. F. (1989). *Principles of Biomedical Ethics*, 3rd edn (6th edn, 2009). Oxford: Oxford University Press.

Bloch, S., Chodoff, P. and Green, S. A. (1999). *Psychiatric Ethics*, 3rd edn. Oxford: Oxford University Press.

Care Services Improvement Partnership (CSIP) and the National Institute for Mental Health in England (NIMHE) (2008). *Workbook to Support Implementation of the Mental Health Act 1983* as Amended by the Mental Health Act 2007. London: Department of Health.

The Dalai Lama, Van Den Muizenberg, L. (2008). *The Leader's Way*. London: Nicholas Brealey Publishing.

Fulford, K. W. M., Morris, K. J., Sadler, J. Z. and Stanghellini, G. (2003). Past improbable, future possible: the renaissance in philosophy and psychiatry. In K.W.M.Fulford, K.J.Morris, J.Z.Sadler and, G. Stanghellini, eds., *Nature and Narrative: an Introduction to the New Philosophy of Psychiatry*. Oxford: Oxford University Press, pp. 1–41.

NHS Confederation (2010). Feeling Better? *Improving Patient Experience in Hospital*. London: NHS Confederation.

Okasha, A. (2000). Ethics of psychiatric practice: consent, compulsion and confidentiality. *Current Opinion in Psychiatry* 13, 693–8.

Rogers, A., Pilgrim, D. and Lacey, R. (1993). *Experiencing Psychiatry: Users' Views of Services*. London: Macmillan Press.

Schön, D. (1983). *The Reflective Practitioner: How Professionals Think in Action*. Boston: Arena Publishing.

Schwartz, B. (2004). *The Paradox of Choice*. New York: HarperCollins Publishers.

Woolf, Lord (2002). Lecture to the British Academy, 15/10/02, quoted in Hansard 28/10/02 col. 607.

参照ウェブサイト

- Royal College of General Practitioners (2005) Curriculum Statement: Ethics and Values Based Medicine: http://www.rcgp.org.uk/gpcurriculum/pdfs/ethicsAndVBPsfRCGPCouncilDec2005.pdf から入手可能。
- VBPの理論と経験的な基盤，およびメンタルヘルスとプライマリ・ケアの発展については，本書のシリーズに関するウェブサイトから情報が得られる。このウェブサイトからはトレーニング用の素材を入手できる。

II VBPのための臨床スキル
第II部の序論

　第II部で，臨床スキルの4つの鍵となる領域，すなわちVBPプロセスの要素の最初の基盤となる領域について述べる。

- 第4章では，気づきについて紹介する。価値への気づき，そしてしばしば驚くほどの多様性を持つ価値への気づきがないと，VBPプロセスの他のどの要素も手に入れることができない。この章において，若い女性Sally Coombs氏が大変な状況にいたり，統合失調症からどのように回復するかのストーリーを通じて，効果的な臨床ケアの基盤として価値への気づきを促すことの重要性を描いている。後の章で，自己への気づきを改善するためのツールの重要性に関しても説明する。
- 第5章では，推論について述べる。第2章でGulati医師は，休業診断書を欲したRoy Walker氏の要求に対して何をすべきか考え出そうとするときに，「トップダウン」の原則に基づく推論を適用した。第5章は，10代のニキビの事例をマネジメントする際，「ボトムアップ」の事例に基づく推論(時に事例検討とも呼ばれる)が，総合診療医であるCharles Mangate医師をどのように助けたかを示す。
- 第6章では，知識について議論する。この章は主に，トレーニングと研究のための価値の知識にナラティブの焦点を合わせる。NP(nurse practitioner)^{訳注1}であるTrish Butler看護師と，彼女の患者で慢性閉塞性肺疾患(COPD)に罹患しているSandy Fraser氏のストーリーを通じて，電子データベースの検索によって価値について学べること，学べないことの両方を示す。
- 第7章では，コミュニケーション技法について述べる。第6章ではトレーニングと研究に焦点を当てたが，第7章では再度臨床上の課題に戻る。10代の1型糖尿病患者Vicky Bartlett氏のストーリーを通じて，価値の情報を引き出すため，あるいは葛藤を解消する際のコミュニケーション技法の重要性を描く。

　第II部でストーリーによって描いたスキルは，VBPだけのためだけではなく，EBM(研究のエビデンスに焦点がある)やナラティブに基づく医療(臨床的専門性に焦点がある)との関係においても共通に必要なものである。第IV部では，研究や臨床経験の観点から，価値とエビデンスの関係について，3つの側面をより詳細に検討する。

　学習可能な臨床スキルを習得することによって，臨床家は科学を人々と結び付ける際に，EBMやナラティブに基づく医療とパートナーシップを持って作用する，VBPのプロセスを発達させることができるということが，第II部でのメッセージである。

訳注1：日本の看護師と比較して，一部の処方権などより大きな権限を持って診療に従事する看護師。

■ VBPの全体図　要素「気づき」

共有された価値という枠組みにおける
バランスのとれた意思決定　　　　　到達点

パートナーシップ

二本の足の原則　　軋む車輪の原則　　科学主導の原則　　　プロセス

当人中心の診療　　　　　　　多職種チームワーク

気づき　　推論　　　　　知識　　コミュニケーション技法

価値の違いに対する相互の尊重　　　前提

統合失調症における回復
VBPの要素その1：価値への気づき

> **本章の主な内容**
>
> 価値への気づきを促すことの重要性が，統合失調症の回復のストーリーの中で示されている。
>
> 他には，以下の事項が含まれる。
> - 危機と共有された価値
> - NICEガイドライン
> - 当人中心のアセスメントと，多職種によるアセスメント
> - 強みのアセスメント（StAR価値）
> - 元気回復行動プラン（Wellness Recovery Action Plan：WRAP）

> **実践のためのメッセージ**
>
> 患者の問題を評価する際に，ニーズや困難だけでなく，その強さ（strengths），志（aspirations）と資源（resources；以上の3つをまとめてStAR価値と呼ぶ）について常に考慮せよ。

　VBPの最初のプロセスの要素は，価値とその多様性の気づきを高めることである。ここで述べる価値には当人固有の価値を含む。本章では，Sally Coombsという若い女性の，地域の精神病院の急性期病棟への入院にまつわるストーリーを通して，この最初の要素の重要性を探っていく。

　第1章で，ネガティブな価値だけでなく，ポジティブな価値への気づきを促すことの重要性を指摘した。Sally Coombs氏のストーリーの核心として，いくつものポジティブな，過去に意識されなかった彼女自身の強さ，志，資源があることが明らかになった。これらをStAR価値と呼ぼう。当人中心の，かつ多職種によるアセスメントの継続的なプロセスを通じて，これらのStAR価値への気づきを促すことが，このストーリーにおいてきわめて重要な要素である。

臨床事例

　21歳の美術学生，Sally Coombs氏は，2人の警官によって地域の精神病院の急性期入院病棟に連れてこられた。Coombs氏が参加していたデイケア施設のスタッフが助けを呼び，総合診療医のGeorge Abrams医師とBrenda Jones医師は，施設の外の歩道に座っている彼女を発見した。背景としては，Coombs氏が作業療法室で「荒れ狂い」，自分の作品を切りさき，叫びながらイーゼルなどの備品を壊したあと，施設の外に歩いて出ていったのだった。施設のスタッフは，彼女が家に帰っていないことを確認し，彼女は徘徊するような発作的興奮が起きる状態ではなかったのにと，非常に案じていた。

警官が到着したとき，Sally Coombs 氏は静かにしていたが，自分の中に閉じ込もっており，どこにいるかも分からない様子だった。彼女は警官と話すことも施設に戻ることも拒否し，他の誰かを傷つける様子はなかったが（彼女の爆発は人ではなく物に向けられていた），彼女自身の安全は明らかに危機に瀕していた。よって，施設のスタッフは，身近で働いている急性期病棟の当番看護師(duty charge nurse)を呼び，Coombs 氏が誰ともコミュニケーションを取れず，また取ろうともしないため，病棟は精神保健法第 136 条に基づくアセスメントのうえで彼女を受け入れる，ということで同意した。（第 136 条は，精神障害のある人を「安全な場所」につれていくことを含む短期間の「拘留」に関する条項である）。

危機管理

> **振り返りのポイント**
> この先に進む前に，少し時間をとり，この状況における当面の優先事項を考えてみよう。特に，臨床家である必要はない。むしろ，他でもないあなた**自身のバックグラウンドと視点**から考えるべきことである。もしあなたが臨床家なら，Sally Coombs 氏が，あなたの患者やクライアントだと想像してほしい。臨床家でないなら，あなたが Coombs 氏の親や友人であるか，もしくは Coombs 氏自身であると想像してみてほしい。
> 複数の視点からの経験を持つ読者もいるだろう。今まであなたの経験の中で，どの視点が自分の経験に一番近いとしても，「真に」優先されるべきことは何かについて考えてみよう。

表面上，共有された価値

Sally Coombs 氏のストーリーにおいて，この段階のような急性の状況では，関係者一同の当面の優先事項は，なんとかこの状況を丸く収めることである。つまりここで問題なのは，状況の封じ込めと安全の確保，そして効果的なリスクマネジメントに関する価値である。Coombs 氏の関係者は，臨床家であれ親類や友人であれ，状況を封じ込めること，すなわち彼女自身や他の人が可能な限り危険にさらされないことの確保に関心を示す可能性が高い。

Sally Coombs 氏を含め関係者たちは，もちろんこのとき「価値」について考えていたわけではない。共有された価値は，第 3 章でも見てきたように，問題が起こらない程度であれば気づかれないままのことが多い。これは，VBP の「軋む車輪の原則(Squeaky-wheel principle)」の背後にある考え方である。他のさまざまな一般化と同様に，急性期の状況を動かす共有された価値のルールには例外もある。しかし一般的には，緊急の危機的状況では，前景の価値(第 1 章訳注 8 参照)がまずその状況を確実に収束させるための共有された価値である。

背景にあるいくつかの複雑さ

この事例においても，臨床的に重要な多くの背景の価値があり，それに気づくべきである。これらには，**対立する価値と複雑な価値**の両方が含まれる。

2 種類の対立する価値

メンタルヘルスにおける価値対立のうち重要な領域の 1 つは，**当人が求めていることと，他者が最善の利益と信じていること**との対立にある。2007 年の英国の精神保健法は，精神障害の非自発的入院と治療について述べている。定義上この法律は，第 3 章でも述べたように，患者があることを望み（入院したくない，または治療を受けたくない），一方で

他の全員が反対のことを望んでいる（入院する，または治療を受けるべきだ）という状況に関わるものである。

　Sally Coombs 氏は緊急入院に同意も拒否もしておらず，彼女の意思決定能力は問題とされていない〔英国では，2007 年の精神保健法は決定能力法（capacity legislation）に優先することになっている〕。Coombs 氏が，この段階で実際には何を望んでいたのかは後になって分かり，後半でわれわれはそこに戻る。しかしこの時点ではまず，彼女を保護するために精神保健法の行使が積極的に選択され，短期的な「安全と封じ込め」の方策がとられた。

　メンタルヘルスにおいて広く起こりうる，2 つめの，おそらくもっと深い価値の対立は，当人が求めていることと，**他者の利益**の対立である。この 2 つめの対立は，1 つめと同じく，メンタルヘルスの法律に反映されている。2007 年の精神保健法では（世界の同様の法律と同じく），**患者の利益のためだけではなく他者の利益のためにも非自発的入院と治療の行使を定めている。**

　Sally Coombs 氏の事例の精神保健法の使用においては，他者の利益に関わる懸念が，背景に少なくとも 2 つある。1 つは，デイケア施設のスタッフが最初に警察に助けを求めたとき，Coombs 氏の安全と同様に他の人々の安全（他の患者とスタッフ）を心配したことである。同様に，プライマリケア医である Abrams 医師と Jones 医師が到着したとき，Coombs 氏はもう落ち着いていたにもかかわらず，彼女がまた「爆発」するかもしれないという懸念が依然として残っていた。そのため警官の観点から，第 136 条の行使を決定した背景には，Coombs 氏自身の安全に加え，他者の保護が確実に重要な因子となっていた。

　この事例では，Sally Coombs 氏の利益と他者の利益という関係する価値の調整に，現実的な困難はなかった。しかし VBP においては，それぞれの意思決定者の価値の調整が常に必要である，という事実を見失わないことが重要である。非自発的治療の最悪の乱用は，単に潜在的でなく，患者の利益と他者の利益の間に，実際の対立があるような場合に非自発的治療に対して，バランスのとれた意思決定ができないことから生じる（本書のシリーズに関するウェブサイトで例を示している）。バランスのとれた意思決定は，関係者がどのように彼らの行為を行ったかに影響するため重要である。

　Sally Coombs 氏にとって重要であったのは，彼女が危機にあったときに何がなされたか（つまり，**精神保健法が使われたか否か**）ではなく，むしろそれが**どのようになされたか（どのように精神保健法が使われたか）**である。その点については本章の後半で検討していく。精神保健法は，（バランスのとれた意思決定の枠組みとしての）基本原則が，困難な事例だけでなく，法の下で行われるすべての意思決定において適用されることを要求している。

多くの複雑な価値

　Sally Coombs 氏のストーリーのこの時点で，背景には対立する価値の複雑化が多少なりともあったが，前景には複雑な価値がより複雑化してあらわれていた。第 1 章を振り返ると，多くの価値は，例え共有されていたとしても，さまざまな人々により，状況に応じて多様な解釈が可能という意味で，やはり複雑である。例えば「最善の利益」は，状況，個々人，文化の違いによって，意味するものがきわめて異なる。しかし，Coombs 氏の緊急入院にみられる，リスクマネジメントの価値（封じ込めと安全）はこの意味で複雑なのだろうか？　そしてこれは臨床的に重要なことだろうか？

表 4-1	精神保健法 2007 の基本原則の冒頭部分
目的	精神保健法の下での意思決定は，患者の安全と健康（精神的にも肉体的にも）を最大化すること，患者の回復を推進すること，患者を取り巻く人々を有害事象から保護することにより，精神疾患によってもたらされる望ましくない効果を最小限にするという視点とともに行われるべきである

振り返りのポイント

この先に進む前に，少しこれらの質問について考えてみたいと思うかもしれない。

本章の臨床事例において，彼らが共有したリスクの封じ込めと安全という価値は，関係者のそれぞれの観点からはどのように違って解釈されるだろうか？

ここでは，どの観点が有用だと気づくべきだったか？ そして，これらの異なる観点を把握していることがなぜ臨床的に重要なのだろうか。

Sally Coombs 氏の入院に関係した急性期病棟チームは多職種からなり，それぞれのメンバーは，共有している安全への懸念とリスクの封じ込めについて，それぞれの専門職としての多様な価値から解釈した。精神保健法（Mental Health Act 2007）の適用を統制する基本原則[訳注1]の観点から見ると，チームが共有しているリスク関連の価値は，基本原則の最初の項目，すなわち「目的の原則」に直接反映されている（表 4-1 として再掲する[訳注2]）。この目的の原則に反映されているリスクマネジメントの論点は，例えばチームの認定精神保健看護師（state-registered nurse：SRN）の Brenda Matthews 看護師や，精神科医の Alyson Brown 医師など，各自によっていくぶん違って解釈されていた。

- **Brenda Matthews 看護師**は，新しい認定精神保健専門家（Approved Mental Health Professional：AMHP）の 1 人として最近認定された看護師である。Matthews 看護師は，制限が厳しすぎるアプローチは，Sally Coombs 氏が今後自立した生活に戻ったとき，回復の機会にむしろよくない影響を与えるのではないかと懸念していた。施行されている目的の原則の観点からは，彼女は，原則に則ってリスクを減少させるという消極的な対処と，「患者の安全と健康を最大化し，回復を促進する」という，これもまた目的の原則に含まれた積極的なとらえ方のバランスをとろうとしていた。彼女は最低限の強制力の原則と目的の原則のバランスをとろうとしていたと理解できるだろう。最低限の強制力の原則とは，臨床家は「患者の自由に対する制限が最小限となるように努力する」というものである（表 3-1 を参照）。
- AMHP は，個々の事例で強制力を行使する決定をする際に，セカンドオピニオンを提示できる職種を広げるために，2007 年の精神保健法で創設された。以前は，この役割はソーシャルワーカーの研修を受けた者だけが独占しており，そのことが社会的観点と医学的観点のバランスをとる際に，最初の意見は医学的な意見であることにつながっていた。AMHP の役割のトレーニングには，回復を支える社会的要因（住居，雇用，交友関係など）に関する最新のエビデンスが含まれる。そして，この社会的観点は条項の施行において，バランスのとれた決定をするために価値のある貢献をする（このメンタルヘルスによくある観点のバランスは，以前から認識されている。例えば Pattison *et al.*, 1965；Rogers *et al.*, 1998 を参照）。
- 一方，精神科医である **Brown 医師**は，Brenda Matthews 看護師やチームの他の非医療従事者のメンバーより，リスクの医学的側面をより意識していた。目的の原則は，「精神的な」健康と同じく「身体的な」健康の重要性を強調しており，「精神障害の好ましくない影響を最小限にする」ことに言及している。

訳注 1：第 3 章 表 3-1 参照。

訳注 2：表 3-1 には精神保健法 2007 の基本原則 5 項目が列記されており，「目的」がその最初の項目である。

- 英国のすべての精神科医と同じように，Brown 医師も神経内科を含む基本研修を受けていた（初期研修も修了していた）。Sally Coombs 氏が 2 人の警察官に施設の外で発見されたとき，Brown 医師には彼女は見当識を失っているようにみえた。さらに彼女が興奮したような反応を示した後に昏迷状態に陥ったことに，Brown 医師は着目していた。
- Brown 医師は，Sally Coombs 氏が聞いた「声」に反応したと解釈し，これは統合失調症の急性の再燃と一致すると考えた。しかしこの病歴は器質的な障害を疑う所見でもあった。例えば違法な薬物を使用したのかもしれない。施設のスタッフは Coombs 氏が大麻を過去に使用していたため，再使用した可能性を心配していた。より可能性は低いが，除外しなければならないのは，例えば未診断の糖尿病による高血糖など（統合失調症では一般より多くみられる）の代謝性疾患である。精神状態のアセスメントに加えて，Brown 医師はできるだけ早く慎重な身体診察といくつかの検査をしなければと考えた。

数多くの共有された価値が役割を果たすような（例：リスクマネジメント）緊急入院という状況でさえ，多様な職業的背景を持つチームのメンバーの中では，価値の解釈には重要な違いがあるかもしれない。そのことを Matthews 看護師と Brown 医師の観点から詳しく見てきた。

Matthews 看護師と Brown 医師はいずれも，Sally Coombs 氏の精神障害によって Coombs 氏や他の人に及ぶリスクについて懸念を持っていた。しかし，両者が心配したリスクは，2 人の職業上の，多様なトレーニングや研修を経た上での観点を反映したものであった。1 つは長期的な回復の機会に関してのリスク，そして他方は身体的健康のリスクである。

急性期病棟チームと VBP（「同じという幻想」）

あなた自身があるチームで働いているなら，それなりの期間，ときには困難な状況で一緒に働いてきた急性期病棟チームの 2 人のメンバーが，こんなに異なった優先順位のバランスの観点から Sally Coombs 氏の状況にアプローチしなければならないことをあり得ないと思うかもしれない。

第 9 章では，チームで働くことについてより詳しく見ていく。これらの観点の相違はよくあることなのだ。そして，この相違が何であるのか，意識されずにことが進んでしまうこともまたふつうに起こる。それはいわば「同じという幻想」といってもよく，一定期間一緒に働いている人々の間で特によく起こることである。これは，近い関係で一緒に働いていることが原因となり，その人とは同じか，少なくとも似たような価値を共有していると，人は決め込む傾向があるからである。第 9 章で見ていくように，ことはそう単純ではない。

これらの価値の多様性のためにどのようなことが起こるかは，それが何であるかが認識されているかどうかによる。第 9 章でこれを詳細に見ていくが，以下にも手短に述べる。

- チームメンバー間の価値の相違は，同じ職種であっても起こりうるが，意識されていない，すなわち「同じ」という幻想が支配している場合，多職種精神保健チームの中でみられたように，結果的にチームメンバー間での不可解な不一致や誤解，共同意思決定の失敗となるだろう（Colombo et al., 2003）。
- 一方，価値の相違がどのようなものであったかが意識される，すなわち「同じ」という幻想が崩れると，それとは対照的に，チームメンバーにおいて価値の相違が困難のもとにはならず，むしろ価値に基づいたバランスのとれた意思決定の有効な資源になる。

これが，VBP の最初の要素，すなわち価値への気づきを促すことであり，意思決定のために入手しておくべき鍵である。ここで重要なことは，この要素が単に価値への気づき

だけでなく，価値の多様性への気づきを促すことである．これは初対面の場合(初回外来診療など)や，多文化間での医療(これは第11章で説明していくが，よく知られている価値の相違がある)においては重要なことである．しかし，このVBPの最初の要素は，価値の多様性が重要であることを思い出させる．最も親しく一緒に働いている人たちでさえ，驚くほど価値が異なっていたりするのである．

急性期病棟チームとEBM(NICEガイドライン)

　Sally Coombs氏のストーリーにおいて，この時点でのMatthews看護師とBrown医師の異なった観点にバランスをとることの重要性は，統合失調症の回復を支える要因に関する現在の最良のエビデンスに立ち戻ってみれば明確になる．

　英国では，成人の統合失調症のマネジメントについての改訂版ガイドラインが，国立医療技術評価機構(National Institute for Health and Clinical Excellence：NICE)から出版された(NICE, 2009)．2009年のNICEガイドラインに記載されている統合失調症の項のいくつかのポイントに戻ってみよう．Sally Coombsの急性期病棟入院における初期マネジメントに対し，Brown医師とMatthews看護師の優先順位が異なっていたことが，臨床上重要であると理解する．それには，ガイドラインの2つの側面が直接関連している．

- 明らかに怯え，興奮している若い女性への早い段階での侵害的にならざるをえない介入は避けたほうがいいのではないかとMatthews看護師は懸念した．強力な治療関係を築く基盤として，初期の前向きな関わりと信頼の回復が重要であることを，NICEガイドラインが強調している点からこの懸念は支持される．
- 未診断の糖尿病などの重篤な病態を除外すべきというBrown医師の懸念は，NICEガイドラインが「(ⅰ)統合失調症の患者の全体的な身体的健康を確保する」，「(ⅱ)統合失調症の患者は糖尿病や心疾患のリスクが高いことが知られるので定期的に状態をモニターする」を強調している点から支持される．Sally Coombs氏の事例では，服薬の副作用として体重増加があるという事実からも，未診断の身体疾患におけるリスクの増大に対するBrown医師の懸念は正当なものといえる．

　ここでのポイントは，Matthews看護師とBrown医師のどちらが正しいかではない．どちらも，前述した目的の原則に反映されているリスクと安全を心配するだろう．しかし，2人がこの事案のリスクと安全性をどのように理解するかにおける観点の差異は，NICEガイドライン上の「最適な(エビデンスに基づく)マネジメント」に対する異なる切り口を反映したものである．現在の最良のエビデンスにおいて，NICEガイドラインにもまとめられているが，それらはどちらも正しいのであり，同じエビデンスに基づいてそれぞれの優先順位の違いを反映しているだけなのである．

　VBPの観点では，Matthews看護師とBrown医師は同じエビデンスの解釈に異なる価値をもたらした．ひとたび2人の異なる価値の基盤がどのようなものであるかが認識されると，それらはもはや対立と困難の原因にはならず，バランスのとれた意思決定の資源になる[訳注3]．医学的側面ばかりに焦点を当てすぎると，「最初のコンタクト」によってもたらされる関わりの鍵となる機会を失う．一方，関わりに対する焦点を当てすぎると，根底にある深刻な病態(めったにないが，しかし悲劇的な結果にいたる可能性がある)が見逃される．

　次の疑問は，Sally Coombs氏に出現したこの状況において，2つの観点に対しどう適切にバランスをとるかである．この疑問により，臨床上の意思決定を行ううえでVBPのニーズと，そのパートナーであるEBMとのバランスの問題に引き戻される．

訳注3：現代の医療や特に地域包括ケアシステムにおいて多職種協働が重視される理由もこの点であろう．

Sally Coombs 氏に戻る

さて，急性期病棟チームと Sally Coombs 氏との関係における初期段階で，VBP と EBM はどのように協力できるのだろうか？

> **振り返りのポイント**
> この状況であなたが Sally Coombs 氏に対して職業上責任を持つ立場だとしたらどうするかを考えてみると，急性期病棟チームによる意思決定を理解しやすくなるかもしれない。あるいは，あなたが例えば親とか個人的に彼女を気にかける立場だとしたら，次に何が起こってほしいかを考えてみよう。
> このことを，これまで描き出してきたような異なる価値の観点に光を当てて考えてみよう。喫緊の医学的リスクと，長期の回復の基礎として強力な治療関係構築の重要性とのバランスをとるために，異なる価値はどのように役立ってくれるだろうか？

このストーリーにおける急性期病棟チームのメンバーは，よい協力関係を築いていた。異なる懸念について話し合い，Sally Coombs 氏がその時点で落ち着きをみせてきており，まだ意思疎通がとれないとしても接触がとれるようにみえたことから，その最初のステップは「待ち，観察する」ことで合意した。このことにより，チームが Coombs 氏の精神状態に注意し，また悪化の最初の徴候（根底にある医学的状態の進展を示す）があれば素早く動く，ということが可能となる。同時に，侵襲的にもなりうる検査になだれこむことを避けられる。というのも，そこまでの彼女の反応から，検査が明らかに恐怖や興奮のレベルを上げそうだと分かったからである。緊密なモニタリングは，自傷の可能性も下げるだろう。

Jenny Khan

ここで，Sally Coombs 氏の最終的な回復に重要な役割を果たすチームメンバーがはじめて登場する。Jenny Khan は 30 歳の STR（Support Time and Recovery）ワーカーである。Jenny はイングランドとウェールズ（Department of Health, 2000）の精神保健サービスに STR ワーカーが最初に導入された直後に，急性期病棟チームに加わった。STR ワーカーは，専門職の資格ではない（「非専門職」として連携している）が，多職種チームに加わる前に一定のトレーニングを受けており，その名前が示すように回復に根ざしたサービスを届けることを支援する。

この事例では，Sally Coombs 氏が急性期病棟に到着した後，Jenny Khan は彼女の横に静かに座り，すでにイニシアティブをとっていた。Jenny にとって，チームの他のメンバーの支援を受けつつ，もう少しの間「立ち止まり，観察する」役割を担うことは自然なことだった。このことで，Coombs 氏は落ち着き，徐々に静かになり，何が起こったのかをと話せる状態になった。ここで，Coombs 氏が Jenny に話したことを見ていこう。

危機から，アセスメントの進行へ

Sally Coombs 氏が急性期病棟に入院した直後から，彼女の精神状態はさらに改善し，「声」に惑わされることはより少なくなった。現在は彼女は「安全な場所」におり，今後数日間は「経過観察」するために自発的入院の患者として病棟に留まりたいという意向だったため，彼女への第 136 項の適用は無効となった。その理由の 1 つとして，彼女は服薬によって体重増加したために健康について気にしており，「検査してもらえる」ことを喜んでいた（そして検査結果はすべて良好だった）ということも判明した。

初日に Brown 医師は Sally Coombs 氏の両親（彼女と同居中）と連絡をとり，その夜両親が面会にきた。当初，両親は Coombs 氏を家に連れて帰りたがっていた。しかし，Coombs 氏自身が，数日間留まりたいという意向を明らかにし，両親は賛成した。両親が病棟に到着したとき，チームの面々が皆両親に喜んで話してくれ，オープンで歓迎的な雰囲気だったことにも安心した。Coombs 氏のかかりつけの家庭医である Jones 医師は，施設のスタッフからすでに連絡を受け，何が起こったのかを知らされていた。Brown 医師は Jones 医師にその日に電話し，Coombs 氏が落ち着きつつあることを知らせて安心させ，処方薬の情報を得た。状況はこのように，安全に収まってきたため，急性期病棟チームは Coombs 氏の緊急入院の背景を考え始めた。

いくつかのストーリー，1 つのアセスメント

急性期病棟チームは，Sally Coombs 氏や他の人々から話を聞いて，彼女に何が起こったのかの全体像を構築しようとした。このセクションでは，チームが聴取した内容からいくつかの鍵となるポイントを描きだしてみよう。

> **振り返りのポイント**
>
> 後述の Sally Coombs 氏のストーリーの詳細を読み，何が間違ってしまったのか考えてみよう。さまざまな人々が，Coombs 氏を助けるために各自の立場で最善を尽くしたことが分かるだろう。しかし，Coombs 氏は施設で短くはあったが急性精神病エピソードを起こしてしまった。
>
> なぜだろう？ 統合失調症のいわゆる再燃状態は，やはり避けられなかったのだろうか？ それとも，避けるチャンスはあったのだろうか？ もしそうなら，Coombs 氏の現在のケアに対し何が示唆されるだろうか？

Sally Coombs 氏の総合診療医，Jones 医師のストーリー

Jones 医師は，2 年前に Sally Coombs 氏が美術大学にいたとき，はじめての精神病エピソードを診断し，それが統合失調症に起因すると確認した。問題の最初の徴候は，彼女の芸術が，独特で難解だが興味をそそる作品から，「不穏で」鮮明な死のイメージに変化したことだった。この時点から服薬の量が増えたと思われたが，これが原因なのか結果なのかははっきりしなかった。とにかく，これらのイメージは彼女の芸術作品から，鮮明で悲惨な幻視と幻聴の形になって Coombs 氏の日常の世界に入り込んでいった。彼女は引き込もるようになり，進行性の孤独と無為の数カ月を経て，部屋の壁紙とベッドを包丁で切り裂き，誰かに襲撃されているかのように叫んでいたところを両親に発見された。両親は彼女を Jones 医師のところにつれていき，法律の「条項」によって，地域病院の精神科病棟に彼女を入院させることに同意した。

彼女は数週間を入院患者として過ごし，経口薬で表面上は症状が消失したため，最終的に両親のもとに退院となった。Jones 医師は 2, 3 カ月ごとに彼女と面接し，NP（nurse practitioner）はもっと頻繁に出向いて，処方薬をチェックしていた。当初 Jones 医師は，施設で Sally Coombs 氏が芸術を追求をする機会を得て，施設で上手くやっていると感じていた。しかし，最近，Coombs 氏が処方薬の服用を渋るという気がかりな徴候があったため，Jones 医師は彼女がまたドラッグをやり始めたのではないかと懸念していた（Coombs 氏は否定していたが）。

Sally Coombs 氏の最初の精神科医,Hastings 医師のストーリー

Rodney Hastings 医師は,病棟で Sally Coombs 氏を診て,その家族を思い出した。Coombs 氏の父親は教師で(Brown 医師が電話したときに父親がそう話した)かつ教会の長老だった。母親は老人ホームのヘルパーであった。

Hastings 医師は,Sally Coombs 氏の両親が彼女の病気という現実を完全に受け入れていないと感じ,両親が服薬の必要性を理解できていないのではないかと懸念していた。両親が病棟に来たとき,Hastings 医師は自分が防衛的になっていると感じた。というのも,両親が他の患者の振る舞いにさえ(「大騒ぎ」して)文句をいい,Coombs 氏に個室を与えるよう主張するなど,時に不必要に敵対的,攻撃的であるように思えたからである。両親が常に批判的であることによって,どれほど事態が悪化していることだろう,と彼は考えずにいられなかった。この両親は,再燃を示すさまざまな症状をチームに伝えたがらないだろうと感じ,両親の表面上の礼儀正しさを信じないようにと Brown 医師に警告した。

振り返りのポイント

Hastings 医師の観点は,彼の自己への気づきの欠如による部分がどのくらいあるだろうか?

あなたが Hastings 医師の治療のスーパーバイザーだったら,彼自身が持っている価値に自分で気づけるようにする質問を思いつき,「自らへの問いかけ」を彼に提案することができるだろうか?

Hastings 医師がもっと自己への気づきができていたら,彼の患者やその親戚,同僚との相互作用はどう違ってきただろうか?

何が Sally Coombs 氏の精神病エピソードの原因になったか,と Brown 医師に聞かれたとき,Hastings 医師の頭の中では,近年精神医療はすべておかしくなったという考えが巡った(彼は 62 歳で精神医療に生じた多くの変化を目の当たりにし,「もう嫌だ,引退する」と思っていた)。その理由の 1 つは,リハビリテーションと社会的機能の重要性を理解しつつも,地域で働くことにより,精神科医がますますソーシャルワーカー化していくと感じられたことである。彼は今も,重症な精神疾患を治療するためには,自身の役割と権威が明確である入院の場こそが適切であると信じていた。

もう 1 つは,適切に使われた場合の抗精神病薬の役割を強く信じていたことである。これは,一貫した関係性と静かな環境が得られる病棟こそが,治療を確立するために正しい場所だと彼が信じる理由だった。「家に帰れば患者の治療はより困難になる,生活は乱れ,服薬へのアドヒアランスが悪くなる」。確かに,NICE ガイドラインは心理療法について言及している。しかし,心理療法は NHS によって供給が限定されており,何よりもガイドラインは「心理士によって書かれている!」(NICE ガイドラインの委員長は,ロンドンの Institute of Psychiatry の臨床心理の教授である Elizabeth Kuipers である)。

Hastings 医師はいつも,患者が処方通りに服薬しているかを確認するために最善を尽くした。心から Sally Coombs 氏の最善の利益を気にかけているなら,Brown 医師は彼女に,地域での治療に応じるよう指示すべきだった。「私の地域精神保健看護師(Brendan Farley。後述参照)は,これは強制だといいました。Hastings 医師は好人物ですが,患者が病識がないために服薬をしたがらないということを理解していないようです。これは,この病気の重要な部分なのです」Hastings 医師は,同僚の看護師の役割には敬意を払っているが,しかしそれは補助的なものであり,彼自身の役割とは違うことを説明し続けた。「処方薬の決定と診断は私の責任です。それは私が医療においてすべきことなのです!」

自己への気づきを発展させるための他者の役割

　Brown 医師が診療仲間である Hastings 医師の話を聞いていたとき，Hastings 医師には盲点があると思ったが，それを指摘するのに適切なタイミングではなく，適切な場でもないと考えた。常に Sally Coombs 氏が Brown 医師にとっての焦点であったが，Brown 医師は無意識に Hastings 医師の思考を変えるための触媒になった。Brown 医師が電話で話した内容の何か，それは彼女の疑問を示すような声の抑揚だったかもしれないが，このやりとりが Hastings 医師の心を乱した。

　Hastings 医師は居心地悪く感じたままとり残され，後にこの創造的な不快感を，経験豊かな精神科医であり臨床医長である Toby Minton 医師と共有した。Toby 医師は「Alyson Brown は君の観点に驚いたのかい？　なぜ彼女は驚いたと君は思ったの？」と聞くと，Hastings 医師は「私が時代遅れに見えたんだと思うんだ」と答えた。「ふーん，時代遅れが悪いと思うのかい？」「いや，時に経験は価値あることに貢献するからね」。Hastings 医師は少しして口を開き，この瞬間より前には認識していなかったことを開示した。「分かるだろ，Toby。彼女の反応は，私の明らかな不寛容さへの驚きの反応だった。でも今は自分自身でも驚いているよ。振り返ってみれば，私の言葉は，勇敢な新しい世界に尻込みする，時代遅れの防衛的な言葉だった！　私には，もうそんな自分に別れを告げるべきときが来たようだ。あるいは，私の経験を破壊的でなく，貢献できるものにすることを学ばないといけないな。私はずっとこんな感じだったわけじゃない。世の中があまりに早く進歩していくものだから，自分が存在意義を失くしたように感じていたんだと思う」

　この小さなサイド・ストーリーは，自己への気づきに関することを描き出している。多くの場合，われわれは自己省察によって自身の価値への気づきを促さなければならないが，他者を協力者にしたいと思えばそうすることもできる。自分の価値を開示したとき，誰かが眉をひそめたり，疑問を呈したりするのに気づいたなら，2つのことが起こるかもしれない。まず，皆が自分と同じ価値を共有しているわけではないことに気づくだろう（皆が自分と同じ考えを持っている，という無意識の仮定を疑うようになる）。そして，われわれは省察的実践のための豊かな教材を持っていることである。「なぜ彼女はこのように反応したのだろうか？　私は違う反応をした可能性があるだろうか？　今，私はもう防衛的に感じてはいないが，これらの価値のためにもう1度立ち上がりたいだろうか，もしくはそれらを修正したいだろうか？」

Sally Coombs 氏の地域精神保健看護師，Brendan Farley から見たストーリー

　Sally Coombs 氏の地域精神保健看護師である Brendan Farley 看護師は，隔週で Coombs 氏と面談していたが，このたび急性期病棟看護師の Brenda Matthews 看護師から連絡を受けた。Coombs 氏が再燃したというニュースに対する Farley 看護師の反応は，自分は驚かない，というものだった。

　彼は，Sally Coombs 氏と家族のことを最近ますます心配していた。彼は Coombs 氏の精神病症状が進行している証拠をいくつか目撃していたが，Coombs 氏は表面的な会話で隠すことに長けており，家族も問題が生じていることを彼女と共謀して隠しているのではないかと案じていたのである。以前は，両親は彼女に薬を飲むようにいうなど Brendan 看護師の味方をしていたが，今は娘の側につき，薬をやめる方向に傾いているようにみえた。彼はこの点に多少は共感したが，この事例では，もし Coombs 氏が大麻をふたたび吸い始めたならば（本人はいつもそれを否定していたが，彼は疑っていた），また急性のエピソードが起こるリスクにさらされることになり，「危険だ」と考えていた。

　Sally Coombs 氏と両親の問題が大きくなったため，Brendan 看護師は精神科医である

Hastings 医師と共同運営している診療所で家族面談を予定していた。これをしていたら功を奏したと思うか聞かれた Brendan 看護師は，自分は地域のチームの皆と同じように Hastings 医師の判断を尊敬していたし，患者やその家族にもケアと注意を払っていたが，自分の視点からは，Hastings 医師はときどきいらいらするほど時代遅れだったと認めた。Brendan 看護師は早期介入チームでトレーニングを受けたが，そこではもっと柔軟なやり方だったので居心地がよかった(Spencer et al., 2001)。「診断のラベルを受け入れるように相手に迫るよりも，もっと重要なことは，患者の生活の文脈の中で，病気を理解することです」と彼はいった。

彼は患者と接するとき，自身の看護アプローチが，単に症状をコントロールするのではなく，社会的機能がメインのゴールとなるような，精神障害の回復モデルの範疇にあるべきだと考えていた(これはもちろん，多くの精神科医の職務のモデルでもある。Slade, 2009；Harland et al., 2009 を参照)。

Sally Coombs 氏の両親

Sally Coombs 氏は当初，チームに両親と話すことを許さなかった。彼女は他の病院から来た地域精神保健の Brendan 看護師が守秘義務を尊重してくれたので，同じことをチームにも期待しているといった。しかし話し合いの後，両親にも少なくとも自分たちのニーズをアセスメントしてもらう権利があることを受け入れた。急性期病棟チームのソーシャルワーカーであり，彼女のケアには直接関わっていない Jim Rankin が，互いの守秘義務のもとに会うことで合意した。つまり Jim は，両親には Coombs 氏がいったことを伝えず，Coombs 氏には両親がいったことを伝えないことになった。

Sally Coombs 氏の両親は，彼女が守秘義務を主張したことに傷ついてはいたものの，Jim と話せる機会には飛びついた。2 人は親であり，介護者として彼女の助けになるどのような情報も知る権利があると信じており，Brendan 看護師がときどき守秘義務と称して情報をださないやり方をとることに反発していた(Tuck et al., 1997)。

両親は娘の病気に打ちのめされたままだった。自分たちの「かわいい，聡明な娘」と未来の希望を失ったと感じていた。2 人は未だに「本当の Sally」を垣間見ることがあり，しかし病気と薬によってまったくの別人になってしまった彼女にどう接すればよいか分からなかった。

さらに悪いことに，両親ははじめて彼女が病気になったときに，「条項」に同意したことで，彼女を裏切ってしまったように感じていた。そして，彼女の「破綻」の最初の兆候が現れたときに，学期の途中でも家に連れて帰らなかったことで，いまだに自分たちを責めていた。今は，病院での時間はただことを悪くするだけのように感じていた。彼女にとってどこか「よりよく，安全な」場所がみつかることを望んでいた。病院はそういう場ではあり得なかった。病棟は両親をぎょっとさせた。そこはいつでも，「絶叫と，混乱した危険な人々でいっぱいの場所」だった。Sally Coombs 氏がある夜，ベッドの足下に男性をみつけたと話したとき，2 人は恐ろしがって，彼女のために個室を何とか見つけようとしたりした。

この家族はプライバシーを大事にする家族で，いつも親密であり，他人との関わりが少なかった。精神科医と精神保健チームの，家と家庭生活への介入に抵抗した。今では服薬がよいとも思っていなかった。両親は娘に対して厳しくあるよう努力し，服薬を処方通りに飲むよういい続けてきた。いつも医学的アドバイスを信頼してきたが，これは Hastings 医師が自分たちの娘にとって重要だと考えてきたことそのものであった。しかし，そのことが多くの議論を呼ぶ事態にいたり，結局彼女を「ゾンビ」にしただけだった。デイケア施設はまだましだったが，しかし彼女が「悪いやつらに染まって」またドラッグを始めてしまうことがリスクだった。

Sally Coombs 氏のストーリー

　Sally Coombs 氏が Brown 医師に当初語ったストーリーは，チームが他の人が語ったことから得た，もしくは推測した以上のものではなかった。Coombs 氏は，調子が悪くなった時点で人生が止まってしまったかのように感じた。彼女は病院での時間を，人生の中での，もやがかかって歪んだ悪夢の時間として思い出した。彼女はそれ以降大学に戻っていなかった。彼女の大学での友人たちや，古くからの学校の友人たちも，長らく関わりがなかった。彼女は家に戻って両親と一緒に住み始めたが，これはかなりのストレスのもとで，彼女の幻聴は悪化した。

　Sally Coombs 氏は Brown 医師に対して，チームが疑った通り，施設の何人かとまた大麻を吸い始めたことを認めた。しかし彼女はこのことは「まったく正常な」ことと感じていた。彼女の古くからの友人たちの多くも吸っていたし，それで何も起こらず，彼女もその経験を楽しんだ。彼女は，また友達に戻れた気がしたことも喜んでいた。大麻を吸ってはいけないといわれていたのも自覚していたが，しかし気持ちが落ち着く感じがした。彼女は最近「イライラ」を感じており，声の攻撃性が増し，またも彼女の人生に侵入してきていることにストレスを感じていた。

　Sally Coombs 氏は服薬を嫌っていた。病院にいるときに経験した苦痛な幻覚を薬が解放してくれることは歓迎だったが，「ゾンビ」（これは両親が使った言葉だ）のような鈍い感じになるのが嫌だった。はじめて病気になったときに増えた体重も，当初彼女を悩ませていたが，病気が悪くてそのときはそこまで気にすることができなかった。しかし今はそれは別の苦痛のもとであり，容姿を失ってしまったことをいつも思い起こした。そして，彼女は患者たちの「ブログ」をいつも眺め，施設の他の患者に話しかけ，自分の現在の処方薬は毒同然だ，と説くのだった。彼女は主治医と話し合おうとはしなかった。「話したところで彼は，薬の量を増やすべきサインだと思うか，私が薬をやめないように注射するだけだわ」と思っていたのだ。

価値に基づくアセスメント

　急性期病棟チームが実施したこの時点でのアセスメントのプロセスは，第2章で記したように，VBPをサポートする2つの特徴に基づいて実施された。当人中心性（Sally Coombs 氏の優先順位とチームの優先順位が同じように反映された）と，多職種（多様なスキルであると同時に多様な観点である）である。

　この2つの特徴について，精神保健におけるアセスメントで何が重要なのかに関する最近の研究にどの程度合致するかについて，もう少し詳しく見てみよう。

- 当人中心のアセスメント (person-centered assessment)：Sally Coombs 氏から得られた情報のほとんどは，チームがすでに知っていたことや，そうではないかと疑っていたこと（とりわけ大麻の再使用）を裏づけただけであったが，しかし彼女自身が起こっていることについてどう感じているか，という重要な情報が含まれていた。
- 繰り返すが，チームはこの情報を推測できた。しかし，Sally Coombs 氏から見て重要で，および彼女とチームの関わりを築くために欠かせなかったことは，彼女がはじめて**本当に聴いてもらえた**と感じたことだった。アセスメントは純粋に，2つの観点のプロセスを経てなされた。すなわち，Coombs 氏が（彼女の個人的な観点から）チームに伝えたかったことは，チームが（その職業的な観点から）彼女について知りたかったことと同じくらいに，きちんと焦点をあてられていた。
- 多職種からのアセスメント：多様な専門職の観点からのアセスメントはもちろん，現代

> 共有されたアプローチへの3つの鍵:
> 1. 当人であるサービス利用者が,サービス提供者や場合によってはケア提供者[訳注4]との理解の共有に対し,積極的に参加していること
> 2. 多職種からのアプローチにおいて,多様な提供者からの観点から情報提供がなされること
> 3. サービス利用者のニーズや困難を同定するとともに,個々のサービス利用者の強さやレジリエンス,向上心にも当人中心の焦点を構築すること

図4-1 精神保健のアセスメントにおける3つの鍵からの抜粋,イングランド国立精神保健研究所からの出版

のヘルスケアにおいてはふつうのことである。例えば細菌学者でありながら放射線医学のエキスパートである,ようなことは誰も求めていない。Sally Coombs氏の緊急入院に続いて行われたアセスメントも,同じように異なる専門職の一連のスキル(医学,看護,ソーシャルケアなど)により実施された。しかしVBPにおいて重要なことは,異なる専門職が持つ**優先順位と観点**(とりわけ医学と社会的な観点)からアセスメントが行われることである。

- 第8章(チームワークについて焦点をあてている)で多様なスキルとともにこの多様な観点からのアプローチについて検討する。背景から前景に移動するために何が起こっているのかを理解し,何をすべきかを導き中心となっている状況と関連している価値の側面を引き出しやすくするために,それらが重要となってくるのである。

3つの鍵

当人中心で多職種に焦点をあてた,急性期病棟チームのアセスメントは,英国の政府が認定した精神保健診療におけるアセスメントの3つの「鍵」のうち2つを反映している〔図4-1を参照。2008年にイングランド国立精神保健研究所(National Institute for Mental Health in England:NIMHE)とケアサービス改善協会(Care Services Improvement Partnership)より出版されている〕。

これらの3つの鍵による診療(Three Keys consultation)は,広い範囲にわたる精神保健のステークホルダーたち(患者とケアする者,さらに総合診療医,看護師,精神科医,心理士,ソーシャルワーカー,作業療法士,薬剤師,病棟管理者など)を含んでおり,そして,報告書(全文が一連のウェブサイトにて複製されている)には現場でのよい実践の多くの例が含まれている。ここで図4-1の3つめの鍵である,強さのアセスメントを見ていこう。それはSally Coombs氏の回復にも非常に重要であった。しかし前置きとして,まずは彼女の危機に対して何が行われたのかを,急性期病棟チームがまとめて発表した報告から見ていく必要があるだろう。

気づきと,価値への気づきの欠如

> **振り返りのポイント**
> 急性期病棟チームがSally Coombs氏の緊急入院の背景に関して得た情報から何をつくり上げたのかを見ていく前に,前述した質問に立ち戻ろう。
> いくつかの報告から,Sally Coombs氏が危機に陥った理由をあなたは何だと考えるだろうか? もちろん,いつも再燃を防ぐわけではない。しかし,これらの報告で判明した,関係者たちの観点は,意図的でなくとも彼女の危機につながっただろうか?

訳注4:家族なども含む。

明確なポイントの1つは，関係者の視点において，全員が，Sally Coombs 氏のためにベストを尽くしたということだ。問題は，関係者が，何が「最善」かを，それぞれ違ったバランスで見ていたということであり，Coombs 氏は事実上そのすき間に落ちてしまった。これは特に，精神科医の Hastings 医師(医学的視点が社会的観点を上まわる)と地域の精神保健看護師である Brendan Farley 看護師(社会的視点が医学的観点を上まわる)の間にみられた。

　VBP の視点では，この状況は，Sally Coombs 氏が最初の危機において入院し，急性期病棟チームに出会ったときと似ている。しかし，関係者のそれぞれの観点の違いがどれだけ気づかれているかにおいて，この2つの状況は，重要な違いがある。

- Hastings 医師と Brendan 看護師は，各自の医学的・社会的観点に概ね**気づいていなかっ**た。両者はお互いの役割や能力に敬意を**示してはいた**のは確かだ。しかし，それぞれの立ち位置について，真の理解はなかった。その結果，ここまで見てきたように，共同意思決定に誤解と失敗が生じた。初期の地域精神保健看護師たちの間で，このことはよく起こっていた(Colombo *et al.*, 2003)。
- 急性期病棟チームの Brown 医師と Matthews 看護師は，これと対照的に，それぞれの医学的・社会的観点に**完全に気づいて**おり，何をすべきかのバランスのとれた決定にこれらを用いることができた。文字通り初期の段階では「経過観察」したが，これは，該当するエビデンスに基づく NICE ガイドラインにおける医学的・社会的優先順位のバランスの部分を思い出させる(これはまた，価値と多職種のチームワークの鍵となるポイントであり，第9章でまた取り上げる)。

　Sally Coombs 氏はこうして，Hastings 医師と Brendan 看護師によって象徴された医学的・社会的観点の間に起こった意識されない緊張にさらされた。同じく重要なのは，彼女の両親である。ここでは，また別の要因も働いていた。Hastings 医師の権威的なアプローチにより，結果的に Coombs 氏の両親は，娘のケアに関する現在進行形の意思決定から疎外されているように感じさせられ，また同時に，主たる介護者の役割を遂行することを期待された。この事実上の疎外は，両親が役割を果たした Coombs 氏の「条項」についての罪悪感を処理する機会がなかったことを意味する。このように病棟のスタッフと両親の関係の悪循環が出来上がってしまったとしても，さほど不思議ではない。一方，Coombs 氏は最終的に，NICE ガイドラインに反して両親との悪化した関係の中での実家暮らしという結果に終わってしまった。

ケアプラン

　ここまでは，後からみれば簡単なことである。しかし，急性期病棟チームにとっての課題は，ここから先である。チームは Sally Coombs 氏と信頼のおける関係性を確立したと感じ，Coombs 氏も今は病棟に積極的に留まろうとしているようにみえた。とはいえ，病棟に残ることは，長期的なオプションでもなければ，彼女にとって有用であるとも思えなかった。チームは，彼女が回復するうえでの社会的要因，すなわち雇用や，生活の自立，交友関係などの重要性に関するエビデンスについて認識していた(Copeland, 2005；Slade, 2009)。それに伴い，チームは Coombs 氏とのディスカッションにおいてケアプランを導き出そうとしていた。それは以下のものを含む。

- 服薬と食事の見直し：Sally Coombs 氏と両親にとって，現在の処方薬の副作用は重要なものであり，この点で社会的な視点と同じく医学的な視点の重要性もあることを思い出そう。副作用は彼女を「ゾンビ」にし，そして受け入れがたい体重増加も引き起こした

のである。
- **アーティストとしての能力の発達支援**：チームはこのことを，Sally Coombs 氏の優先順位の中心であり，下記のことを構築するための潜在的な基礎になると考えた。
- 彼女の社会的世界を再構築することを助ける(交友関係，自立した生活，雇用など)。
- 幻聴により上手く対処できるようにする認知行動療法の確立
- これらを通じて不法ドラッグの使用をやめ，再使用を避ける(Coombs 氏の事例でドラッグの動機になったのは，新しい交友関係の構築と，幻聴の不快な侵入を緩和することであった)

Sally Coombs 氏の両親は，急性期病棟チームにとってさらに大きな課題であった。というのは，Coombs 氏が両親を巻き込むのを拒んだからである。しかしチームはソーシャルワーカーの Jim Rankin を急性期病棟チームと連携させ，彼が両親と関係を構築した。

価値とエビデンスに基づくケアプラン

一見して，このケアプランは健全な価値に基づく，そして健全なエビデンスに基づくものとなった。価値の側面では，Sally Coombs 氏の優先順位だけでなく，同時に彼女の主たるケア提供者である両親の優先順位も反映されている。エビデンスの側面では，NICE ガイドラインの鍵となる要素を反映している。それらは服薬，患者と(守秘義務を重視した)ケア提供者の関与の必要性，エビデンスに基づく心理的介入としての認知行動療法(cognitive behavioral therapy：CBT)の適用，および芸術療法(これもガイドラインでは統合失調症への適用が支持されている)などと同じく，社会的機能の重要性も含んでいる。

本章のはじめに紹介した STR ワーカーである Jenny Khan が，鍵となる貢献を果たしたのはこの点においてである。Jenny は事例検討においては話さなかったが，彼女がもたらしたものは，Sally Coombs 氏のストーリーの理解を完全に変えた。これは，無意識に意図しない間違いのまま繰り返されていた Coombs 氏の過去のケアプランを，結果として彼女の回復を導くものに変容させたのである。

欠けている重要な情報

> **振り返りのポイント**
> 再度，Jenny Khan がこの点で事例検討のミーティングで何に貢献したかを予想してみよう。
> 彼女は Sally Coombs 氏のストーリーの完全に誤解されていた面を見いだし，それが Coombs 氏の回復にとってのミッシングリンクであったことが判明した。
> このミッシングリンクは何だったのだろうか？

Jenny Khan がチームに話したのは，アートは Sally Coombs 氏の最重要の土台であるどころか，*アートが彼女を悩ませている*ということだった。

Sally Coombs 氏が危機の中で入院したとき，「経過観察」期間の中で，STR ワーカーとして Coombs 氏の隣に静かに座りリードをとったのは，Jenny だったのを覚えているだろう。前回の入院で，Coombs 氏は性急で(彼女にとっては)無意味なアセスメントの手続きを経たが，それは最終的な治療(例えば薬物療法に乗せられたことなど)とはほとんど関係がなかったように彼女には思えた。このとき，対照的に彼女がチームに対して最初に感じたことは，ケアと気遣いであった(Jenny は彼女と座ってくれた)。恐怖感と興奮(「急速鎮静」という形でさらに侵襲的な経験となる明白なリスクとともに)せずに落ち着くこと

ができ，自分自身に気づけるような環境で彼女は自信を取り戻すことができたのである。

　前述したように，初期の積極的な関わりの結果の1つとして，Brown医師が翌日彼女に会ったとき，Sally Coombs氏は医学的に「検査してもらった」ことに安心していた。もう1つのポジティブな結果は，Coombs氏が徐々にJenny Khanに，他の誰にも感じることがなかったような形で心を開いたことである。

　ここには形式的なアセスメントのプロセスはなかった。しかし，Jenny KhanがSally Coombs氏と近所の公園に散歩に出かけたときに，会話の中から多くの情報が得られた[訳注5]。Coombs氏は学校でどの教科でも成績がよかったが，アートに才能を見せたことで，「誰も」がこれをキャリアとして追求して欲しがった。ここでの「誰も」には，一人っ子ということで特に可愛がっていた両親も含まれる。また，教師やケアワーカーである彼女の父親と母親も，大学に通う彼女への経済的支援に多大な犠牲を払っていた。さまざまな事情で，彼女は自分がアートの道から「ドロップアウト」したら，両親が非常にがっかりするだろうと感じていた。

　Sally Coombs氏は，同時に守秘に関する懸念も持っていた。彼女は今まで，アーティストとしてのキャリアの追求への関心を失ったことについて，誰にもいったことがなかった。しかし，彼女は最終的にそういう職に就かなければならなければならないだろうと理解していたし，自分の真の気持ちを知らせて両親をがっかりさせたくなかった。同じ理由で，Coombs氏は最初，Jenny Khanにこの情報を提供しないでほしいと頼んだ。しかし事例検討までにチーム全体への信頼感が培われ，「いうなら今しかない」ということに彼女が同意するところまでたどり着いた。

　では，Sally Coombs氏は本当は何をしたかったのだろうか？　これは明確ではないとJenny Khanは説明した。Coombs氏は他のキャリアの選択肢を考える機会がなかったからである。Coombs氏は本当によいアーティストで，ずっといわれてきたように独自の作品を作る才能があったにもかかわらず，自身の自己評価は「そんなによくはない」であった。少なくとも1つのことは明らかだった。Coombs氏をアートのキャリアに連れ戻そうと「支援」していたなら，彼女自身の強さを構築するどころか，チームは問題をさらに深めただけだったろう。

ケアプランの見直しとWRAP

　この新しい情報を捉え直すと，まったく異なるところに焦点を向けたケアプランが必要であることは明らかだ。この新しいプランの基礎は，回復と価値の間のよく知られた関連（Allott *et al*., 2002；Slade, 2009）と合致するものであり，それはSally Coombs氏が本当にしたいことに働きかけることと，彼女が感じていることを両親に話すのを助けることであった。結果的に，新しいケアプランの多くの部分は以前と同じになった（処方薬と食事，両親との作業，認知行動療法の利用など）。しかし，Coombs氏の真の志を理解することでブレイクスルーが起こり，重要ないくつかの要素を取り入れることになった。具体的には以下の内容である：

- 作業療法と心理アセスメントの連携：これは，Sally Coombs氏の潜在的な就労の選択肢の明確化に役立った。またこれによりCoombs氏の知性と広範囲な能力を確認し，彼女の自信を強めることになった。
- 個別の回復プラン：Jenny Khanとともにさらに作業し，Coombs氏は自分自身の元気回復行動プラン（Wellness Recovery Action Plan：WRAP[訳注6]）を発展させた。

訳注5：情報収集やアセスメントは利用者（患者）と臨床家，ケアする人との間で関係性が出来上がってはじめて意味のあるものになることがあるという好例。

訳注6：米国でメンタルヘルスの問題を持つ人たちが，自分自身の健康を守るための行動プランをつくる取り組みから広がったもの。

StAR 価値と回復

　WRAPは，サービス利用者が自分たちのために，自分たちで発展させており，ウェブサイトから情報を入手可能である(Copeland, 2005；Slade, 2009．本書のプロローグに記載したウェブサイトも参照)。個人の価値と具体的な強さを理解することが，効果的なWRAPの創出の中心である(Allott et al., 2002；Copeland, 2005)。3つの鍵(前述)の適用される診療の中で，このポイントは明らかになった。臨床家がアセスメントにおいて問題に集中するのは自然なことである。しかし，3つの鍵による診療は，アセスメントを行ううえで，ネガティブなことと同じようにポジティブなことを見ることが重要であることを示している。

　これこそが，ニーズと困難だけでなく，強さ(strengths)と，志(aspirations)，そして解決のための資源(resources)について見ることが，なぜ3つめの鍵となるかの理由である(この鍵を「StAR 価値」と呼んでいる)。

　さらにこの StAR 価値の中でも，意見をだした多くの人たちが強調するように，志が最も回復に重要である。Sally Coombs 氏のストーリーにおける Jenny Khan のように，個人の真の志を1番よく理解するのは，特別な専門職ではない STR ワーカーだったりする。

　WRAPに基づいて志を発展させていくことは，いくつかのレベルで確かに Sally Coombs 氏の役に立つ。

- Sally Coombs 氏には社会との関わりを再構築したいという切なる目標があり，幻聴をより効果的に，一貫性を持って対処できるようになった。この文脈での「回復」はよい QOL を見出すことを意味し，単なる症状の完全な制圧というより，生きること全体を含むのである。
- Sally Coombs 氏は，サービス利用者の組織によって運営されている，Hearing Voices という自助グループによる支援を受けた(詳細はウェブサイトを参照)。
- Sally Coombs 氏のすべてのケアプランにおける広い目標を，「一度に一歩ずつ」の回復への道に変えて扱いやすくした。ステップの1つは，両親の心を開くことであり，最終的には，彼らはアートのキャリアをやめたいという彼女の志を完全に支援したのだった。
- Sally Coombs 氏が認知行動療法を通じて行っている，症状に自分で対処するためのポジティブなスキルの発達を強化することに役立った。

　Sally Coombs 氏の真の志を理解し回復への「1つめの鍵」を提供したのは，非専門職の立場で接した STR ワーカーの Jenny Khan だった。患者の強さの効果的な洞察には，Coombs 氏と彼女の家族と協力して働くことのできる，チーム全体の多様なスキルと視点が必要とされるのである。

まとめ

　本章では，Sally Coombs 氏という若い女性のストーリー，つまり緊急入院し急性期病棟チームへいたったときの，彼女の最終的な回復につながったはじめのステップを通じて，VBPの重要なスキルであるアセスメント手順の重要性を描いた。それは，価値への気づきを促し，価値の多様性への認識を高めてくれた。Coombs 氏は，緊急入院から地域の急性期病棟チームに移され，最終的な回復に向けた最初のステップにつながるようなアセスメントのプロセスを経た。

　価値への気づきを促すことには，このストーリーの各段階において以下のような重要性があった。

- 入院：Brown 医師(急性期病棟の精神科医師)と Brenda Matthews 看護師(AMHP)の

初期の優先順位へのお互いの理解が，Sally Coombs氏とチームとのポジティブな関わりを構築するのに役立った。
- **初期のケアプランの作成**：チームは当人中心(参加型)と多職種(多くの観点を含む)のアセスメントのプロセスを引き出し，それは関連するNICEガイドラインにある医学的・社会的ケアの優先順位のバランスをとることにつながった。
- **ケアプランの見直し**：チームのSTRワーカーであるJenny Khanとの関係を通じて，Sally Coombs氏の真の志(アーティストにはならないという)への気づきをチームにもたらした。

EBMにおいて(VBPにおいても同様であるが)第2章で治療者-患者間の「診断的・治療的同盟」とDavid Sackettが呼んだものを構築する際，エビデンスと同様，価値の重要性は効果的なケアの核心であり，Sally Coombs氏のストーリーには，このことを十分に描き出している。3つの鍵による診療が示すように，ネガティブなニーズや困難事と同様に，強さ，志，資源(StAR価値)についても注意を払うことがここでは重要である。そしてその中で，少なくともメンタルヘルスにおいては，患者の個人的な志がしばしば回復への鍵となるのである。

ここまで思考を深めるうち，気づきの中でもきわめて重要な側面である，**自己への気づき**を発達させるツールも視野に入ってきている。これについてはのちほど触れていこう。

(塚原美穂子)

参考文献

Allott, P., Loganathan, L. and Fulford, K.W.M. (2002). Discovering hope for recovery. In *Innovation in Community Mental Health: International Perspectives. Canadian Journal of Community Mental Health* (special issue), 21, 13-33.

Colombo, A., Bendelow, G., Fulford., K.W.M. and Williams, S. (2003). Evaluating the influence of implicit models of mental disorder on processes of shared decision making within community-based multi-disciplinary teams. *Social Science & Medicine* 56, 1557-70.

Copeland, M.E. (2005). *Wellness Recovery Action Plan*. Liverpool, UK: Sefton Recovery Group.

Department of Health (2000). Mental Health Policy Implementation Guide: Support Time and Recovery (STR) Workers. London: Department of Health.

Harland, R., Anatova, E., Owen, G.S., *et al.* (2009). A study of psychiatrists' concepts of mental illness. *Psychological Medicine* 39, 967-76.

National Institute for Mental Health in England (NIMHE) and the Care Services Improvement Partnership (2008). *3 Keys to a Shared Approach in Mental Health Assessment*. London: Department of Health.

NICE (2009). *Schizophrenia: Core Interventions in the Treatment and Management of Schizophrenia in Adults in Primary and Secondary Care*. NICE clinical guideline 82 (an update of Guideline 1). Developed by the National Collaborating Centre for Mental Health. London: National Institute for Health and Clinical Excellence.

Pattison, S., Hannigan, B., Pill, R. and Thomas, H. (1965). *Emerging Values in Health Care: the Challenge for Professionals*. London/Philadelphia: Jessica Kingsley Publishers.

Rogers, A., Day, J.C., Williams, B., *et al.* (1998). The meaning and management of neuroleptic medication: a study of patients with a diagnosis of schizophrenia. *Social Science and Medicine* 47, 1313-23.

Slade, M. (2009). *Personal Recovery and Mental Illness: A Guide for Mental Health Professionals* (Values-based Medicine). Cambridge: Cambridge University Press

Spencer, E., Birchwood, M. and McGovern, D. (2001) Management of first-episode psychosis. *Advances in Psychiatric Treatment* 7, 133-140.

Tuck, I., du Mont, P., Evans, G. and Shupe, J.(1997). The experience of caring for an adult child with schizophrenia. *Archives of Psychiatric Nursing* 11, 118-125.

参照ウェブサイト

- 本章のJenny Khanのような，非専門職として患者の強さ（つまりStAR価値）に関与し，回復を支援するSTRワーカーの役割についての例示を含む，「3つの鍵による診療(Three Keys consultation)」は，本書に関するウェブサイト（プロローグを参照）で閲覧できる。WRAPについてもこのウェブサイトに掲載している。
- 自助グループ "Hearing Voices" のウェブサイトは http://www.hearing-voices.org/

■ VBPの全体図　要素「推論」

共有された価値という枠組みにおける
バランスのとれた意思決定

到達点

パートナーシップ

二本の足の原則　　軋（きし）む車輪の原則　　科学主導の原則

プロセス

当人中心の診療　　　　　　多職種チームワーク

気づき　　推論　　　　知識　コミュニケーション技法

価値の違いに対する相互の尊重

前提

10代のニキビ：価値の視野を広げる
VBPの要素その2：価値に関する推論

本章の主な内容

VBPにおける推論の役割を，10代のニキビ事例のマネジメントにおける，事例に基づく推論（事例検討）を用いて描写する。

他には，以下の事項が含まれる。
- EBMと10代の若者のニキビの管理
- 美容のための治療と内科治療
- 価値とコミュニケーション技法
- 原則に基づく推論
- 倫理的な推論のその他の方法（功利主義と義務論）

実践のためのメッセージ

診療に影響を及ぼすようなあなた自身や他の人の価値を探るために，「価値」に関して事例に基づく推論（case-based reasoning）や他の推論方法を使うことができる。

VBPのプロセスにおける第1の基本的スキル要素としての価値への気づきは，価値に対する注意喚起であり，第2の基本は，価値に関する推論がわれわれの価値に対する視野を広げることである。VBPにおいて推論のスキルは，特定の道徳的推論やその他の評価による結論を導きだす（すなわち何が正しいとか間違っていると証明する）ために用いられるのではない。VBPにおいてはむしろ，自分自身の価値や他の人の価値がその場の状況に影響しうるため，これらの価値に関して探り，よりよく理解できるようにするために推論スキルが用いられる。

事例に基づく推論（事例検討）による，価値に対する視野の拡大

本章では，事例検討によって「価値」に対する視野を広げることは重要であると示すために，軽度のニキビの診察に来たモデル志望の17歳女性Jane Brewerに対する，総合診療医であるCharles Mangate医師の診察について述べていく。

本章では事例検討を2度行っている。最初は，患者-医師間の価値の差（まさに大きな隔たり）がある。その診療自体は，臨床ガイドラインからみるとまったく問題ないが，Janeは子ども扱いされたと感じ，型通りの医療に対して不信を抱く結果となった。このことは，Mangate医師の「事例に基づく推論（case-based reasoning）」〔事例検討（casuistry）訳注1ともいう〕の経験のきっかけになった。この事例における「事例に基づく推論」は，Mangate医師自身が価値への理解を深めることで，再現された診療検討場面ではJaneの価値を理解し，積極的に関与する能力を改善することで，診察における双方の価値の溝を埋めることに役立っている。

訳注1：原則に基づく推論（principles reasoning）と比較し，事例に基づく推論＝事例検討（casuistry）とは，原理・原則を用いるよりも，事例において「良心」に基づいて推論する方が葛藤を含んだ問題の解決には優れているという考え方である。casuistryには決疑論という訳語も一般的だが，語源はcase（事例）に関係し，ここではcase-based reasoningと同義の位置づけなので，「事例検討」の訳語をあてている。

1つのツールから多くのツールへ

事例検討は価値に関する数多い推論方法の1つにすぎない。それぞれの方法が長所と短所を持ち，さまざまな医療の現場において役に立つ。第2章の Gulati 医師の事例において，Roy Walker 氏の腰の痛みに対する休業診断書の要求への回答の仕方を考えるために，Gulati 医師がタイムアウトで他の推論方法の1つである「4つの原則のアプローチ」を使ったことを覚えておられるだろう。本章の最後のセクションでは，原則も簡単におさらいをし，価値に関する推論の方法をたくさん学ぶことができる。

臨床事例

「じゃ，先生は私のことは助けてくれないんですね」。気まずい沈黙が流れた。35歳の Mangate 医師は，何かひらめかないかと，情けなさそうにコンピュータ画面を見つめた。彼は，この事例はお手上げだと思っていた。説明に全力を尽くしたし，診察はすでに所定の時間をすぎていた。しかし，自分には他に何ができたのだろう？ この国では，この患者が納得でき，処方規程の中で彼が提案できる治療法はない。かなり軽いニキビという事例なのにたいへん面倒に思われた。17歳の Jane Brewer は腹が立ち，恥ずかしくもあった。彼女の母親は，Mangate 医師がいかによい医師か話した（母親自身が「乳房に違和感」を覚えたときだ）。しかし Jane の友達はみんな，「だからいったでしょう。2度といかないほうがいいわよ」というだろう。

1回目の診察

Mangate 医師と患者である Jane Brewer はどのように行き詰まってしまったのだろうか？

診察の背景

Jane は，「個人的な問題」のことで誰かに会いたいと診療所にやってきた。NP(nurse practitioner) の Sue Barnes は手が空いていたので，Jane に「話を聞きましょう」と申し出た。Jane と母親は長年にわたってその診療所の患者で，Barnes 看護師は Jane が子どもだったころ，ときどき彼女をみかけたことがあった。

Jane は，現在地域の高校に通っていて，ファッションとデザインの勉強をしていると説明した。彼女の担当教官が，Jane に「その高校が催す1年に1回の撮影会にでてみたらどうかしら。そうしたらモデルのアルバイトが見つかるかもしれないわよ」とすすめてくれた。Jane はとてもやってみたかったが（彼女はお金がなかった），困ったことが起こった。Jane の顔と首にニキビができてしまったのだ。Barnes 看護師（とても素敵な装いをしていた）は，NHS 臨床用語解説(Clinical Knowledge Summary：CKS)[訳注2] の「尋常性ざ瘡：マネジメント」の項目にある「シナリオ：軽度ニキビのために」に基づいて，診療所で準備していたニキビの標準的なアドバイスを始めた。

しかし，Jane は Barnes 看護師の説明を制止し，自分で通常できることはすべてやってみた，より強い治療薬の処方箋をもらうことが望みだと伝えた。

この時点で Jane は，私立の診療所で，さまざまな処方薬とレーザー治療を組み合わせて，ニキビで困っていた女の子のニキビが徐々に治ったという雑誌記事の切り抜きを持っていた。これにより，Barnes 看護師は心配になった。Jane が私立診療所の高い治療費を支払う経済的余裕がないだろうと推測していたし，とにかく雑誌に書かれていたその治療の効果（もちろん安全性については何をかいわんやだ）について疑問を持った。しかし，Jane は確固たる意思を持った，独立心の強い少女だ。この時点で正しいアドバイスとサポート

訳注2：現在は NHS(National Health Service) ではなく NICE (National Institute for Health and Clinical Excellence) のウェブサイトになっている。URL は http://cks.nice.org.uk

が得られなければ，彼女のやり方を貫き，危険性のある代替医療を受けるように思われた。

そのため，Barnes看護師はすぐにでも診療所の医師の誰かにJaneを紹介しなければと思った。Janeは最近，どの医師にも診察を受けていなかった（彼女の最後の診察は，母親と一緒に来院したときなのでまだ子どものころだ）。Janeは彼女の母親に「乳房疾患の疑い」があったとき，「Mangate医師がとても親切だった」といっていたことを伝え，「Mangate医師に診てもらえないか」とたずねた。そのため，Barnes看護師はMangate医師の診察予約を入れ，後から何か話したいことがあったら，自分に連絡をしてくれていいとJaneに伝えた。

Mangate医師の最初の対応

Mangate医師は，Jane Brewerに会う前，コンピュータに入ってきたBarnes看護師からの連絡を読んだとき，あまり嬉しくはなかった。彼がみた先ほどの患者は若い母親で，乳がんの疑いがあった。そのような深刻な事態と比較して，ニキビというとるに足らない問題は，彼が持つあらゆる原則に逆らっているようだった。彼は見てくれのよさを何とかするために医学の道に進んだのではなかった。実際，彼は若い女性が見た目を気にしすぎるし，それは化粧品業界の「セレブ」文化を使ったやり方であり，そのことで多くの不幸を引き起こしていると非難していた。そしてBarnes看護師は，処方箋を書くことができ，第一選択の外用レチノイドか過酸化ベンゾイルを特に問題なく，完璧に処方できるというのに，（経験豊富なNPなのに）いったいなぜ彼にこのような事例（患者）を紹介してきたのだろう。

Mangate医師が不機嫌に紹介状を読んでいたとき，診療所の経営者からの1通のメールが，まさにぴったりのタイミングで，傷口に塩を塗るように，彼のアカウントに飛び込んできた。「医師と患者の両者にとって最も安価な処方を，責任を持って行ってきたプライマリ・ケア・トラスト（Primary Care Trust：PCT[訳注3]）において，この診療所は最も多くジェネリック医薬品を使い，PCTが定めた『望ましくない』処方薬リスト[訳注4]に掲載されている処方が1.2％に留まったこと」に対してスタッフ全員に祝辞を述べるメールであった。「よくやってくれました！　この調子でお願いします。われわれが手にするインセンティブは，来年のホームレス救済活動にとって十分な資金となります」とメールは続いていた。Mangate医師は苛立ちを抑えながら，Janeに診察室に入ってもらうようにブザーを押した。

どのように診察が進んだか

Mangate医師（以下：Dr. M）：おはいりください。Jane，おかけください。今日はどうしましたか？

Jane：（座りながら，居心地が悪そうに）先日の看護師さんにいったように，私の吹き出物の治療をお願いしたいのです。

Dr. M：（優しく）う〜ん，そういう吹き出物はあまり治療の必要がないですね。自然に治っていきます。それに，この頃は薬局でいろいろと吹き出物にいいといわれている薬が買えますよ。

Jane：薬局で買えるものは試しました。でもよくなりませんでした。もっときちんとした治療がしたいのです。

Dr. M：わかりました。Jane，どんなものを試してみたの？

Jane：洗顔用品をいくつか使ってみました，過酸化ベンゾイルだったかと思います。かえって悪くなっただけでした。皮膚は赤くなって，とてもかゆくなり，3日ほど

訳注3：NHSにおいて保健省が予算配分し，地域ごとに医療の質とコストを管理するための組織（2013年4月よりGP Commissioningへ移行されている）。診療所はPCTによって運営されることが多い。このメールは，この診療所がジェネリック医薬品を多く用い，コストダウンに成功していることを監督組織として褒める内容である。Mangate医師は，そのような安いコストの一般的処方から外れる患者への対応には気が進まないとこの時点では感じたことであろう。

訳注4：このPCTにおいては，コスト管理が徹底しており，効果に比して費用の高い薬剤は可能な限り減らすようにリスト化して，その処方率をチェックするシステムが導入されている。

高校もいけず，家に居ないといけませんでした．母がクレアラシル・マックス™を買ってきてくれましたが，それもたいして効き目がありませんでした．

Dr. M：Jane，私は「何もしなくてもいいんじゃないかなぁ」と思うのだけど．吹き出物は高校生にはまったくふつうのことだし，ホルモンが活発になる年代になったというだけです．あなたの皮膚に関していうならば，ちょっとホルモンバランスが悪いだけで，心配せずに放っておいて大丈夫です．1, 2年でよくなるでしょう……．

Jane：（非難された感じで）でも，とてもみっともないです．

Dr. M：じゃ，吹き出物を診てみましょう．確かに，たくさんの吹き出物がありますね．でも，顔のニキビはそれほどひどくないですよ．われわれの基準でいうと，軽度のニキビということになります（かれは前屈みになり，Janeの顔を診る）．そうですね，いくつか毛穴に詰まった皮脂と丘疹がありますね，でも膿疱はないですね．私の患者の中にはもっとひどい人もいるので，正直，そういう人たちのことをみたとしたらこの吹き出物のことは心配しなくなるでしょうね．これは傷痕が残ったりはしませんよ．他にどこかに吹き出物がありますか？

Jane：（恥ずかしそうに）え〜と，胸は大丈夫なのですが，背中にあります．

Dr. M：（首の後ろを診て）ああ，そうですね．ここに膿疱を持った小さいのがあります．でもね，繰り返しになりますが，これはまったく心配はありません．

Jane：（洋服を着ようとして身体の向きをかえ，診察を終わらせようとしながら）では，先生は私を助けてはくださらないのですか？ 学生なので，私立の診療所に行く余裕はありません．

Dr. M：Jane，これはお金の余裕の問題ではないのです．必要性の問題です．私は何もする**必要がない**といっているのです．あなたの皮膚はそんなにひどくない．あなたが嫌に思うだろうということはわかります．でも，全く正常なんです．吹き出物のことは忘れたほうがいいです．そうこうしているうちに全部よくなりますよ．

Jane：（必死に，デイリーメールの記事を持ち出して）見てください．この女の子がどうなったか．彼女は，私立の診療所にいくまで吹き出物で人生がめちゃくちゃだったの．でも，少なくともこの先生はきちんとした治療をしたわ．

Dr. M：（その記事をざっと見て）なるほど．ローアキュテイン……ダイアネット……えっとですね，Jane．これらは私が「劇薬による治療」と呼んでいるものですね．私は今までほとんどこの薬を処方したことがありません．実は，ローアキュテインを処方できるのは皮膚科専門医だけで，私にはできないのです．この薬はとても毒性が強いのです．肝臓に副作用が出て，後遺症が残る可能性があるんですが，あなたはそうなりたくはないでしょう．ダイアネットについては，最後にこれを処方したのがいつだったのか覚えてもいません．この薬は，血栓ができる危険が非常に高いです．脳梗塞などで命を終わらせたくないでしょう，吹き出物の治療のために……．処方はできません，Jane（このときはむしろ断固として），何もしなくてもそのうちよくなりますよ．

Jane：でも，何ももらえなかったら，撮影会でどうしようもないんです．

Dr. M：（あまり優しくなく）撮影会ってどういうこと，Jane？

Jane：高校で撮影会があるんです，私にとってはチャンスなの．

Dr. M：（少し懐疑的に）Jane，本当にモデルになりたいの？ そういう業界ってイメージしているほどいいところじゃないよ，わかる？ ファッション業界すべてが企業を乱用しているみたいなものだよ．巨大な業界企業が化粧品に金をつぎこませ

ようとしているんだ。君はそんなものなしで大丈夫。ファッション・メーカーが開発途上国の労働搾取をするような工場を運営していて，今シーズンのファッションとして新しい流行を作り出して市場を開拓しようとしているんだ。君は本当にそんな業界で働きたいの？

Jane：では，先生は私のことは助けてはくれないのですね？

事例検討と診察

この診察の第3者として，Mangate 医師のコミュニケーション技法を非難することは容易である。しかし，それはあまりに単純すぎる。問題は，経験があり，明らかに思いやりもあり，診療成績のよい総合診療医が，このような状況下でなぜ簡単に「自制心を失った」のかだ。この医師の知識の問題でもエビデンスの使い方の問題でもない。彼は健康な10代の若者が気にする軽度のニキビ治療については正しかった。これは倫理の問題でもない。医療過誤はないし，GMC ガイドラインにも沿った対応であった（第2章を参照）。Mangate 医師は常に丁寧だし，Jane に頼まれた治療をすることはプロとしてなぜできないのかを説明するのに最善の努力をしている。

このセクションでは，価値という視点からこの診察がどのように失敗であったのかをみていきたい。とくに，ネガティブな価値（責務や知識，技術の欠乏のようなこと）ではなく，ポジティブな価値についてみていこう。Mangate 医師と Jane は2人とも意思や思いが強く，ポジティブな価値はあったはずだが，お互いが理解せずに面接が終わってしまった。このセクションの後半で，事例検討がどのように自分自身と他の人の価値を理解するのに助けになるのかを検証してみたい。最初に，（知らず知らずに）この診察を失敗に導いた価値のぶつかり合いをポジティブな視点から簡単に振り返ってみよう。

ポジティブな価値の 1 回目のマッピング

> **振り返りのポイント**
> 　価値について何をいうべきかを検討する前に，あなた自身でこの診察で影響を及ぼしていたポジティブな価値について考えてみよう。
> 　今までのところで Jane と Mangate 医師について聞いたことから，どういった価値が診察に影響していたのだろうか？　何が両者にとって大切だったのだろうか？　そして，両者のそれぞれの価値が両者をどのように誤解や対立に導いてしまったのだろうか？
> 　前景の価値と背景にある価値，その広範囲のネットワークを考えてみよう（第1章）。そして特にポジティブな価値について考えてみよう（第4章）。

これをあなた自身で試してみるときは，あなたが考える価値は，他者の価値と類似しているようであり，またある意味では異なっている（後述参照）。価値が持つこの多様性は大切である。なぜなら，各自の価値の類似性と相違性を反映しており，それを振り返ることで，価値に関する推論を事例検討（事例に基づく），あるいは他の方法のどれを選ぶべきかに影響する。本章の最初に注意を促しておいたように，VBP における価値に関する推論の目的は，「誰が正しいのか」（「誰が**正しい価値**を持っているのか」）を決めることではなく，むしろ与えられた状況において存在する価値の理解を広げることである。Mangate 医師と Jane の診察を支援するために必要なのはこの広い理解であり，これを実行するためには異なった価値からの視点が役立つ。

第9章（多職種チームワークについて）では，それぞれの専門職が持つ価値について概

観する。さしあたり，問題は Jane と Mangate 医師の価値が診察でどのように展開するかである。可能な組み合わせはたくさんある。それらのすべてを書きだすことはしないが，ここにいくつかの例を示す。

- 重圧の中で働いている(ポジティブな価値：時間の効果的な利用)Mangate 医師は，自分自身が(自分でわかっているとおり)患者の要求に応受しなければならないこと(ポジティブな価値：当人中心のケア訳注5)で板挟みに陥っていることをわかっていた(ポジティブな価値：多職種チームワーク訳注6)。一方で，患者の要求は彼にとってはまったく認められないことであった(ポジティブな価値：エビデンスに基づく処方，ウェルビーイング訳注7，フェアトレード訳注8，持続可能な開発)。そのため，Mangate 医師は焦って憶測をたて，Jane が診察室の椅子に座るか座らないかのうちに，「何もする必要はないでしょう」と実際にはいいそうになったのだ。

- そのため，Jane は(診察の)最初から防御の姿勢を示した。彼女ははじめから落ち着きがなく(彼女にとってこの診察が医師と1人で話すはじめての経験だったことを覚えていて欲しい)(ポジティブな価値：自立の確立)，そして彼女の母親が話していた「親切な医師」(ポジティブな価値：母親への敬意)のかわりに，Jane は自分の話を聴いてもらっていない，理解してもらっていないと感じていた。そのため，彼女は自分の意図(思い)を通すために戦わなければならないと感じていた(ポジティブな価値：固い決意)。診察での彼女の思いにはデイリーメールの記事(ポジティブな価値：情報に基づいた意思決定)を含み，見た目を気にすること(ポジティブな価値：素敵に見られたい)も含み，そしてキャリアや仕事(ポジティブな価値：しっかりした職業倫理訳注9)も含まれる。

事例検討と臨床経験

では，事例検討がどのように役立つのだろうか。直接事例検討について考えるより，1つ重要な変更点を加えて，診察の背景を再現(やり直し)することから始めてみよう。ここでは，Jane が入室する1,2分前に，紹介事例に関して Mangate 医師に考える機会を与えたい。みていくように，この一息つく時間によって，Mangate 医師は前日の事例を振り返り，その事例への反応と Jane への反応とを比較する機会を持つことができる。

事例の比較は，専門職として最も強力な方法の1つであり，そこでは臨床経験が生かされる(第2章で学んだように，臨床経験は EBM の最も重要な3つの要素の1つである)。また，価値に関する推論方法として，事例検討の本質でもある。では，事例について Mangate 医師の振り返りを行ったうえで，事例検討の練習としてその振り返りを考察しよう。そして，この事例に基づく推論が Jane との診察をどのように変えたのかをみていこう。

場面の再現

再度，Mangate 医師は診療所にいる。今回は，彼が Jane の前に診た患者は単純明快であった(血圧を確認し，前回と同じ処方箋を出した)。また，診察の時間管理は問題なく，予約時刻のリストよりも少し早く進んでいた。前回のように，Jane に関する NP からの紹介記事を見ている。そこには，彼女は撮影会があるためニキビのことで Mangate 医師に診察を受けたがっていると書かれていた。その後，前回のように，処方ガイドラインの遵守が適切に行われていることを職員に感謝するメールも受け取った。彼の最初の反応は前回と同様，「なんて NHS の資源の無駄遣いなのだ訳注10」というものだった。

しかし，ここでストーリーは新しい方向に展開する。今回，Mangate 医師には少し振り返りの時間があり，前日に診察した患者を突如思い出した。その患者は Jane と同様に「美

訳注5：Jane は未成年ではあるが，その意思を可能な限り尊重して意思決定に反映させなければならないということ。

訳注6：Barnes 看護師が処方できる薬剤はかなり限定されているため，その薬剤では Jane が満足しないとすぐに見抜き，適切なアドバイスやサポートを受けるために Jane 自身も一定の信頼を置けそうな Mangate 医師への紹介を行ったこと。

訳注7：Jane は十分健康であり，薬剤の必要はないだろうと見立てたこと。

訳注8：特に開発途上国における生産者が，適切な収入を得られるように適正価格を支払う運動。化粧品業界は生産者の収入よりもファッションの流行を作るといったことに金を費やしすぎであると，Mangate 医師は憤っているとみられる。

訳注9：モデルとして仕事をする限り，できるだけ美しくあるべきだという考え方。

訳注10：PCT はコスト管理について評価してくれているのに，Jane の希望は PCT の期待から外れる内容であると思われたため。

容上の」問題を持っていたが，Mangate 医師はその患者にまったく異なる反応を示していたのだった．

Mangate 医師の振り返り

もちろん，Mangate 医師はここで思考を停止させることもできた．しかし，彼はいつもの想像力と誠実さによって，「いったい何が違ったんだろう．あの患者はよくて，Jane はだめと思ったのはなぜだろう」と考え始めていた．

> **振り返りのポイント**
> ここで，Mangate 医師の振り返りをともに考えてみよう．美容に関する事例に関し，自らの臨床経験から考えてほしい．医療資源の利用に関し，どの事例なら正当化でき，どの事例なら正当化できないとあなたは思うだろうか？ それらの違いは何だろうか？

多様な事例が読者には思い浮かぶだろうが，ここでは Mangate 医師が振り返った 2 事例について，彼の考えの一部を検討してみよう．

「なんという NHS の資源の無駄遣いなのだ」と Mangate 医師は思った．「自己陶酔の『セレブ』になりたがりが，われわれの処方箋の予算を美容に使いたいというのか！ 昨日診察した，生まれながらにイチゴ様母斑が顔にあるかわいそうな 8 歳の子とはちがって……」

「いや，ちょっと待て．それだって美容上の問題じゃないか？ そうだ．ただ，あの子の顔はまったく違う．最終的には，あの子のイチゴ様母斑は治療する．レーザー治療は多かれ少なかれ通常治療だし，母斑除去の最も害の少ない方法だ．ここでもう 1 度考えてみよう．レーザー治療だって安い選択肢ではない……なぜわれわれはレーザー治療を美容上だけの治療に使うのだろうか？ 私が昨日診察した子はいじめられていた．自分の息子が小学校で同じような目にあったとしたら，どれほどひどいことかわかる．母親にしてみたら心が痛む思いだろう．そして，学校での勉強もできなくなる．だが，もし昨日来診したその母親が，子役モデルの撮影会で勝ち抜けるように息子の生まれつきの母斑を治療してほしい，ということだったらどうだったろうか？ 自分は共感できただろうか？ いや，そうは思わない……」

「では，自分は Jane Brewer に対して不公平じゃないだろうか？ そもそも，Barnes 看護師はつまらないことで騒ぎ立てるような人じゃない．では，Jane に会って彼女のいうことをまず聴いてみよう……」

Mangate 医師は Jane に診察室にはいってもらうようにブザーを押した．

事例検討と自己理解

前章では自己への気づきを啓発するために，省察的実践の重要さについて触れた．「鏡」として他人を利用することの重要性を強調したが，それによって自分の価値があやふやな場合，理解しやすくなる．Mangate 医師の事例に基づく推論は，これの延長である．Mangate 医師は自分の価値の「グレーな部分」について理解を深めるため，自らを厳密な検討プロセスの対象とした．

> **振り返りのポイント**
> Mangate 医師と Jane の診察の再現がどのようになったかをみてみよう．最初に，Mangate 医師の振り返りについて少し考えてみる．Jane に会う前に彼女への Mangate 医師の態度を変えさせたのは何だったのか？

> この2つの診察条件(イチゴ様母斑とニキビ)で実質的な違いがあったのだろうか？ それはエビデンス(治療の安全性と効果における違い)だろうか？ それとも新たな気づき(Mangate医師が診察に持ち込んだ価値)だろうか？

前述したように，複数事例の類似点や違いについての振り返りは，臨床上の意思決定のあらゆる側面について検討するための強力な方法である。少なくとも今回は，Mangate医師自身の価値がどのようにJaneに対する態度に影響したのかを，Mangate医師がJaneの診察の前に理解し直したことが明らかである。2つの問題点の間に実質的な相違はなく，両方とも「美容上の」問題である。実は，エビデンスに基づく効果的な治療の有無については違いがある(イチゴ様母斑はレーザー治療で除去してよい)。しかし，何かを変えることが**できる**ということが，その何かを変えること自体を**正当化**はしない(NHSの資源利用の問題ではない。美容整形に関する議論を考えてみてほしい)。

それでは，Mangate医師の価値について考えてみよう。医師として彼はエビデンスに基づいた処方に非常に強く責任感を持っており，製薬会社にはとても懐疑的であることはすでにみてきた。さらに背景として，Mangate医師と妻は常に環境問題への意識が高いこと(彼の妻は化粧をしていない)を追加しておきたい。彼らには2人小さな子どもがおり(息子と娘)，学校での成績はいいが，いじめのエピソードは息子にとって挫折体験となってきた。今回の再現の診察で，Mangate医師が前日に診察したイチゴ様母斑があり，(彼自身の息子がそうであったように)学校でいじめられていた8歳の子どもと比較し，Janeのニキビへの最初の反応が好意的なものでなかったとしてもそれほど驚くにあたらない。しかし，最初の診察場面で価値について検討したように^{訳注11}，Mangate医師は患者中心の診療と多職種チームワークに強い責任感を持って臨んでもいた。Janeに対する自分のネガティブな反応が，自分の価値をどの程度反映しているのかをMangate医師が認識できたなら，診察ではさらに心開いたアプローチができるようになっただろう。

診察の再現

Dr. M：おはいりください。Jane，おかけください。今日はどうしましたか？

Jane：(座りながら，居心地悪そうに)先日の看護師さんにいったように，私の吹き出物の治療をお願いしたいのです。

Dr. M：わかりました。自分で何か使ってみましたか？

Jane：薬局で買ったものを使ってみました，でもよくなりませんでした。ですから，きちんとした治療をしてほしいのです。

Dr. M：わかりました。薬局の何を使いましたか？

Jane：私が使ったのは洗顔料で，過酸化ベンゾイルだったと思います。でも，症状は悪化しただけでした。皮膚が赤くなり，とてもかゆくなりました。家に3日ほど閉じ込もっていないといけなくなり，高校にもいきませんでした。母は，クレアラシル・マックス™を買ってきてくれましたが，それも大して効果はありませんでした。

Dr. M：ではその吹き出物を診せてください。(Tシャツにジャケットを着ているJaneを診察台に案内しつつ)ジャケットを脱いでください。(Janeの頬や額を診ながら)確かにありますね。他にも吹き出物がはありますか？

Jane：(恥ずかしそうに)えーと，胸は大丈夫なのですが，背中に……。

Dr. M：(Janeの首と肩の後ろをみながら)確かにそうですね。吹き出物以外はあなたの皮膚はとてもいいですよ。(さらに鍛えた肩の筋肉や体型のよさを褒め)ずいぶん

訳注11：前述の「ポジティブな価値の1回目のマッピング」においてポジティブな価値に関して挙げている部分に，Mangate医師が当人中心のケアや多職種チームワークに価値を置いている記載がある。

　　　　と努力したんでしょう。
Jane：（うれしそうに）2年前からチョコレートとタバコを禁止しました。その頃友人の1人がとてもひどいニキビで困っていたので。
Dr. M：それはいい考えですね。身体に気をつけなかったら，もっと問題を抱えていたと思いますよ。はい，いいですよ。ジャケットを着てください（自身もデスクに戻りながら Jane にも席に戻るよう促す）。
Dr. M：あなたが話をした看護師 Sue Barnes ですが，彼女からあなたが高校の撮影会について悩んでいると聞きました。その撮影会は高校の授業の一環ですか？
Jane：いいえ，授業の一環ではありません。でも，母は私がモデルになるといいと思っていて，その撮影会はお金を稼ぐいいチャンスで……よい経験になると思っています。母が美容師なので，私も美容師になりたいのです。
Dr. M：そうですか，それは大切ですね。正直にいいますね。実のところ，安全なニキビの治療というのはどこにもないのです。
Jane：（恐る恐る，デイリーメールの記事をだしながら）でも，この女性がやったのを見てください。私立の診療所に行くまでは，ニキビのせいで彼女の人生は台無しになっていたわ。私は私立の診療所にいく余裕はありません。でも少なくとも，彼女の担当医は適切な治療をまず彼女にしましたよね。
Dr. M：（注意深そうにその記事を見て，読みながら）なるほど。ローアキュテイン……ダイアネット……。えっとですね，Jane。これらは私が「劇薬による治療」と呼んでいるものですね。私は今までほとんどこの薬を処方したことがありません。実は，ローアキュテインを処方できるのは皮膚科専門医だけで，私にはできないのです。問題は，これらの治療はあなたのニキビを治してくれそうもないし，かえって健康を害する可能性があります。
Jane：効果は過酸化ベンゾイルと同じ程度で，副作用だけがもっと強く，身体に悪いということですか？　この記事にでている女性もうつになっていますが。
Dr. M：そのとおりです。ニキビがあるときに撮影会とはとても運が悪かったと思います。でもね，Jane，あなたが自分で試してみたもの以上に何もないのです。
Jane：（笑顔になって）それは私の母もいっていました。美容師も何かをすすめるときには，アレルギーとかについてたずねながら，とても気をつけなければならないっていっていました。少しドクターがやっているのと似てますね……。
Dr. M：Sue Barnes は化粧品にもとても詳しいのですが，彼女ともう1度話をしてみたいですか？
Jane：いいえ，大丈夫です。とても納得しました。診察をしていただいてありがとうございました。

ポジティブな価値による再現の診察におけるマッピング

　この診察場面の再現はご覧の通り，まったく異なる結末になった。今回は，Mangate 医師のコミュニケーション技法は十分効果的に用いられた。Jane から問題に対する理解を得て，健康被害を起こす可能性のある薬剤を使うことなく，彼は同じ結果を得た（つまり，何も処方しなかった）。前日に診察をしたイチゴ様母斑を持つ子と Jane を比較して，Jane を診察する前に行った Mangate 医師の短い振り返りは，最初の診察では**ネガティブ**に伝わってしまったポジティブな価値を今回はうまく使うことができた。

> **振り返りのポイント**
> 以下のポイントに同意できるだろうか？
> （ⅰ）Jane のニキビの問題とその前日に診察をしたイチゴ様母斑がある子どもの事例との比較における類似点と相違点について，Mangate 医師は簡単な振り返り（事例検討）を行い，自分の価値がどれほど診察に影響しているのかについて気づいた。
> （ⅱ）彼自身のコミュニケーション技法（すでに十分なトレーニングを受けていた）をうまく利用するうえで，事例検討が著しい改善につながった。
> （ⅲ）実のところ彼には提供できる治療は何もなかったのだが，事例検討を行ったことで，Jane からは激怒した対応ではなく，むしろ診療への積極的な反応を得ることになった。
>
> 前述した1回目の価値マッピングに戻り，確認したポジティブな価値を再現の診察でどう展開するかを考えてみよう。

前述した1回目の価値マッピングと同様，Jane と Mangate 医師の診察の再現においても，含まれる価値はさまざまな形で展開されうる。われわれの解釈をみていきたい。

- Jane と面談をする前に少し振り返りの時間を持った Mangate 医師（ポジティブな価値：時間の有効利用）は，彼女の美容上の問題（ニキビ）に対する Mangate 医師の最初のネガティブな反応が，その前日に診察をした子どもで，同様に美容上の問題（生まれつきのイチゴ様母斑）のある患者への Mangate 医師自身のポジティブな反応と一致しないことに気づいた。そしてどうしてだろうと考えた。その後，1つの状態（イチゴ様母斑）が「適切な」医学的な問題であり，別の状態（ニキビ）がそうではないという考えが不合理であることに気がついた。**両方とも美容上の問題を解決しようとしているのだ**。

- 本来，Mangate 医師の意思決定のエビデンスは，イチゴ様母斑にはそれに対する安全で効果のある治療があり，ニキビの治療にはそれがないことだった（ポジティブな価値：エビデンスに基づいた処方，ウェルビーイング）。

- しかし，イチゴ様母斑に対し治療を**提供する**という Mangate 医師の意思決定は，エビデンスに基づいた治療の有効性によって決められたわけではなく，実際には彼の**価値**に基づいていた。彼には「セレブ文化」に対するネガティブな見解があったのだ（ポジティブな価値：フェア・トレード，持続可能な開発）。一方，その子が学校でいじめられているとか教科で成績が悪化するといったその母親の懸念に自分を重ね合わせていた（ポジティブな価値：当人中心のケア）。

- よって，Mangate 医師は Jane を先入観で判断する危険性があったことに気づき（ポジティブな価値：当人中心のケア），結果として，先入観にとらわれず診察ができた。

- さらに，看護師の Sue Barnes は不適切な紹介はしないと振り返ることで，Mangate 医師の先入観のないアプローチがより補強される（ポジティブな価値：多職種チームワーク）。Mangate 医師のより先入観のないアプローチは，Mangate 医師が Jane のことを最初から真剣に扱っているというメッセージを彼女に送ることになっている（彼は彼女がいうことを真剣に聞いている）。そして診察の間，このよいスタートが基本となっている（今回彼は，Jane のデイリーメールの記事に興味を示している。Jane のニキビに対し，素っ気なく対応するのではなく，適切で完璧な診察をしている。Mangate 医師は Jane に，安全な治療がないことなどを正直に話している）。

- そのため，Jane は構えてしまって不機嫌になることもなく，医学的な助けを求めるという彼女の決意は受け入れられたように感じている（ポジティブな価値：自立を確立している）。

- Jane は，自分の母親（かつて Mangate 医師に診察を受け，勇気づけられた）が正しく，

一方，自身の懐疑的な友人が間違っていたと感じている(ポジティブな価値：彼女の母親に対する敬意)。
- Jane は，自分の考えや情報源(デイリーメールの記事を含め)が，医学知識と一緒に受け入れられたと感じている(ポジティブな価値：情報に基づく意思決定)。
- Jane は，とりわけ自分の外見に重要性をおいている(ポジティブな価値：素敵に見られたい)だけでなく，彼女の希望や志(持ちたいキャリア)もまた含まれる(ポジティブな価値：しっかりした職業倫理)彼女の価値が尊重されたと感じている(第3章で述べた患者の志の重要性を思い出していただきたい)。
- 最後に，Mangate 医師が Jane には何ら新しい治療をしなかったが，彼女は撮影会でよい結果をだすために自分ができることはすべてやったと満足を感じている(ポジティブな価値：決意)。

Jane が Mangate 医師から学んだこと

　恥ずかしい思いをしたり医師を信用できなくなったりして，今後診察を受けないという思いで診察室を去る形ではなく，Jane は自信をもって自立できそうに思えた。そして，Mangate 医師はファッショナブルではないが(コーデュロイパンツにセーター姿で診察をしている)，Jane は彼が優先していることのいくつかを共有することができた(特に健康について。間違った治療で傷が残ってしまっては，美容師という彼女自身のキャリアの助けにはまったくならない)。そして Jane に対する Mangate 医師のサポートと助言。父親のようにとはいかないが(彼女の父親は，彼女が3歳のときに家をでて行った。それ以来，父には会っていない)……少なくとも，Mangate 医師は Jane にとって将来にわたって信頼できる人物となった。

Mangate 医師が Jane から学んだこと

　Mangate 医師もこの診察から多くのポジティブなアウトカムを得た。彼は特に，急速に成長して大人になっていく若い患者として，Jane に関するポジティブなものを多く学んだ。彼女の想定外の強さ(彼女が自分の健康に配慮し，鍛えていること)，彼女の責任ある関わり方と決断，そして彼女の母親との関係性である。
　Mangate 医師はまた，10代の女性ときちんと効果的に関係性を築けたことに，自信を得ることができた。決して「女心の分かる男」ではなかったし，10代の若者ともあまりかかわる機会がなかった。そのため自分の娘(現在9歳)が最近大人っぽくなり始めるにつれ，父親として自分の役割への不安が大きくなり始めていることを何となく感じていた。Mangate 医師は，自らの価値の基盤として，ファッション業界に対してステレオタイプではなく，よりバランスのとれた見方ができるようになった。Jane は，彼が持つ「化粧品業界の悪の帝国」のイメージからは明らかにほど遠かった。そういえば，がんを患っている女性における化粧の診療的価値に関する記事を最近読んだことを思い出した(たかが「口紅をひと塗りしたぐらいで」とその時は笑い飛ばしていた)。

さらに事例検討について

　これは，医師と患者の両者にとって win-win の状況である。しかし，他の効果的なテクニックと同様，事例検討は潜在的な利益と同時に，ネガティブな側面を知ったうえで，注意して利用すべきである。本章の最後のセクションで，事例に基づく推論としての事例検討，その長所と短所，そして，価値に関する原則や価値に関する他の推論方法とどのよ

うに組み合わせていくかについて，より詳細にみていこう。

臨床における事例検討

「決疑論(casuistry)」という用語は，日常的な使い方では，ある人の目的に合わせるために事例をシニカルな枠組みにはめてしまうという意味あいで，ネガティブな含意を持つ。しかし，事例検討は，生命倫理が成立した初期の頃，Jonsen, A.R.とToulmin, S.(1988年)の2人の米国人学者によって，「生命倫理に関する米国大統領府委員会」での彼らの経験をもとに考案され，臨床の枠組みの中で利用できるように再構築されてきた[訳注12]。

討論中の倫理問題について，その委員会のメンバーは何が正しくて何が間違っているかについてはおおむね同意した。しかし，その理由についてはまったくさまざまであることにJonsenとToulminは気づいた。いいかえれば，その委員会のメンバーは，「何」については同意するが，「なぜ」に同意するわけではなかった。そのため，JonsenとToulminは医療の倫理的問題について考えるための方法は，理論について（「なぜ」なされたか）悩むよりも，事例の詳細について（「何が」なされたか）没頭して考えることであると結論づけた。

臨床現場において「事例に没頭して考えること」（または事例検討）は，2つの質問を(自分自身に)問うことである。
1. 悩んでいる事例において何かを変化させると，何をすべきかがより明確になるだろうか？
2. 倫理的な観点から，他の関連した事例と比較することは，倫理的に疑いの余地がないことが明らかになるだろうか？

VBPでは，価値に関する推論は，倫理的な「解決」を導きだすことよりも，与えられた状況下で影響を及ぼす価値を理解するために主に使われる。しかし，アプローチは同じである。Mangate医師が有効に，前述に示した両方の質問を使い，どのように彼自身の価値がJaneへのネガティブな自分の最初の反応を形成したのかをよりよく理解することにつながった。

注意深く利用する

医学のプロフェッショナリズムに関する基本的スキルとしては，事例に基づく推論は一般的に重要であり，事例検討が害を生じることなく価値に関する推論を行う方法に思える。しかし，価値に関する推論において「ただより高いものはない[訳注13]」。

> **振り返りのポイント**
> 本章での最後の振り返りでは，どのようなリスクが事例検討に存在するか，またどのようにこれらを軽減できるかを少し考えてみたい(ヒント：JonsenとToulminは，「どのように」そして「なぜ」事例検討を復権させたかを考えよう)。

事例検討の主なリスク要因はそれが持つ強みでもある。例えば共有された価値を上手く活用できることが挙げられる。「大統領府の生命倫理委員会」のメンバーがある事例においてなすべきことに同意したことを，JonsenとToulminが見出したことを思い出そう。この同意は，すでに共有された価値に反映されている範囲において，事例検討によって必然的にもたらされる。これは，米国人哲学者のLoretta Kopelman(1994)が，バイアスがかかる偏見のリスクとして最初に指摘している。そして，関係する価値(事例に基づく推論においてと同様に)が概して暗黙的な場合は，このリスクは非常に増大する[訳注14]。

そのため，このリスクを軽減する1つの方法は，事例検討と同時に，暗黙的な価値にあまり依存しないような価値に関する推論のほかの方法と一緒に用いることである。第2

訳注12：この段落では，casuistryという用語に対し，その意味合いの違いが分かりやすいように決疑論，事例検討の2つの訳語をあてている。

訳注13：事例検討は非常に使いやすく，どういう場面にでも適用可能だが，その分問題が起こることも多いという意味。

訳注14：例えば，男性HIV感染者へのスティグマは排除すべしという価値が関係者によって共有されていたとしよう。臨床家は，性同一性障害，ふしだらな性生活など各自がさまざまなネガティブな価値を想定し，一部臨床家はそのネガティブな価値から中立になれないが，それでも「スティグマは排除すべし」という意見には同調してしまうというようなことが挙げられる。

章で，Gulati 医師が使ったような原則に基づく推論(principles reasoning)は，この観点からいうと，事例検討に対して効果的な拮抗方法の1つとなる(反対も真である)。事例検討は，おおむね暗黙的な価値に基づいたボトム・アップの推論である。一方，原則に基づく推論は，おおむね明示的な高いレベルの一般的原則からのトップ・ダウンの推論である[訳注15]。

　価値に関する推論の他の方法として明らかなものには，功利主義(utilitarianism)（よいことと害があることが，健康経済学においてはバランスされている），義務論(deontology)（権利や責任に基づき，規程や医事法の基盤となっている），徳倫理学(virtue theory)（医学教育において役割が大きくなってきている）がある。これらその他の倫理的推論の方法については，本書のシリーズに関するウェブサイトでも情報提供している。

　事例検討がバイアスや偏見を強化してしまうという危険性を軽減する2つめの方法は，活用方法に多様な見解を含めることである。後の章で，このことの重要性を検討する。第9章では多職種チームワークに関して（リスクマネジメントについて検討するとき），第14章では専門職とともに働く患者と介護者に関して（委託業務や資源の効率的な活用などの分野における実践政策を開発するための価値に基づくアプローチを検討するとき）述べる。のちに検討するように，事例検討は，個々の事例でバランスのとれた意思決定がされる範囲で共有された価値という枠組みを確立するには，強力な方法である。

まとめ

　本章では，事例の比較を用いた価値に関する推論（事例検討）により，総合診療医であるMangate 医師がどのように自身の価値について振り返り，すでに獲得されたコミュニケーション技法を用いて，17歳の患者であるJane のニキビに関する難しい診察でどのようによりよい結果をだすことができたかを示した。

　Mangate 医師の振り返りは1〜2分のものだったが，結果として治療的関係においてwin-win のアウトカムにつながった。

- Jane は依然としてニキビに対処しなければならなかったが，診察室を出るときにはよく話をきいてもらったと感じ，要望は保留となったが，傷つくこともなかった。
- Mangate 医師は，10代の若者への対応（彼自身の娘がこの世代に近づきつつあった）と，化粧品業界に対するよりバランスのとれた（固定観念ステレオタイプではない）理解に対して自信を得た。

　本章の最後に示したように，事例検討は価値に関する推論の多くの方法（第2章では原則に基づく推論について紹介したが）の1つにしかすぎない。これらの推論方法のいずれも，現場において重要な役割を果たすが，それぞれが長所と弱点を持っている。注意深く活用することで，価値に基づく推論は，Mangate 医師とJane との診察のように，よい臨床ケアの基盤として相互理解の改善に役立てることができる。

（岡本左和子）

訳注15：事例検討と原則に基づく推論を比較すると，前者は帰納的，後者は演繹的な推論といえる。

参考文献

Jonsen, A.R. and Toulmin, S. (1988). *The Abuse of Casuistry: a History of Moral Reasoning.* California: University of California Press.

Kopelman, L.M. (1994). Case method and casuistry: the problem of bias. *Theoretical Medicine* 15, 21-38.

■ VBPの全体図　要素「知識」

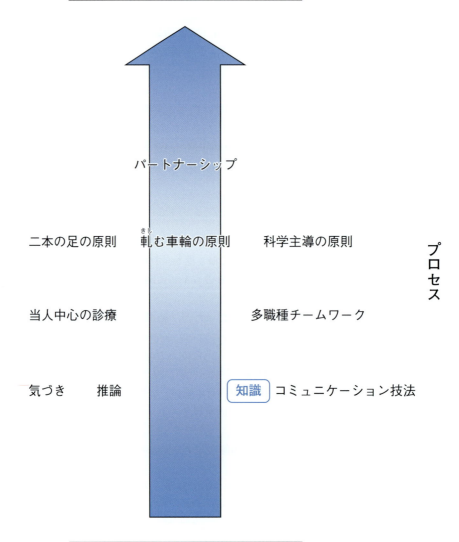

6 喫煙にまつわる謎：知識を得ること，得ないこと

VBPの要素その3：価値に関する知識

本章の主な内容

　研究志向のあるNP（nurse practitioner）である，Trish Butler看護師は禁煙外来で診療しているが，ある68歳の患者，Sandy Fraser氏の問題で頭を悩ませている。Fraser氏とその妻Ivyはどちらも重度の喫煙関連疾患（それぞれ慢性閉塞性肺疾患と脳卒中）があるにもかかわらず，Fraser氏は喫煙を続けており，Butler看護師はその臨床的，教育的，研究的問題に挑むため，価値に関するさまざまな情報源からの知識を探している。

　他には，下記の事項が含まれる。
- 行き詰まりポイントと学習方法
- 形式知と暗黙知
- 動機づけ面接法
- 臨床上の学習における患者の満たされないニーズと医師の学習ニーズ
- 価値に関する文献検索：臨床に関する目的
- 価値に関する文献検索：教育と研究に関する目的
- 価値に関するさまざまな研究方法
- 研究および特定の個人から得られる，価値に関する知識

実践のためのメッセージ

ある臨床的状況に現れたり影響したりする価値について学習する際には，さまざまな方法（電子データベースからの研究エビデンスの検索法など）を用いることができるが，個人とは常に特異的な存在であることを忘れないこと。

　本章は，ストーリーラインは他章と同様にナラティブ形式であるが，少し変わっている。NPであるTrish Butler看護師は，ある患者，Sandy Fraser氏がなぜ禁煙を拒むのかを理解しようとしている。Butler看護師は臨床的な懸念をもっていることに加え，教育的および研究的な側面にも特別な関心を持っている。したがって，読者の関心が主に臨床面にある場合は，本章の専門的な記述の詳細部分は読み飛ばし，臨床的なセクションに集中していただいてかまわない。

価値に関する知識を得ること，得ないこと

　また，本章が他章と異なるのは，章タイトルが示すように，価値に関する知識を得ることと同時に，知識を得ないことについての内容だからである。というのは，Trish Butler看護師がのちに知るように，価値に関して研究から学ぶのは特に難しいというのが理由の

1つである。標準的な医学データベース(例えば PubMed：主に MEDLINE の生命科学や生物医学領域の引用文献や抄録にアクセスできる無料のデータベース)は，価値に関する研究について検索するためにはあまり向いていない。臨床上の目的であれば，Google による手早い検索が役に立つことも多い。

もちろん電子データベースの検索以外にも，価値に関する知識を得る多くの方法がある。本章の最初のセクションで，臨床的に特に重要と思われるものに関して簡潔な説明を行っている。例えばコミュニケーション技法(第7章のテーマ)は，特に重要である。

本章が，価値に関する知識を得ることと同時に知識を得ないことを取り上げている2つめの理由とは，われわれが持つ個人としての価値の独自性と関係している。臨床的には，これは価値に関する研究が非常に限られた役割しか持たないことを意味する。研究でわかることは，ある特定の状況においてよく機能しがちな価値についての情報である。これは重要なポイントである(これについては第9章で，チームの価値における Tony Colombo の研究を例に述べる)。臨床的に少なくともいえることは，研究結果がどのようなものであれ，個人は(臨床家も患者も)常に特異的である，ということである。したがって，特定の(常に価値に関して特異的な)個人の間に，どのような価値が実際に機能しているかは，研究では決してわからない。実際，Sandy Fraser 氏は本章では最後まで謎のままである。

臨床事例

NP の Trish Butler 看護師は，午前の禁煙外来が終わった後，部屋でコーヒーを飲んでくつろぎながら，患者の1人 Sandy Fraser 氏との診療場面を振り返っていた。Fraser 氏は謎であった。元バス運転手であった 68 歳の Fraser 氏は，はじめて慢性閉塞性肺疾患(COPD)と診断された後，生涯にわたる喫煙者ということで彼女の禁煙外来に紹介されてきた。それは3年前のことであったが，この間に，Fraser 氏より少し若い 66 歳の妻 Ivy は，やはり喫煙者であったが，重度の脳卒中を発症していた。この障害によって彼女は 24 時間の介護が必要となり，その介護負担は，訪問看護師の援助を得つつも，Fraser 氏にのしかかっていた。Fraser 夫婦には子どもがいなかった。

Trish Butler 看護師は，Sandy Fraser 氏には喫煙をやめる理由が十分すぎるほどあると信じていたが，実際は禁煙しなかったことにがっかりしていた。数年前にこの禁煙外来が設立されたのは，COPD 患者が長年の喫煙者であっても禁煙することで臨床的に価値があるという説得力のある新しいエビデンスがでたことを受けてであった(Edwards, 2004)。動機づけ面接法(後述参照)を用いることで，Butler 看護師はこれに大いに成功し，さらに経験を積むことで，愛煙家であってもうまく禁煙させるための自分なりのコツを数多く得た。

確かに，煙草を吸うパートナーと暮らすこと(Fraser 氏の妻 Ivy のように)は問題であるし(Monden *et al*., 2010)，禁煙することで社会的ネットワークに負の影響を及ぼすこともある(Ritchie *et al*., 2010)。しかし Fraser 氏が直面していた健康上の重大な危機は，Butler 看護師の経験からは十分すぎるくらい大きかった。さらに Fraser 氏の事例では，妻の Ivy が脳卒中で倒れていたため，介護をしたいという動機が彼にはあった。この夫婦はたいへん仲がよいことを Butler 看護師は知っていたし，Ivy が介護施設に入ることを Fraser 氏は断固として拒否したのである。しかし，妻を自宅で介護し続けるためにはできるだけ長く健康でいる必要があることを説明しても，Fraser 氏は禁煙するどころか本数を減らすことにも納得しなかった。「どうしてあんなに頑ななのだろう」と Butler 看護師は思った。「もう少し心を開いてくれたら……」

困ったことに，Sandy Fraser 氏は最も不可解な患者ではあったが唯一の問題患者というわけではなく，診療所では，なかなか禁煙しない筋金入りの喫煙者たちをどうするか，議論が持ち上

がっていた。これも Trish Butler 看護師のもう1つの悩みであった。医師の態度も，無干渉主義的あきらめから，非生産的な激しい攻撃的な態度までさまざまであり，禁煙外来の意義がゆれていた。

　総合診療専門研修中である Tom Peters 医師（総合診療専門研修の最後の年である）は，好例といえた。その午前中 Peters 医師は禁煙外来を見学していたが，Butler 看護師の Sandy Fraser 氏に対するやり方に明らかに不満気であった。彼がいうには，時間の無駄であるから自分が担当していたら Fraser 氏に「やる気になったら」病院にまた来てくださいと告げる，ということであった。Butler 看護師は答えた。「病院の外来だったらそれでいいかもしれないけど，とにもかくにも Sandy と Ivy は私たちの患者なの。外来に来たらまた『退屈な講義』があることがわかっているのに，Sandy が予約どおりに来るっていうことは，私たちの助けが必要なんだと彼もある程度は自覚していると思う。でも，その解決がいつになるかはわからない…」

　Butler 看護師は Peters 医師が彼女の答えに満足していないことに気づいていた。「確かに彼にも一理ある」と彼女は思った。「確かに，臨床的には Sandy Fraser のような患者に対して私たちは行き詰まっている」。そして思い出した。「次の PLT (protected learning time)[訳注1] セッションで禁煙に関する議論を取り上げる予定だったわ！」

　Trish Butler 看護師は看護学生に対する臨床指導者であることを誇りに感じており，さらに多職種学生の教育という難しい仕事も，普段は楽しんで行っていた。しかしながら，Tom Peters 医師に自分のメッセージをうまく伝えることができなかったという思いから，禁煙にまつわる臨床上の難しさ全体とともに，差し迫った PLT セッションを非常に困難なことに感じた。「今月末までに修士課程のスーパーバイザーに送らなければならない研究計画書の概要さえできていないのに，この問題を片づけることができるだろうか？」と彼女は思った。

行き詰まりポイントと新しい学び

　前述の長い事例導入では，Trish Butler 看護師はこれまでの経験や知識では解決できない状況に直面しており，いわゆる「行き詰まりポイント」に陥っている。この「行き詰まりポイント (stuck point)」は往々にして，科学的および技術的な学習のみならず，本事例のように価値に関する学習への近道となる。

> **振り返りのポイント**
> 　本章では，Trish Butler 看護師が「行き詰まりポイント」からどのように抜け出して学んでいくかを見ていく。しかし読み進める前に，Butler 看護師の最初の問題について，もう少し考えてみよう。
> ・彼女が直面していたのは，どのような種類の問題か？
> ・彼女がすでに持っている知識は何か？
> ・問題と知識の間のミスマッチ（「行き詰まりポイント」にいたる原因）は，どこにあるのか？

臨床上，教育上，そして研究上の問題

　Trish Butler 看護師が行き詰まっている原因として，3種類の問題がある。それらは彼女が価値に関してさらに学習しようとする際に問題となってくる。
1. 臨床上の問題：Sandy Fraser 氏（のような患者）に禁煙（あるいは減煙）させるにはどうすればよいか。
2. チーム成長上の問題：PLT セッションでは，禁煙の問題に取り組むときの一貫性の欠

訳注1：月1回設けられている多職種のための学習時間。

如に対して真正面から向き合う機会となるが，Trish Butler 看護師はここで，意見の違いを悪化させるのではなく，セッションが建設的であるようにしなければならない。
3. **研究上の問題**：修士課程の研究計画書の概要を書くため，時間とインスピレーションを得ようと頑張る中で，彼女は「価値」に関心があると気づいた。

形式知と暗黙知

午前外来に関する Trisha Butler 看護師の振り返りを見てみると，彼女は直面している問題に取り組むのに必要となる知識をすでに多く持っているようである。まず，彼女には臨床的な知識がある。喫煙関連疾患に関する多くの知識があり，特に禁煙を望んだり必要としたりする患者が直面する問題にも詳しい。

他の分野の知識と同様，Trisha Butler 看護師の基礎的な臨床的知識は，一部は形式知に属するが，同じく重要な暗黙知にも属している(Polany, 1967；Thornton, 2006)。形式知(explicit knowledge)とは主に，他者，本，インターネットなどから学習することができる種類の，事実に関する知識である。これは経験的研究(empirical research)から得られる知識も含む(後述するように，価値に関する研究も該当する)。それに対して，暗黙知(tacit knowledge)は主に経験から得られ，スキルのトレーニングによって表現される知識を含む。例えば，自転車の乗り方を知っている人は，形式知(例：道路のどちら側を走るべきか)および暗黙知(例：バランスのとり方と角を曲がるときのハンドルの切り方)を持っていることになる。

Trish Butler 看護師の臨床上の形式知は，一部は看護師研修や禁煙外来を始める前に選択した呼吸器疾患に関するトレーニングコースや，ふだん読んでいる学術雑誌や専門的な最新情報(彼女の研究に関連する知識)から得られたものである。しかし彼女は，禁煙外来を続けてきた経験の中で得られたさまざまな暗黙の知識やスキルも有しているのである。

その両方の知識が臨床的に重要であることは，第 2 章(表 2-3)で見た David Sackett らの EBM の定義にも反映されている。Sackett の定義は，最良のエビデンスとは何かから始まるが，その後に「われわれの臨床スキルと過去の経験を用いる能力」について言及されている。

「行き詰まりポイント」から新しい学習へ

なぜ Trish Butler 看護師のような知識豊富な臨床家が「行き詰まりポイント」にいるのであろうか？　一言でいえば「価値」である。ふたたび第 2 章の Sackett の定義をあげるが，これはわれわれに価値の重要性を思い出させてくれる。彼の説明によれば，EBM は 3 つのものを統合する必要がある。すなわち，研究からのエビデンス(形式知)，臨床的経験(暗黙知)，そして価値である。Sackett の定義は患者の価値を特定した。しかし第 2 章でみたように，関連する価値には臨床家の価値も含まれる。Butler 看護師にとっては，動機づけ面接法に関する知識が，彼女の価値と他者の価値を考慮させ，自然と行き詰まりポイントに到達させたともいえるだろう。

動機づけ面接法

禁煙外来を行う前の研修として，Trish Butler 看護師は William Miller と Stephan Rollnick の "*Motivational Interviewing：Preparing People for Change*" (2002)[訳注2] を読んだ。彼女が「動機づけ面接法に関するバイブル」と呼ぶこの書籍は，Carl Rogers のカウンセリングに関する研究と，有効なカウンセリングにおける「非特異的要因」の注意深い分析のうえに書かれている[訳注3]。その要因とは，例えば，特定の治療法に関するするもので

訳注 2：『動機づけ面接法——基礎・実践編』(2007, 星和書店)

訳注 3：Carl Rogers はクライアント中心療法(client-centered therapy)を創始するなど臨床心理学の大家。人間には自己実現する力が備わっているという見方をしている。

はなく，むしろそのカウンセラーのパーソナリティやコミュニケーション様式に関連する要素などである。

動機づけ面接法と価値

　MillerとRollnickが説明するところでは，動機づけ面接法[訳注4]（motivational interviewing）は「その人自身の経験と価値」から始まる（この意味で，動機づけ面接法は当人中心のアプローチである）。変わりたいという意思は，「現状と目標の間，現在起こっていることと将来価値を置くものとの間にあるギャップ」に存在する動機づけの状態に依存する。実際，「変容のプロセスは，現状が望ましい状態や理想の状態と十分に離れているときに始まる」のであり，対立的面接法（confrontational interviewing）とは反対に，「その人がそれを，内的価値に関する何か，大事な何か，大切にしている何かと結び付けたときに，変化が起こる」ようであり，したがって最終的には「森から抜け出す道は，その人自身が経験していることと，その人自身の視座から見て何が本当に重要なのかを探求し追究することにある」といえるのである。

　動機づけ面接法は，Trish Butler看護師自身の価値尺度に照らして，腑に落ちる感じがした。MillerとRollnickの慎重なエビデンスに基づく「棒よりも人参（more carrot than stick）」[訳注5]アプローチが，彼女の人生に対するポジティブな問題解決型アプローチともうまく合致した〔例えば，Butler et al.（1998）やRichards et al.（2003）の禁煙に関する文献を参照〕。

　Tom Peters医師のような「人参よりも棒」アプローチは，健康を害する行動を変えるための準備ができており能力がある患者で成功しているとはいえ，そうでない患者をおびえさせ，士気をくじいているという説もまた，Trish Butler看護師の経験と合致するものであった。対照的に，動機づけ面接法は患者自身のモチベーションを活性化させるための強力な資源となり，患者の行動に持続的な変容を起こすことができると彼女は感じていた。

自己への気づきが第一

　「さて」，動機づけ面接法を振り返ってTrish Butler看護師は思った。「ここで価値はどう問題なのかしら？　Sandy Fraser氏の深いところを，私は理解していない。そして午前のTom Peters医師の反応を見るに，私は彼や一部の同僚について深いところまで理解していないのかもしれない」こうして，Butler看護師は先に進む前に自分自身が持つ価値について理解する必要を再認識した。価値に関する気づきは足元から始まるのである！

　少し熟考してから，彼女は自分の中でしっくりくる価値をいくつか発見した。
- 私はいつも自分が元気だと嬉しい。それは自分の健康管理が大事なことだと思っているからだ。
- 私はエビデンスに興味がある。エビデンスを踏まえる。私はエビデンスが良質な患者ケアのために不可欠と考えているので，エビデンスをつくる仕事に貢献したい。
- 私が仕事のうえで満足を感じることとは，禁煙外来や他の診療所において，患者が自分自身の健康を取り戻すために必要なスキルを獲得するのを支援することである。
- 私は変化を受け入れる。

　そうすると，彼女自身の個人および臨床家としての価値と，彼女の患者Sandy Fraser氏の価値とのディセンサスを見つけるのはそれほど難しいことではなかった。Fraser氏のような状況にいる人が喫煙を続けたいと思うことが，彼女は「ただただ信じられない」とコーヒーを飲みながらいわざるをえない，その理由がわかった。同様に，午前外来後のTom Peters医師とのフィードバックセッションが有効でなかった（と感じた）理由もわ

訳注4：Rogersのクライアント中心療法と比べると当人中心という点では同じだが，クライアントが自らについて探ろうとしたときに動機づけ面接法ではクライアントが変わりたいと思う方向を引き出し，積極的に支援する点で異なる。

訳注5：アメとムチ（carrot and stick）を使ったやり方において，ムチよりもアメを重視する方法。

かった。

それでは，ここからどう話を進めるか？ Trish Butler 看護師を行き詰まりポイントに陥らせている価値とはどんなものか，彼女はどうやってさらに学ぶことができるだろうか？ 研究による知見を見る前に，Butler 看護師が VBP の他の側面からどんなことを学ぶことができるか，簡単に見てみたい。

価値に関する知識：VBP（ふたたび）

> **振り返りのポイント**
> これまで読んできたことの中から，VBP のどの要素が，価値に関する学習に関連すると思うか？

第3章で示したように，VBP は，4つの重要な領域における学習可能な臨床スキルに基づいている。この4つのスキル領域は，1つであれ複数であれ，特定の状況における価値の理解を助けることができる。例えば，Trish Butler 看護師が直面している特殊な状況において，知識が他の3つの臨床スキル（気づき，推論，コミュニケーション技法）とどのように働くかを見てみたい。

- **価値と価値の多様性に対する気づき**：Trish Butler 看護師は少し変わった臨床家で，動機づけ面接法に対する興味が強かったため，価値に関連させて自分の問題を設定することが自然にできた。したがって彼女は，VBP におけるこの最初の基礎的なスキルに関して「価値への気づき（第4章）」を必要とはしなかった。とはいえ，第4章のメンタルヘルスケアチームでみたように，Butler 看護師は Fraser 夫妻の家を訪問している地域看護師の何人かに話を聞くことで，患者らの喫煙に関する価値をより深く理解することができたかもしれない。訪問看護師のより密接な接触によって，その夫婦の強さ（第4章で「StAR 価値」と呼んだもの）を明らかにできたかもしれない。「状況的知識（situated knowledge）」（生物医学的および社会的な知識）は医学において重要であり，価値はさらに重要な要素である（Maudsley and Strivens, 2000）。
- **価値に関する推論**：Trish Butler 看護師は，第5章で見たような価値に関する推論の方法をトレーニングすることで「価値の地平線」を広げることができるかもしれない。例えば，原則に基づく推論をすることで，彼女と Tom Peters 医師との間の「自律性の尊重か与益か」の意見の違いを超えて，この一見して反抗的な患者に対して診療資源をどう配分するかという（配分的）正義の複雑な問題という見方ができる。このような考えにおいては，資源配分について現在 Butler 看護師が持っている知識では少し足りないかもしれない。すなわち「世界規模のコミッショニング（訳注6）」（英国の保健省が NHS のために提唱した声明）の背景となっている資料などが参考になるだろう。
- また，Trish Butler 看護師自身の知識をいかして，第5章の Mangate 医師の例でみたような「ボトムアップ式」の事例に基づく推論が役に立つ可能性がある。事例に基づく推論は暗黙知を引き出すことができるため，総合診療専門研修医である Tom Peters 医師と働くときにも役に立つだろう。Peters 医師は明らかに Sandy Fraser 氏の態度に対し，やりづらそうに見えた。しかし Butler 看護師は，Peters 医師が Fraser 氏と同じような年齢の飲酒問題を抱えた男性患者に対して，はるかに支持的なやり方で接していたのを見ていた。事例に基づく推論をすることで，Peters 医師の経験と価値が，2つの事例でどのように違ったのかを明らかにすることができるかもしれない。それによって，Peters

訳注6：PCT がニーズや資源および現在のサービスを評価するとともに，ニーズに見合った資源の効果的な利用を促進するための戦略的活動が commissioning である。world-class commissioning では単なる調達という概念を超え，国際的に合意可能な定義を行うとともに，医療提供者側から患者側への権限委譲も目標となっている。

医師があまり同情を感じない患者に対しても，当人中心のアプローチを適用できるようになる可能性がある。
- **コミュニケーション技法**：知識を得るにはコミュニケーション技法が必要である(特に，他者の知識を得るために)。ウェブサイト検索も1つのコミュニケーション技法ではあるが，特に議論の場において知識を発展させるときにそれが必要となる。コミュニケーション技法については，VBPの4つめのスキル領域として第7章で述べる。

価値に関する知識は，それ自体で1つの明確なスキル領域である。それについて考えてみよう。

知識へのアクセス

このセクションでは，まず臨床家が一般的にどのようにして新しい知識を探すかをみる。その次にTrish Butler看護師が価値に関する知識の獲得をさまざまな方法で試す様子をみてみよう。

> **振り返りのポイント**
> Trish Butler看護師は，Sandy Fraser氏との間で価値の対立が起こっていることに関する疑問を設定し，答えを探すことにおいて，どの程度やるのかを決めなければならない。
> あなたなら，どうするだろうか？

患者の満たされないニーズ(PUN)と医師の学習ニーズ(DEN)，Slotnickの学習サイクル

Richard Eve(Eve, 2003)が論じたところでは，臨床家は「患者の満たされないニーズ(patient's unmet needs：PUN)」と「医師の学習ニーズ(doctor's educational needs：DEN)」に関する自己評価に満足するまで，どこまでも前に進むという。したがって，臨床的役割において，Trish Butler看護師にとっての「十分によい答え」は，彼女自身にしか決めることができない。

医師の学習に関するHank Slotnickの研究によれば，学習エピソードは問題の精査，学習課題を追究するかの決定，新しい知識とスキルの獲得，そして学習したことに関する経験の獲得という4つの過程を経るという(Slotonick, 1999)。本章では，Trish Butler看護師に関してSlotnickの過程の最初の3つだけを見るが，すべての過程を考慮することが重要である。学習とは，単に知識とスキルを獲得し，それを使うための経験を獲得することではない。大事なのは，学習課題を追究しようと決意しない限り，深い学習は起こらないということである。Slotnickは，数多くの潜在的な疑問が日常臨床では発生するという。臨床診療という川の流れにその疑問の多くが流れ去ってしまうが，その中の1つを精査するために捕まえようと川に飛びこむと決意するのは，能動的な決断なのである。

Slotnickの学習サイクルと価値についての学習

価値に関する知識基盤という側面に関して，Slotnickの研究の意味するところを考えてみよう。業務中の臨床家は，研究者のように肥満や身体的欠損，終末期ケアなどの価値について多くの原著論文を読んで探求するということはしない。おそらく，価値の側面について興味深い臨床事例があれば，インターネットを簡単に見てみたり，愛読書を読み返してみたりするだろう。この価値に関する知識を探求する最初の何げないアプローチが，広

大な価値の世界に何があるのかを垣間見る機会になるのである。では，Trish Butler 看護師の場合はどうしたのだろう？

最初の簡単な Google 検索

　最初の例では，Trish Butler 看護師は彼女の立場にある人の多くがそうするであろう，21 世紀の利器，インターネットの利用に向かった。Butler 看護師は熟練したウェブユーザーであり，臨床家としても臨床教育者としても必要なリソースに無事にたどりついた。彼女がそれまでに見出してきたのは，新薬に関する情報から，倫理に関するガイドラインや地方・中央行政の政策文書などの科学的・専門的な最新の情報にいたるまで，役に立つ情報リソースの数々だった。しかしながら，今まで彼女は価値に関する情報をウェブサイトでどう検索すればよいのかについては経験がなかった。これから見ていくように，現在にいたるまで，これが大きな問題なのである。

> **振り返りのポイント**
> 　読み進める前に，あなたが Trish Butler 看護師の立場だったら，価値に関しての検索を進めるために，どのようにインターネットを使うか考えてみるとよいだろう。
> 　インターネットが使えるなら，価値に関して簡単にいくつか検索して，どのような結果が得られるかみてみよう。

Google

　ほとんどの人がそうするように，Trish Butler 看護師は「最小のコスト」アプローチを用いて Google 検索を始めた。彼女は何か役に立つ結果を得ようとするなら，検索の方法を合理的かつ特異的にしなければならないことを十分に知っていた。例えば，単に「values and smoking（価値と喫煙）」と入力した場合，「value（価値）」という単語を科学的かつ専門的な用法で用いている多くの文献が見つかる（例えば「このサンプル数で P value（P 値）は $2.14×10^{-9}$ であった」とか「mean value（平均値）」，「ghrelin value（グレリン値）の変化」，「predictive value（予測値）」などである）。そこで彼女は「understanding why people keep smoking（喫煙し続ける理由を理解する）」という文字列を入力した。

　Google 検索の結果，4,400 万件の「ヒット」があった！　結果の最初のページを読みながら，彼女は思った「オーケー，でも私が外来で何度も聞いたことのあるような理由ばかりね」。この「ヒット」の結果は，ほとんどが喫煙に関するさまざまな見方（非常にポジティブなものからネガティブなものまで）を示した個人のブログなどで，Trish Butler 看護師のような臨床家が毎日のように禁煙外来で耳にする見方と同様であった。

　Trish Butler 看護師がのちにこれらの情報を教育と研究のリソースとしてどのように使ったかは，また改めて見ることとする。しかしこの段階では，彼女は Sandy Fraser 氏の不可解な行動に関して新しい情報を得ることはほとんどできなかった。Fraser 氏は，熱烈な喫煙支持者ではなかったが（なぜなら禁煙外来に通い続けていたので），喫煙に関連した健康問題を抱えつつ，禁煙しようというモチベーションが高いわけでもなかった。

Google Scholar

　Trish Butler 看護師の学術的メンターの 1 人である社会科学者は，さらに複雑な検索方法にはまってしまうよりは，Google Scholar を使ってみるように彼女にすすめた。http://scholar.google.co.jp にアクセスして，彼女は「understanding why people keep smok-

> 3. Cultural context, older age and **smoking** in Scotland : **qualitative** interviews with older smokers with arterial disease（スコットランドにおける文化的コンテキストと老齢および喫煙：動脈疾患をかかえた高齢喫煙者に対する質的インタビュー）oxfordjournals.org より
>
>   O Parry, C Thomson…… ─ Health promotion international, 2002 - Oxford Univ Press……この論文はスコットランドにおける**質的**インタビュー研究であり，動脈疾患を抱えた 65 歳から 84 歳までの**喫煙**者において，**喫煙**に関する信念と行動が年齢にそってどのように変化してきたかを探求したものである。**喫煙**を継続する**理由**は複雑であり……
>
>   引用 14 件，関連文献　全 6 バージョン
>
> 10. Dependent behaviors and beliefs : a **qualitative** study of older long-term smokers with arterial disease（依存的行動と信念：高齢の長期喫煙者と動脈疾患）
>
>   O Parry, C Thomson…… ─ Addiction, 2001 - Wiley Online Library……持続的**喫煙**のパターンに及ぼすライフコースの影響に関する，より大規模な**質的**研究である。…**質的**な半構造化面接によって対象者が語る自らと**喫煙**との関係を分析した。…動脈疾患を持つ喫煙者は**喫煙**との関係を…
>
>   引用 12 件，関連文献，印刷，BL Direct　全 4 バージョン

図 6-1　「qualitative（質的），smoking（喫煙），persistent（持続的），reasons（理由），values（価値）」で Trish Butler 看護師が Google Scholar 検索を行った結果の最初の 10 件のうちの 2 件

ing（喫煙し続ける理由を理解する）」，また「qualitative（質的），smoking（喫煙），persistent（持続的），reasons（理由），values（価値）」という検索を試してみた。2 つの検索とも多くの文献を拾い上げたが，リストを見ながら，彼女はいくつかの文献が役に立つと感じた。それらの文献が掲載されている学術雑誌名を，簡単な質的指標として見てみた。また，研究対象の特性と文化的背景が彼女の患者に近い研究，すなわち英国における高齢者の研究などに注目した。1 つの興味深い文献〔禁煙における「教育的好機（teachable moment）訳注7 の可能性」について〕が彼女の目を引いた。「後でまた読んでみよう」と彼女は思った。

　最初の Google 検索で見たような喫煙に関するさまざまな個人の見方に対応するように，「喫煙のポジティブな心理的側面」に関しても多くの研究結果があった。「たぶん」，彼女は思った。「私は，喫煙のネガティブな面ばかりに注目してポジティブな面を少し見落としていたかもしれない。それは明らかに動機づけに関係している。私の研究テーマになりえるかも」。しかし，最初の Google 検索で見たような内容の詳細（喫煙は人々をリラックスさせ，ストレスを減らし，他人とも気持ちよくすごさせ，減量に役立つなどの信念）は，彼女にとって目新しいものではなく，Sandy Fraser 氏を理解するという喫緊の問題に比べて，あまり有益ではなかった。

　高齢者と喫煙に関する同じ著者による 2 つの質的論文に Trish Butler 看護師は興味を持った。その 2 つの研究とは，図 6-1 のようなものである。「こういう研究をやってみたい」「そして著者は英国の研究者だし，いつか連絡をとれるかも」と彼女は思った。

Trish Butler 看護師が簡単な Google 検索で学んだこと

　Trish Butler 看護師が最初に行った簡単な Google 検索から学んだポイントはいくつかあった。まず，価値に関連した文献を見つけるのは思っていたよりもはるかに難しいことがわかった。予想していたよりも偽陽性の数が多く，簡単に内容を把握できる以上の量がひっかかり，つまり裏を返せば，自由な時間がいくらあっても的確に全体をカバーするのが困難であった。

訳注 7：例えば臨床医が治療内容について意思決定しなければならないのに知識があやふやだと気づいたなら，参考書やインターネット検索などでとにかく「新たな知識を得たい」と感じるだろう。このように「今まさに知識を得たい」，「すぐにフィードバックして欲しい」と思う一時的な状況のこと。

しかしながら，よい点もあった。すなわち，検索に費やした時間はわずかであるが，Trish Butler 看護師はすでに役に立つアイデアをいくつか手に入れていた。例えば「教育的好機」の論文や，喫煙のポジティブな価値に関する論文，そして臨床的に有用なものとして，COPD と抑うつの関連についての論文などである。また，大量の論文が検索で引っかかったということは，明らかにこの領域に関する研究が多くなされているということである。彼女は，これらのことが PLT セッションを企画するときにも役立つし，また自分の学位論文を書くにあたっても有用であることに気づいた（後者に関しては，高齢喫煙者を研究している少なくとも 2 人の研究者に助言とアイデアをもらうため連絡をとることができる）。

まとめると，Trish Butler 看護師は最初に探そうと思っていたもの，すなわち Sandy Fraser 氏のモチベーションを明らかにするような，研究に基づく価値に関する情報を得ることはできなかったが，最初にぶつかった 3 つの問題において助けとなるような，喫煙に関する価値とそれに関連した研究について幅広い視座を得ることができた。20 分程度の手軽で簡単な「検索と斜め読み」にしては悪くない結果であった。

PUN・DEN と価値

価値の側面に関連する文献をインターネットで探そうという Trish Butler 看護師の最初の試みは十分に成功し，彼女をさらなる探求へと向かわせた。彼女はいくつかの指針も見つけた。答えが完全でないことが，彼女をさらに探求の道へと押し進めた。今や彼女は価値に関する知識の基礎を得るため，もっと先に，より深く進みたいと感じていた。これは，彼女の研究に対する志向性も関係していたが，業務中の臨床家たちの多くが科学的エビデンスを得たいと思うのと同様に，価値に関する知識への道もまた開かれているのである。NHS は研究データへのアクセスを無料で提供しており（Athens Internet パスワードの入力が必要），多くの臨床家が知識を発展させ，患者サービスを改善することを期待している。

Trish Butler 看護師がこの後に行った，より広範な情報リソースからの知識の探求は，喫煙にまつわる（ポジティブおよびネガティブな）価値の多様性を深く理解するのに役立った。それらは，Sandy Fraser 氏や他の持続的喫煙者がもたらす臨床的問題に対処したり，同僚に教育やフィードバックを行ったりするうえでも有用であった。また，Butler 看護師の個人的な収穫として，健康科学の修士課程において提出しなければならない研究計画書の冒頭の概要を書くのに役立った。

しかし後で見るように，Trish Butler 看護師がさらに価値に関する知識の探求を続けていったとき，インターネットを使って探したときに感じたほど，それがまっすぐな道ではないことがわかってきた。彼女の話の続きを進める前に，その理由について簡単にみてみよう。

価値と科学に対するエビデンスの検索

価値に関する研究を探すのが難しい理由の 1 つは，診断や治療に関する科学的知識は，エビデンスに寄与する研究の性質によって統合が容易であるということが挙げられる。メタ分析やメタ統合により知識がより一般化され，サマリーやオーバービューとしてまとめられる。よく閲覧されるウェブサイトはそれに応じて，臨床にすぐに使える知識のダイジェストやまとめを作成しており，日々の診療において臨床知識を十分に最新に保つために原著論文を読む必要はほとんどない。

価値に関する知識の基本はこれとは異なる。価値とは人々に関することであり，われわ

れ各自が異なるように，それぞれの状況も異なり，それぞれの研究プロジェクトもこの「n of 1[訳注8]」の文脈を考慮しなければならない。この傾向は他の社会科学よりも強い。したがって，メタ分析[訳注9]によってデータを要約することはかなり問題であり，実際，原著論文のほうがVBPにまさに求められるものを裏打ちする，価値の豊かさを多く含んでいる。これは，価値に基づく診療のエッセンシャルに関して述べた本書が，一般的な理論や研究知見よりも個人のストーリーに焦点をあてて書かれている理由の1つである。

このような難しさは価値の性質に由来するものであるが，価値に関する知識を得る困難さにはさらなる理由があり，これは研究データベースの成り立ちと関係がある。のちに見るが，Trish Butler看護師は最初のGoogle検索から先に進もうとしたとき，この難しさに突き当たった。多少は予想されるように，ここでの本質的な問題は，データベースそれ自体が価値に関して検索するときに使う用語に対して感度が低いことにある。のちほどこの問題と，この困難を克服する試みについてみてみたい。わかりやすい例としては「価値(values)」という用語そのものである。Butler看護師が見つけたように，この用語に多くの意味があるために，例えばPubmedのような科学的データベースで検索すると，「ヘモグロビン値(value of the hemoglobin)」のような偽陽性の検索結果が多くヒットしてしまうのである！

学問分野ごとのデータベースへのアクセス

疑問への探求をさらに進めることを強く決意したTrish Butler看護師は，その夜にまた検索することにした。時間に余裕もあり，また修士課程で得た教材の1つである研究ハンドブックを読むこともできる。修士課程に入ったことで，彼女は大学図書館経由でいくつかの学問分野別のデータベースに電子的にアクセスできるようになった(Athens Internetパスワードを使って，彼女は英国NHSの職員と同じくらい幅広いリソースにアクセスすることができた。URLは本章末を参照)。

Pubmed

さまざまなデータベースのリストを眺めた後に，喫煙と疾患との関連が最も明らかな学問分野である医学のデータベースから始めることとした。ハンドブックによると，Pubmedは医学的研究における業界標準であり，それに従って2つの複合検索を試してみた。結果は芳しくなかった。「qualitative(質的)，smoking(喫煙)，persistent(持続的)，reasons(理由)，values(価値)」で検索した結果はゼロであり，「understanding why people keep smoking(喫煙し続ける理由を理解する)」で検索した結果は「遺伝情報」に関するものばかりであった！

「あらら，たぶんやり方が間違っているのね」と彼女は考えた。彼女はそこで立ち止まらず，価値に関する他の学問分野である社会科学のほうへ切り替えてみることにした。

社会科学のデータベース

この分野では，明らかに抜きんでたデータベースはなかった。ハンドブックによるとScopus(学術雑誌論文の抄録と引用を含む目録データベース)が最もよいものの1つであったが，大学は契約するには高額と判断し購読契約していなかった。かわりに大学がすすめているのはWeb of Science(オンラインの学術的引用インデックス)であったが，やはりこれも助けにはならなかった。2つの複合検索の結果は，あまり面白くなさそうな論文が2件のみであった。

訳注8：研究デザインの1つである「N-of-1 trial」は1人の研究参加者に2つの処遇のうちいずれかをマスク化したうえで実施し，評価する。そしてその効果が切れる頃に再度処置を繰り返すという方法。ここでは，個々人で同じ処遇に対して異なる評価を下す可能性がある「価値」の性質について述べている。

訳注9：複数の臨床研究データを組み合わせ，よりサンプルサイズを大きくして，統計学的に決論をだすタイプのレビュー研究。個々の研究参加者の背景や複雑さは限りなく削ぎ落とされている。

いつものGoogleに戻り，社会科学データベースに関して調べてみると，彼女はSSRN (Social Science Research Network)というよさそうなものを見つけた。しかしまたダメであった。「understanding why people keep smoking(喫煙し続ける理由を理解する)」で検索した結果はたった1件であり，経済理論に関する論文であった。「qualitative(質的)，smoking(喫煙)，persistent(持続的)，reasons(理由)，values(価値)」で検索すると，数多くの結果(12,883件)がでて来た。しかし最初のページを見ると，「Value Maximization(価値最大化)」「Stakeholder Theory(ステークホルダー理論)」「Corporate Objective Function and Performance of Private Equity Funds(企業の客観的機能とプライベートエクイティファンドのパフォーマンス)」など，ほとんどが経済学関連のものばかりであった。彼女は顔をしかめながら「私の知りたいことじゃない！」と思った。

PsycINFO

最後に，カウンセリングのことを考え，彼女は心理学へと目を向けた。ハンドブックではPsycINFO(1800年代から現在までの心理学文献を系統的に網羅している抄録データベース)をすすめており，また「Scholar Tab」が公刊された文献のみならず特定分野における研究者の検索にも有用であることを記していた。

ここで彼女は，金でなくとも，少なくとも銀を掘りあてた。2つの複合検索いずれでも，多数の，しかし対応可能な数(200〜250の間)の結果がヒットした。そこで彼女は，それぞれの最初の50文献をざっと読むことにした。「understanding why people keep smoking(喫煙し続ける理由を理解する)」のほうは直接関連するものは少なかったが，「qualitative(質的)，smoking(喫煙)，persistent(持続的)，reasons(理由)，values(価値)」の結果は，期待が持てそうだった。まだ多くの偽陽性があったが，多くの論文は喫煙に関するものであり，そのうち1つの文献が明らかに価値(文化的価値)に関するものであり，他の8つはそれを示す内容であった(例：QOL，認知，態度，心配，動機と欲求，などの用語を含む)。多くの文献は最初のGoogle検索で探していたものと同じ領域のものであったが，彼女の考えに新しい明瞭な視点を示すものが3つあった。

> **振り返りのポイント**
> 　図6-2は，Trish Butler看護師がPsycINFO検索で得た最初の文献50本の中で，特に彼女の目を引いた3つである。
> 　なぜ彼女はこれらの文献が特に興味深いと感じたのであろうか？

これら3つの文献を結ぶキーワードは抑うつであり，彼女が最初にGoogle Scholarで検索したときにCOPDと関連のあるものとしてでて来たものであった。NHSのQOF (Quality and Outcome Framework)[訳注10]の近年の変化で，総合診療において合併症に留意するように強調されており，Trish Butler看護師も慢性疾患における抑うつには十分に注意していた。しかし，思い返してみれば，Sandy Fraser氏に対して抑うつのスクリーニングを行ったことはなかった。もしかしたら，抑うつは彼が自分を「開こうとしない」理由なのだろうか？

Trish Butler看護師のさらなる検索から付加された価値

Google Scholarから得られた結果以上に，価値に関して「深い」素材を得るために，Trish Butler看護師は柔軟なアプローチを採用せざるを得なかった。フォローアップも重要である。インターネットは一般的な意味で，確立された研究の範囲と豊かさを知るうえでは

訳注10：英国総合診療医の診療報酬における成果払い制のこと。年単位で変更される指標により，結果に応じて表彰を受けたりインセンティブがついたりする。

> 4. 名前：Bonnie Spring
>   所属：教授，行動医学，Northwestern University，2005年～現在
>   発表論文抄録より：抑うつと喫煙が生涯において同時罹患する頻度が高いにもかかわらず，大うつ病の病歴が禁煙アウトカムを予測する信頼性は高くない。……喫煙の既往歴は喫煙再発のリスクを最も高める。アンヘドニア(快感喪失)が特に核となる特徴である
>
> 25. 名前：Jane Wardle
>   所属：教授／部門長，疫学および公衆衛生学，University College London
>   発表論文抄録より：HPV ワクチンを受ける意図と，その意思決定の理由。多くの人の理由は……喫煙と飲酒量，身体活動ががんサバイバーと……で比較され……喫煙は低い QOL と高い抑うつ率と関連…
>
> 36. 名前：Wayne J.Katon
>   所属：非常勤教授，ヘルスサービス部門，University of Washington
>   発表論文抄録より：Patient Health Questionnaire-9 で測定された抑うつ。基礎的な人口統計データでコントロールし，喫煙と……肥満，座りがちのライフスタイル，喫煙，治療への低いアドヒアランスのリスクと関連…

図6-2　「qualitative(質的)，smoking(喫煙)，persistent(持続的)，reasons(理由)，values(価値)」で Trish Butler 看護師が PsycINFO の Scholar Tab 検索を行った結果のうち興味を引いたもの(編集済)

役に立った。そして1人以上の研究者に連絡をとることについて，スーパーバイザーと相談することにしていた。

さらに，PsycINFO から得られた抑うつに関する注意から，彼女の3つの問題のフォローアップについてのいくつかのアイデアを思いついた。

臨床的問題

モチベーションが下がるような，うつ病や抑うつ的な考えに Sandy Fraser 氏が陥っている可能性があるかどうかを知りたく思った。例えば，無力感や罪悪感，無関心などの可能性である。

教育的問題

ここでの Trish Butler 看護師の問題とは，最近持ち上がった Sandy Fraser 氏のような患者にどう対処するかという臨床上の議論を解決に導くような PLT セッションを行うにはどうすればよいかということであった。この問題に直接ぶつかるのは逆効果に思われた。(動機づけアプローチからは)自分の熱意をただ他人に押し付けるのは危ういことだともわかっていた。そして，単に同僚と対立するだけでは，彼らをもっと極端で防衛的にさせるだけだろうと考えた。

PC の前に座って，頭も検索モードになっている間に，価値に基づく教育の問題について，Google Scholar で簡単に文献検索をしてみた。3つの文献が見つかった。1つは看護系雑誌のコラムニスト(Castledine, 2004)が，難しい医師に看護師がどう対応するかについて書いたものであった。残り2つはいずれも「医師はどのように学ぶか」というタイトルで，1990年の英国総合診療医学会(Royal College of General Practitioners：RCGP)の Occasional Paper と，前述の Hank Slotnick の論文であった(Slotnick, 1999)。

医師の学びの鍵となるものは，看護師やその他の人々の学びとそれほど違いはない，ということに Trish Butler 看護師は気づいた。学習者が解決したい問題がそこにあることが重要である。彼女が直感したのは，抑うつと COPD との関連が共通の出発点となるだろう，つまり，その共有された価値から一緒に前進することができ，大きな一致をみなくても，

少なくともお互いの考えを理解できるだろう，ということであった。Tom Peters 医師を含めたスタッフ全員が，メンタルヘルスケアに対して患者中心のアプローチをとる必要性はわかっていた。Peters 医師も PLT セッションを手伝うといっていたので，彼女は彼に，COPD の合併症である抑うつや他の精神症状について最近の文献を読んでみるよう頼んでみることにした。これによって Peters 医師にも，Sandy Fraser 氏のような患者を理解するための，新しく，より支持的な方法に向かうきっかけとなるだろう。そして PLT セッションで文献を提示することで，禁煙におけるこのような側面へのアプローチの重要性についての議論を導くことができるだろう。より大きな問題である「対決的アプローチか支持的アプローチか」については未解決である。しかし，少なくとも PLT セッションによって，多職種がよく協調してともに働くことの能力を高めることができるだろう。

研究的問題

　Trish Butler 看護師の関心は，高齢の COPD 患者における仮面うつ病の問題へと移って行った。研究として何をやるかという考えはまだ不明瞭であった。しかし，抑うつや他の気分障害が患者の価値やモチベーションに深く影響を与えていることに彼女は気づいた。そして各自のナラティブを探求するやり方で，質的な研究をするというアイデアにひかれていった。おそらく，COPD 患者で，抑うつがある人とない人における健康に関する信念や価値を比較し，禁煙に対する動機づけアプローチにどのように影響しているかをみることができるだろう。彼女はわき上がってくる熱意とともに思った。「これは面白い研究になりそう……」

　この新しいアイデアの洪水に勇気づけられ，彼女はスーパーバイザーに連絡をした。スーパーバイザーは前向きで，この広範なテーマは学位論文に適切ではないかといい，次のように述べた。「そしてあなたの仕事に直結するテーマなのが素晴らしいわね」

　彼女は「そのうち，もっと狭いテーマに絞る必要があるわ。でもとりあえず，次のステップは，より注意深い文献検索ね」といって，Trish Butler 看護師に 2 つの情報リソースを示してくれた。1 つは，Oxford 大学の Healthtalkonline（以前の DIPEx）プログラムであり，さまざまなヘルスケア分野における患者経験のナラティブを集めたもの。もう 1 つは，Warwick 大学 Medical School の VBP のウェブサイト（本書のシリーズに関するウェブサイト。プロローグ参照）である。

健康関連の価値の知識に関する新しいリソース

　本書では，Trish Butler 看護師が研究を進めるうえで，どのように次のステップに移ったかを詳しく述べるだけの余地はない。彼女が調べた 2 つのウェブサイトは，直接アクセスもできるし（URL は本章末を参照），本書のシリーズに関するウェブサイト経由でもアクセスできる（プロローグ参照）。

　どちらのウェブサイトも，価値と喫煙に関する知識を増やしてくれたが，いずれも万能薬ではなかった。価値に関連する文献を探す中で Trish Butler 看護師が学んだ，おそらく最も重要なことは，価値そのものと同じように，多様性が鍵となるということである。価値に関して検索するときに真の「ゴールドスタンダード[訳注11]」は存在しない。ここでの「ゴールドスタンダード」は，特定の検索における（時間とアクセスの）制約の中で，柔軟で創造的なやり方で，多様な方法を用いることなのである。

訳注 11：例えば，悪性腫瘍の検索においてなら，各種画像検査よりも病理検査がゴールドスタンダードになる。しかし，過敏性腸症候群に対してはゴールドスタンダードが存在しない。

Healthtalkonline

　禁煙に関するデータベースはないものの，Healthtalkonline は，さまざまな疾患に関する患者経験のナラティブ教材を有する大規模なデータベースである。その多くをウェブサイト上で多様なフォーマットで視聴することができ，疾患による索引もあるが，患者の価値の側面にも触れる視点による索引も用意されている。そこでみられるものは，患者が自らの疾患に立ち向かい，意思決定をするやり方に影響する，実に幅広い多様な世界観である。こうしたものをもっと深く読み込むことで，Sandy Fraser 氏と同じ特性を持つ患者についての省察が得られるだろうと彼女は思った。

　彼女自身の研究に関して Healthtalkonline の問合せ番号に電話してみたところ，禁煙に関するデータベースはまだないものの，同様の調査を進めているということであった。そのため彼女は今後も連絡を取り続けることは自分の研究にとって大きな価値があると思った。また，Healthtalkonline チームは，患者だけでなく臨床家にも経験を語ってもらうのはどうかという彼女のアイデアに興味を持ったようだった。

VBP ウェブサイト

　VBP や本書のシリーズに関するウェブサイト（プロローグ参照）は，Trish Butler 看護師にとっていくつかのレベルで有用であることがわかった。第 1 に，動機づけ面接法に興味があったにもかかわらず，今や多くの学問分野にとって，価値に関する仕事をするときに役立つさまざまなツールを提供していることを彼女は知らなかった。これは本書の第 I 部で述べた「医療に関する価値のツールボックス」と呼んでいたものだ。彼女は，ヘルスケアにおけるこの領域が，EBM に関する仕事をしている人々のみならず，ますます多くの人に興味を持たれていることに勇気づけられた。

　研究に関しては，VBP のウェブサイトで，価値に関して探索するうえで役に立つさまざまな研究ツールの例を見ることができた。彼女はその多様性を素晴らしいと感じた。すでに知っている量的および質的，経験的プロトコルに加え，哲学的方法の例を知ることができた。すなわち，分析的研究〔例：Sadler(2005)の診断における価値〕や，現象学的研究〔例：Stanghellini(2004)の統合失調症に関する研究；Carel(2008)や Toombs(1993) のリンパ脈管筋腫症や多発性硬化症に関する経験を現象学的に探求した研究〕である。Colombo et al.(2003)の多職種チームに関する研究は，経験的‒現象学的な混合研究法であり，彼女の研究関心に特に近いと感じた〔これらの詳細は本書シリーズに関するウェブサイト（プロローグ参照）に載っている。Colombo の研究については第 9 章で改めて述べる〕。

　多くの研究の広がりと多様性を調べることで，Trish Butler 看護師は自分の研究の前後関係を整理することができた。しかし，彼女の学位論文プロジェクトに許される時間とリソース（専門的研究技能とスーパーバイズを含む）から考えて，それらの研究例は彼女が達成できる範囲を越えていた。したがって，彼女は当初の計画である質的/ナラティブ研究を実施しようと決めたのであった。

VaST：価値に関心のあるすべての人にとっての検索ツール

　これらの研究例から進んで，彼女はスーパーバイザーから聞いた価値検索マニュアルにいきついた。VaST(Values Search Tools)と呼ばれるそのマニュアルは，彼女がこれまで価値に関する文献を探すときに出会った多くの困難や限界をはっきりと設定していた。また，彼女のように，関連文献に関する包括的レビューをめざすのではなく，研究に関して合理的なアイデアを得たいという人のための簡単な検索法も載っていた。

　この簡便な VaST の核心は，図 6-3 のような「価値フィルター」と呼ばれる一連の検索

```
1. attitude*[tw]（態度）
2. perceptions[tw]（知覚）
3. qualitative[tw]（質的）
4. coping[tw]（コーピング）
5. counseling[tw]（カウンセリング）
6. cultural[tw]（文化的）
7. ethics[tw]（倫理）
8. experiences[tw]（経験）
9. interviews[tw]（インタビュー）
10. perceived[tw]（知覚された）
11. personal[tw]（個人的な）
12. professionals[tw]（専門職）
13. QOL[tw] OR Quality of Life[mh]（QOL）
14. relations[tw]（関係）
15. respondents[tw]（回答者）
16. satisfaction[tw]（満足）
17. staff[tw]（スタッフ）
18. well-being[tw]（ウェルビーイング）
19. Adaptation, Psychological[mh]（心理的適応）
20. Nurse's Role[mh]（看護師の役割）
21. Social Support[mh]（社会的サポート）
22. OR/1－21
```

注：[mh]は「Medical Subject Headings」（PubMedでリストされる検索語）を，[tw]は「Text Words」（フリーテキスト語句）を表す。(Petrova *et al*., 2011)

図6-3　VaSTマニュアルからのPubmedのための簡便な価値フィルター

語リストであった。これはもともと，価値に関する文献について最高のヒット率〔専門的には，精度（precision）と感度（sensitivity）。ウェブサイトを参照〕をだすような，もっと長いリストからなっていた（Petrova *et al*., 2011）〔VaSTマニュアルは本書シリーズに関するウェブサイト（プロローグ参照）からダウンロード可能〕。

このマニュアルでは，VaST検索語リストは少数の疾患（COPDを含まない）についてのみ妥当であり，また簡便な価値フィルターもPubMedのみで妥当である，ということが強調されている。しかしButler看護師はマニュアルの指示に従い数分間，PubMedでCOPD患者の価値に関する簡便な検索を行ってみた。検索結果は図6-4にまとめた。

振り返りのポイント

VaST検索語を用いたPubMed検索では，ゼロという以前の結果とは明らかに違う結果がもたらされた。しかしこれは役に立ったのだろうか？　もしそうならば，どのように？

以降，Trish Butler看護師がPubMedのさらなる検索で学んだことをみていくが，あなたならどう考えるだろうか？

検索語リスト（図6-3）と検索結果（図6-4）を見てほしい。

検索語からの学習ポイント

Trish Butler看護師はVaSTの簡便な価値フィルターを構成する検索語からだけでも多くのことを学んだ。まず第1に，これらの妥当な検索語の多くは直感的なものからはほど遠いということであった。「ethics（倫理）」，「quality of life（QOL）」，「satisfaction（満足）」，「well-being（ウェルビーイング）」などは，価値に関するものと直感的にもわかる。しかし，例えば「coping（コーピング）」はどうだろう？　確かに，それについて考えれば価値との関連を見つけることはできる。例えば，コーピングは回復に関係した概念であると。でもきっかけがなければ，それを考えつくこともないことに彼女は気づいた。実際に，彼女が最初に考えた2つの複合検索〔「understanding why people keep smoking（喫煙し続ける理由を理解する）」と「qualitative（質的），smoking（喫煙），persistent（持続的），reasons（理由），values（価値）」〕の中には，リストに含まれる単語はわずか1つしかなかっ

> 1. Living and dying with severe chronic obstructive pulmonary disease : multi-perspective longitudinal qualitative study.(重度COPD患者の生と死：複数パースペクティブからの縦断的質的研究)
> 4. The impact of disability on depression among individuals with COPD.(COPD患者における抑うつ障害による影響)
> 5. The COPD Helplessness Index : a new tool to measure factors affecting patient self-management.(COPD無力感指標：患者の自己管理に関する因子を測定する新しいツール)
> 8. Depression and health-related quality of life in chronic obstructive pulmonary disease.(COPDにおける抑うつと健康関連QOL)
> 10. Cognitive decline among patients with chronic obstructive pulmonary disease.(COPD患者における認知機能低下)
> 11. Comorbidities, patient knowledge, and disease management in a national sample of patients with COPD.(COPD患者の国民サンプル調査における合併症，患者知識，疾患管理)
> 16. COPD as a systemic disease : impact on physical functional limitations.(全身疾患としてのCOPD：身体機能限界への影響)
> 19. The language of breathlessness differentiates between patients with COPD and age-matched adults.(息切れときの言葉がCOPD患者と年齢マッチさせた成人を判別する)
> 20. Panic attacks and perception of inspiratory resistive loads in chronic obstructive pulmonary disease.(COPDにおけるパニック障害と吸気抵抗負荷の知覚)
> 23. Impact of cough across different chronic respiratory disease : comparison of two cough-specific health-related quality of life questionnaires.(さまざまな慢性呼吸器疾患における咳嗽の影響：2つの咳特異的な健康関連QOL質問紙の比較)
> 31. Sex differences in the prevalence of psychiatric disorders and psychological distress in patients with COPD.(COPD患者における精神疾患と心理的ディストレスの頻度における性差)
> 36. Impact of COPD exacerbations on patient-centered outcomes.(患者中心のアウトカムに及ぼすCOPD急性増悪の影響)
> 37. Summaries for patients. Combination inhaler therapy for chronic obstructive pulmonary disease.(患者用サマリー：COPDに対する混合吸入療法)
> 39. Summaries for patients. Interval versus continuous high-intensity exercise for patients with chronic obstructive pulmonary disease.(患者用サマリー：COPD患者に対する間欠的および持続的な高強度運動の効果)
> 41. Does quality of life of COPD patients as measured by the generic EuroQol five-dimension questionnaire differentiate between COPD severity stages?(EuroQol五次元質問票を用いて測定したCOPD患者のQOLはCOPD重症度分類を識別するか？)
> 44. Effect of rollator use on health-related quality of life in individuals with COPD.(COPD患者の歩行器使用が健康関連QOLに及ぼす効果)
> 45. Nurse-conducted smoking cessation in patients with COPD using nicotine sublingual tablets and behavioral support.(ニコチン舌下錠と行動的支援を用いたCOPD患者に対する看護師の禁煙セッション)
> 46. Patient understanding, detection, and experience of COPD exacerbations : an observational, interview-based study.(COPD患者の急性増悪に関する理解，察知と経験：観察的インタビュー研究)

図6-4 Trish Butler看護師が健康関連価値とCOPDに関するVaST検索を実施した結果の一部(タイトルのみ，全47件)

た(「qualitative(質的)」)。最初の PubMed 検索が非効率的であったのも，もっともである。

　簡便な価値フィルターの検索語の多くが直感的なものでないことから，Trish Butler 看護師は価値について検索するときに直感に頼ることの限界を学んだ。直感的検索はその限りにおいて確かに有効ではあるが，それは特に臨床的な目的で仕事中などに簡単に検索する場合である。教育的および研究的目的においては直感だけでは明らかに不十分である。彼女自身の研究に関連していえば，VaST の検索語リストの中に「Nurse's Role(看護師の役割)」という検索語を見つけて勇気づけられたが，それは健康関連の価値に関する文献を入手するうえで有効であった〔これは明らかに彼女の職種が「research active(研究的に活発)」な領域であった〕。そして研究プロジェクトと関連のある3つの言葉が彼女の心に浮かび上がった。「counseling(カウンセリング)」，「experience(経験)」と「interview(面接)」である。これは彼女のスーパーバイザーが指摘していたように重要なことであり，同じ志を持つ仲間を見つけ考えを共有して発展させたり，普及の段階においても適切な学会や雑誌を見つけたりするための助けになると思われた。

Trish Butler 看護師が見つけたことからの学習ポイント

　前述の方法から得られた主な内容は，Butler 看護師が直感的検索から学んだことを確かなものとした。

- 臨床的には，患者と家族の理解と経験に関する論文があった(例：COPD に関する患者と家族の経験に関する論文が1編，息切れの言葉に関するものが19編であった)。
- 教育的セッション的には，ここでも抑うつとの関連が出現し，パニック発作のような他の合併症についてさらに論文が見つかった。これらは Tom Peters 医師に紹介できると思われた。新しい Helplessness Index(無力感指数)と患者の自己管理に関する5編の論文が見つかった。
- 研究プロジェクト的には，彼女の研究に使える可能性のある方法論について有用な示唆が得られた。ある論文(論文46, Kessler et al., 2006)は「観察法と面接に基づく」方法論を使用し，患者の経験(この事例では急性増悪に関する経験)を探求しており，とても有望なように思えた。

　簡便な検索フィルターを使用することは，直感的な検索よりも少しだけ複雑なように思えたが，それでもたったの数分しかかからなかった(今後のためにフィルターを入手する時間も含めて)。そしてこれにより，少数の，焦点の絞られた文献選択が可能になった。つまり彼女は，長い文献リストの中でさまよう必要はなくなり，完璧な47編の文献を数分でスキャンできるようになったのである。確かに偽陽性の文献はまだ多く存在したが，以前よりも少ない数であった。すべての文献は呼吸器疾患に関するもので，2編以外はCOPD 関連，その中で45編中14編は，直接的(例：視点に関する1編と QOL に関する41編)あるいは間接的に(例：自己管理に関する5編と当人中心のケアに関する36編)，価値に関するものであった。文献に関する真陽性率は約30％であり，検索語の妥当性が検証された VaST フィルターを用いる限り，より広範で包括的な文献検索をしたときと同様の検索結果にいたっていることに彼女は確信が持てた。

Trish Butler 看護師が見つけなかったことからの学習ポイント

> **振り返りのポイント**
> まとめると，Trish Butler 看護師が文献検索で見つけたことからの学びはたくさんあった。しかし彼女が見つけなかったことからの学びは何であっただろうか？（例：その欠如によって明らかになることからの学び）
> この質問に対して，特に禁煙に関する価値の側面を念頭において，少し考えてみよう。

最初の文献検索結果のレビューからは，Trish Butler 看護師は，われわれのほとんどがそうするように，そこにないものではなく，そこにあるものに焦点をあてた。しかし，後に検索結果を振り返ってみると，価値の観点からは，**検索結果から欠如しているもの**こそが興味深いことに彼女は気づいたのである。例えば：

- 第 1 に，**禁煙介入**に関する患者の経験に関するものは何もなかった。さまざまな種類の介入やその有効性に関する論文が多くあった（看護師主導プログラムを含む）。しかし驚くべきことに，禁煙における動機づけの重要性が認知されているにもかかわらず，患者の視点からは異なる介入がどのように見えるかについての論文はなかった。Oxford の Healthtalkonline が実施中の研究がこのギャップを埋めようとしていたが，この領域で動機づけ面接法が広く採用されていることを考えても，ギャップそのものが驚くべきことであった。
- 第 2 に欠落していたのは，禁煙介入に関する**臨床家の経験**に関するものであった。もっと理解しやすいと思われるこの内容は，彼女の第 2 の問題に関連していた（Sandy Fraser 氏のような抵抗する患者をどう管理するかについての診療における議論の増大）。さらに，動機づけ面接法の経験から，彼女は個人による動機づけよりも，**人々の関係性**による動機づけを理解することの重要性を実感していた。これはやはり驚くべきギャップであり，これを研究で見てみたいという彼女の考えに Healthtalkonline が興味を持ったのである。
- 第 3 に，**ポジティブなもの**に関する文献がまったくなかった。Trish Butler 看護師が，人生に対してポジティブなアプローチをとっているにもかかわらず，最初の Google 検索で見つけたのは，臨床家のネガティブバイアスであった（第 4 章でメンタルヘルスチームのメンバー数名における無意識のネガティブバイアスについて述べた。図 4-1 にある強さ，レジリエンス，向上心といった StAR 価値に基づいてアクションできたのはサポートワーカーであった）。このポジティブなものを無視してネガティブなものに注目するバイアスは，PubMed を VaST 検索したときにも顕著であった。

彼女が見つけられていない研究もまだまだ存在することであろう。しかし，標準化された検索語を用いた VaST フィルターで得られた結果が示すのは，そのような研究は少なくとも PubMed にはほとんど載っていないということである。明らかに，この領域の価値に関する妥当な臨床研究はまだまだ探求されていない。

Sandy Fraser 氏と Slotnick の学習サイクルのステージ 4

本章の主な焦点ではないが，Hank Slotnick の学習サイクルの第 4 の要素は，新しい学習がいかに定着するかが重要であった。Trish Butler 看護師の場合は，どのように学習が進んだであろうか？

PLT セッションは成功した。Tom Peters 医師は抑うつと COPD に関する文献を読み，

禁煙に関する困難に対してより省察的なアプローチをとるようになった。Trish Butler 看護師が予想したように，セッション中に疾患の合併症に気づきを促すことで，喫煙と継続的喫煙者の是非に関して極端な議論を避けることができるようになった。学位論文計画書に関しては，スーパーバイザーは彼女の最初の草稿に満足を示した。スーパーバイザーは Butler 看護師にもっと計画をスリムにするようにすすめつつ，最初の導きに従って正しい歩みを進めていることを褒めた。そして，研究者としての適性が現れてきた，といった。

n of 1

しかし，Sandy Fraser 氏はやはり謎のままであった。抑うつの徴候は見つからなかった。Trish Butler 看護師は彼に，彼女の研究に参加してくれないかと頼むつもりであったが，研究倫理委員会からの返事を待っている間に，彼は突然診療所への通院をやめてしまったのである。最初は彼が単に通院を諦めてしまったのかと思ったが，地域看護サービスから，Ivy が突然亡くなり Fraser 氏が引っ越したということを聞いた。3 カ月後，Butler 看護師は Fraser 氏から手紙をもらったが，そこには彼女のすべてのサポートに感謝していること，そして Ivy が死んでから 1 本も煙草を吸っていないとことを伝えたかったということが書かれてあった。しかしその理由には触れておらず，その後も謎のままであった。

Sandy Fraser 氏の継続的喫煙の謎は，Trish Butler 看護師を行き詰まりポイントに陥らせたが，彼女の新しい学習はすべてそこから始まり，価値に関する多くの研究から得られる，おそらく最も重要な教訓を彼女は学んだのだった。すなわち，ある状況において役に立ちそうな価値に関する研究からどんなに学んだとしても，個々人としてのわれわれは，*n* of 1 の研究という言葉の中にとどまるということである。

まとめ

本章が示したことは，価値に関する多くのことと同様に，電子データベースからの適切な文献の入手は，想像以上にくじ引き的だということである。ここでは，研究のカテゴリー化のうえで役に立つであろう比較的簡単な技術革新についていくつか紹介した。現在，価値に関する領域は比較的未開発であるとはいえ，Trish Butler 看護師の経験が示すように，少しの柔軟性を持って継続して行うことで，インターネットから多くのことを学べるのである。Butler 看護師が学んだことを，きっかけと追究ポイントとして要約しておこう。

- きっかけ：すでに知っているが今は見逃していることを思い出させるもの（例えば COPD と抑うつなどとの関連）。
- 追究ポイント：発表された論文から構築できるアイデア（Trish Butler 看護師にとって研究上の鍵となるアイデアは，喫煙に関する臨床家と患者の経験を探求することであったが，そのための有用なパラダイムを見つけた）。

表 6-1 に Trish Butler 看護師が使ったさまざまな検索ツールの利点と欠点を列挙した。この図からは 2 つの重要なことがいえる。1 つは知識を得ることに関することである。そのメッセージとは，価値に関することの検索方法には，すべてのトピックとコンテキストに適した唯一の，いわゆる「ゴールドスタンダード」はないということである。ここでは，Butler 看護師が採用したような柔軟なアプローチが必要となり，多くの検索法を「試験走行」として実行し，その後フォローアップすることが重要である。

2 つめは，知識を得ないことに関することである。そのメッセージとは，これらのツールを単独で用いようと合わせて用いようと，特定の状況における**特定の個人**において機能している価値については何もわからないということである。Trish Butler 看護師が見つけ

表6-1　価値に関する検索をするときの3つの主要な方法の利点と欠点

検索タイプ	利点	欠点
Google Scholar	時間：即時的，素早い臨床的疑問の解決に最適 特定の検索法を学んだりパスワードを入手したりすることなく実行できる 無料のオンラインソースのドキュメントへのリンクも得やすい 単語の置換や再検索が容易 研究者が見逃している「素人の」視点が得やすい	研究者や司書に対してそれが正当な方法であると納得させたり，公式な研究においてそれを使ったりするのが難しい場合がある（しかし多くの研究者が実際に使っている）
確立されたデータベース	ツールを学べば，公式の検索における有用なスキルが得られる 検索を保存できる 公式の研究において「受容されやすい」方法	ツールを学ぶ時間が長くかかる 実際に検索を行う時間も長くかかる ウェブサイトへのアクセスはパスワードが必要 検索結果からソースドキュメントのオープンアクセス版を見つけるのが難しい
VaST検索	妥当な価値関連検索語を用いることで，直感的なデータベース検索より改善され，より多くの検索結果を生む（真陽性率も高い） 短い検索語フィルター（図6-3）が入手でき，PubMedで繰り返し使えるように「保存」できる この文脈におけるデータベースの使用が簡単になる データベースからの情報のほうが，公式の研究においてはより承認されやすい	公式のデータベース検索に関して，同じデータベースへのアクセスと，検索法の学習が必要となる 本書シリーズのウェブサイトからVaSTのマニュアルがダウンロードが必要となる PubMedに対する妥当性が検証されているのみ

たように，価値に関する研究から得られる一般化されたエビデンスは，どんな種類の価値が重要であるかを提案するうえで役立つ（したがって，先ほど要約したきっかけと追究ポイントが重要なのである）。しかし，それぞれの個人というのは常に，n of 1 なのである。かくして，Butler看護師に最初の行き詰まりポイントをもたらした患者Sandy Fraser氏は，この n of 1 の物語の中で，喫煙の謎を残したまま人生を送りそして亡くなったのであった。

（孫　大輔）

参考文献

Butler, C.C., Pill, R. and Stott, N.C.H. (1998). Qualitative study of patients' perceptions of doctors' advice to quit smoking. Implications for opportunistic health promotion. *British Medical Journal* 316, 1878–81.

Carel, H. (2008). *Illness*. UK: Acumen Publishing.

Castledine, G. (2004). Nurses must learn methods to deal with difficult doctors. *British Journal of Nursing* 13, 479.

Colombo, A., Bendelow, G., Fulford, K.W.M. and Williams, S. (2003). Evaluating the influence of implicit models of mental disorder on processes of shared decision making within community-based multidisciplinary teams. *Social Science & Medicine* 56, 1557-70.

Edwards, R. (2004). ABC of smoking cessation. The problem of tobacco smoking. *British Medical Journal* 328, 217-19.

Eve, R. (2003). *PUNs and DENs: Discovering Learning Needs in General Practice.* Oxford: Radcliffe Publications.

Kessler, R., Ståhl, E., Vogelmeier, C. *et al.* (2006). Patient understanding, detection, and experience of COPD exacerbations: an observational, interview-based study. *Chest* 130, 133-42.

Maudsley, G. and Strivens, J. (2000). Promoting professional knowledge, experiential learning, and critical thinking for medical students. *Medical Education* 34, 535-44.

Miller, W.R. and Rollnick, S. (2002). *Motivational Interviewing: Preparing People for Change.* New York/ London: Guildford Press.

Monden, C.W., de Graaf, N.D. and Kraaykamp, G. (2003). How important are parents and partners for smoking cessation in adulthood? An event history analysis. *Preventative Medicine* 36, 197-203.

Petrova, M., Sutcliffe, P., Fulford, K.W.M. and Dale, J. (2011). Search terms and a validated brief search filter to retrieve publications on health-related values in MEDLINE: a word frequency analysis study. *Journal of the American Medical Informatics Association* [16 August; Epub ahead of print].

Polanyi, M. (1967). *The Tacit Dimension.* London: Routledge and K. Paul.

Richards, H. (2003). Victim-blaming revisited: a qualitative study of beliefs about illness causation, and responses to chest pain. *Family Practice* 20, 711-16.

Ritchie, D., Amos, A. and Martin, C. (2010). Public places after smoke-free-a qualitative exploration of smoking behavior. *Health and Place* 16, 461-9.

Royal College of General Practitioners (1990). *How Doctors Learn.* Occasional Paper No. 44. London: Royal College of General Practitioners.

Sadler, J.Z. (2005). *Values and Psychiatric Diagnosis.* Oxford: Oxford University Press.

Slotnick H. (1999). How doctors learn: physicians' self-directed learning episodes. *Academic Medicine* 74, 1106-17.

Stanghellini, G. (2004). *Deanimated Bodies and Disembodied Spirits. Essays on the Psychopathology of Common Sense.* Oxford: Oxford University Press.

Thornton, T. (2006). Tacit Knowledge as the unifying factor in EBM and clinical judgement. *Philosophy, Ethics, and Humanities of Medicine*, 1: 2doi: 10.1186/1747-5341-1-2 at http://www.pehmed.com/content/1/1/2

Toombs, S. Kay. (1993). *The Meaning of Illness: a Phenomenological Account of the Different Perspectives of Physician and Patient.* Dordrecht, The Netherlands: Kluwer Academic Publishers.

参照ウェブサイト

- http://www.library.nhs.uk からデータベース（PubMed と PsycINFO を含む）にアクセス可能。司書サービスと，英国の臨床家のために，臨床的疑問に答える情報を提供するようなクエリー応答サービスがある。
- Oxford DIPEx プログラムのリソースは，http://healthtalkonline.org を通じてアクセス可能。
- 価値に関する検索マニュアルである VaST は，本書のシリーズに関するウェブサイト上（プロローグ参照）で閲覧可能。

■ VBPの全体図　要素「コミュニケーション技法」

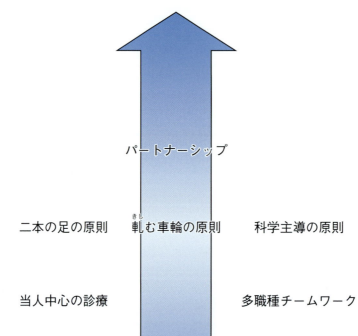

7 糖尿病のコントロールとコントローラー：コミュニケーションがなくては何も始まらない
VBPの要素その4：コミュニケーション技法

> **本章の主な内容**
>
> 総合診療医のMellon医師が，10代の女性Vicky Bartlettとその母親を相手に，厄介な糖尿病管理の問題に取り組む様子を通して，従来のコミュニケーション技法とVBPが多種多様な相互作用を持つことを示す。
>
> 他には，以下の事項が含まれる。
> - ICEおよびICE StAR
> - 価値を引き出すこと
> - クリニカルリーダーシップと対立解消
> - マネジメント理論とクリニカルリーダーシップ
> - 自己管理と糖尿病
> - 思春期ケア，親とのかかわり方
> - チームワーク

> **実践のためのメッセージ**
>
> VBPは，ニーズや困難に焦点をあてるという従来のツールに強さを付与することでコミュニケーション技法の向上に特に役立つ。

コミュニケーション技法トレーニングの始めに，学生は，ideas（考え），concerns（心配），expectations（期待）などを引き出すこと，明らかにすることを教えられる[訳注1]。もともとはDavid Pendleton *et al.*（1984）によって提唱され，その後Roger Neighbour（1987）などによって深められたこの概念は，ICEの略称で親しまれている。本章を通じてこの略称を使用するが，敬意を込めてである。あえてこう述べるのは，ideas, concerns, expectationsは実は価値の問題であるのに，それらと本気で取り組む代わりに"ICE"という表現を使ってすませる場合が多過ぎるからである。ICEをはっきりと価値に関連づけることは，本章でみていくように，「チェックボックス（項目）」を削っていく傾向に歯止めをかけるうえで非常に重要である。それは，第2章で概略を説明したように，コミュニケーション技法とVBPの間に存在する豊かな相互作用の側面の1つである。

- コミュニケーション技法は（ⅰ）（自分や他人の）価値を引き出すスキルと（ⅱ）対立を解消するスキルでVBPを支援する。
- 一方，VBPは，主張の裏にあるものを探り，患者の病状，ライフスタイル，重要な人間関係に関与する価値（患者だけでなくわれわれの価値も）を本当に知る助けとなり，コ

訳注1：わが国では解釈モデル（explanatory models）と呼ばれるものとほぼ同じ。

ミュニケーション技法の向上を支援する。

第3章でも検討したように，VBPは，ネガティブなニーズや困難だけでなく，特に強さ(strengths)，志(aspirations)，資源(resources)からなるStAR価値について探求することを重視する[訳注2]。VBPにコミュニケーション技法を加えれば，ICEからICE StARへと移行できる。

ICEからICE StARへ

本章では16歳の糖尿病患者Vicky Bartlettとその母親，そして長年彼女を診てきた総合診療医のMellon医師が，糖尿病管理の問題に取り組んだストーリーを通し，従来型のコミュニケーション技法とVBPの相互作用を説明する。Mellon医師は，個人のクリニックと病院の外来で同僚と働いている。Mellon医師は，この状況における(彼自身，Vicky，母親の)考え，心配，希望を理解するうえで優れたコミュニケーション技法を発揮するだけでなく，その能力をVicky，母親，彼女を心配しまた直接かかわる人々などの間に生じる軋轢を解消するためのクリニカルリーダーシップにも，発揮していく。

Mellon医師の成功の鍵となっているのは，価値に基づくバランスのとれたアプローチである。それぞれの考え，心配，希望の根底にある多くのポジティブな価値，また，より目立ちやすいネガティブな価値を上手に見つけて，ICEからICE StARへと移っていく。その医療上のアウトカムは，母親が周囲のサポートを受けていると感じられるようになったことでVickyを「手放す」ことができ，Vickyもまた子ども時代の依存から脱却し，大人として糖尿病を自己管理するのに必要な自信を持ち始めたことである。

臨床事例

Mellon医師はその日，午後にVicky Bartlettを診察することになっていたので，自分のクリニックの診察室で，彼女の退院に伴う情報提供書を読んでいた。Vickyは最近，酒の飲みすぎに起因する重度の低血糖発作のため緊急入院し，退院したのだ。彼女は何年も前から入院先の小児糖尿病外来に母親とともに通っていたので，Mellon医師は彼女が退院後に自分のところに来たことを少し意外に思った。

Vickyはわずか3歳で1型糖尿病と診断され，この母子は彼のクリニックでは有名だった。2人は糖尿病管理の技術的な部分はその小児糖尿病専門外来に任せることを希望していたし，Mellon医師が知る限り今までそれでうまくやっていた。今回，退院後の通院先としてMellon医師を希望したのがVicky本人であることを知って，「もう16歳だからかな」と思ったが，情報提供書の中で糖尿病リエゾンナース[訳注3]であるTrish Gore看護師が自分の連絡先番号を書いていることに違和感を覚えた。彼はGore看護師をよく知っていたので，事情を聞くために彼女に電話をすることにした。

問題が起こりかけている

Gore看護師はMellon医師からの電話を歓迎したが，特に明確な説明ができたわけではなかった。Gore看護師もVicky Bartlettのことは何年も前から知っていて，彼女の母親(シングルマザーで，Vickyが糖尿病と診断されたときに彼女の世話をするために仕事を辞めた)がVickyの糖尿病の管理を重視し，よく血糖値をコントロールして，入院の回数が非常に少ないことに感心していた。

しかし，Vickyが成長するにつれて，事情は変わってきた。管理がおろそかになり，最近の数カ月はHbA1cの上昇がみられた。そのこと自体は珍しいことではなく，若者は試

訳注2：医療専門職は問題点や弱点などネガティブな点を見出すことには慣れているが，逆にStAR価値のようにポジティブな側面を見出すのが苦手かもしれない。ここではあえてポジティブな側面に焦点をあてることが重視されている。

訳注3：糖尿病のケアについて患者とさまざまな専門職をつなぐ役割を果たす看護師。

行錯誤しながら親の管理を離れ徐々に自分で管理するようになっていく。しかし，Vickyの場合は，前回予約した網膜スクリーニングに現れず，そしてその後すぐに重度の低血糖発作による緊急入院となったのだった。

　Gore 看護師は，Vicky が退院する前に病棟に行って彼女に会ったが，有益な情報を引き出すことはできなかった。母親は心配し，疲労困憊している様子だった。Vicky のほうは，「子どもの診療所」にはもう戻らないと繰り返すばかりだったが，Mellon 医師のところへフォローアップの診察にいくことだけは承知した。Vicky は母親とけんかをしていて（今まで 2 人の関係は非常によかったのだが），Mellon 医師への受診を合意することは，それ以上の言い争いを避けるための Vicky なりの作戦であるという印象を Gore 看護師は抱いた。Gore 看護師はそういったあとすぐ，Mellon 医師の診療所にいる小児科の糖尿病専門看護師である Achilia Scott が Vicky のインスリンの管理を担当していてこれまで緊密に連絡をとり合ってきたし，Vicky の母親は，Mellon 医師とは長年のつき合いで今では母子にとって「叔父のような存在」になっていると何度も語っていたそうで，Mellon 医師に診てもらうのはよい選択だ，と付け加えた。また，病院のスタッフは Vicky が承知すれば喜んで引き続きかかわるし，病院に戻ろうという気持ちになったら，すぐに成人の診療所でみてもらえるようにできる，ということだった。

　その後，Mellon 医師が Scott 看護師に話を聞いてみたところ，彼女も数カ月前から Vicky のことがとても心配だったという。Vicky は今まで子どもとしては模範的な患者だったが，最近は何となくインスリンの注射量がいい加減になり，記録をつけることにもおざなりな印象を受けた。体重が目にみえて減少し，彼女の母親が，「最近 Vicky は食事をとても選り好みするようになった」とこぼしていたということである。Scott 看護師が特に心配なのは，Vicky は普段はおしゃべりで，Scott 看護師にオープンに話をしてくれたのに，この頃は飲酒の話をするとアイコンタクトを避けるし，火のついたタバコを持っているところを外で見られているのに，喫煙していると認めないことだった。何につけても「子どもじゃないんだから！」というばかりなのだという。

Mellon 医師の ICE

> **振り返りのポイント**
> 　本章での最初の考察として，簡単な「ICE エクササイズ」をしてみよう。ここでは Vicky Bartlett ではなく Mellon 医師の立場で考えることにする。
> 　よいコミュニケーションをはかるには，患者がどのような考え（ideas），心配（concerns），期待（expectations）をもって診察を受けにきているかを理解することが非常に大切だということはよく知られている。しかし，すでにこれまでの章でもみてきたように，VBP の大きな特徴は，それらの価値をどれだけ真剣に扱うか，そして，患者や介護者だけではなく，医師の視点も取り入れることである。
> 　それでは，Stuart Mellon 医師は，どのような考え，心配，期待を持って，もうすぐ始まる Vicky の診察に臨むだろうか？

　自分自身の考え，心配，期待を知ることは，自己への気づきのために学習可能なテクニックの 1 つである。第 4 章に登場した Hastings 医師は，自分が持つ価値を患者に伝えたときに相手が示す反応を，自分の盲点をうつしだす鏡のようなものとして利用した。第 5 章の Mangate 医師は事例に基づく推論の考え方が自分自身の持つ価値を知るために有効だと感じていた。ここでは，Mellon 医師が「ICE の評価」をしているのである。

Mellon 医師の考えは，Vicky が「脱線した」というものである。彼女は自分が何をしているか理解していない。典型的な思春期の逸脱にすぎないと思った。

彼の心配は明らかだ。Vicky が糖尿病管理を怠った結果，継続的なダメージを負ってしまったことから，彼女がもっと病気に真剣に向き合うよう導けなかったことへの自責の念であった。彼は長年診療してきており，若年糖尿病患者が脱線して悪化し続けるような事例を，身をもって経験していた。長年診てきた中年男性患者が失明し，透析をしているのは，自分が医師として失敗したのが原因の 1 つだと，自責の念をもって思い出すのだった。

もう 1 つの心配は，自分の知識の基盤だった。多くの同僚ら（Larme and Pugh, 1998）と同様，Mellon 医師にとって糖尿病は控えめにいっても難しい病気であった。若い患者は本当に対応が難しいうえに，最近は新しいインスリンも開発されたことで，いよいよ手に負えなくなったと感じていた。

さらに，診療があまりうまくいっていないことも心配であった。パソコンの画面には上司である Raj Patel から先ほど届いたメールが表示されている。Quality and Outcome Framework（QOF）[訳注4] も担当している Patel からのメールには，糖尿病データにおいて目標の数値に達していないことを全員にリマインドするとともに，「ポイントとはつまり報償を意味する」[訳注5] と書かれていた。

期待については，彼はこの母子をよく知っていて，医師として長期的な関係を築いてケアを続けることの重要性も認識していた。だから，Vicky が彼の診療を受けることを承諾し，それが認められたのはよいことで，それをとっかかりに何かできるかもしれないと感じていた。Vicky が診察を受けにくることについての期待には責任も伴っていた（現場が荒れたときはいつも「もう総合診療医に戻るよ」と病院の同僚には冗談を飛ばしていた。ただ，Vicky が診察に来るからにはその期待に応えなければならなかった）。

もしかしたら NP の Achila に手伝ってもらうのがいいかもしれない。彼女は思春期向けの看護クリニック（adolescent clinic）を経営したがっていて，10 代の子どもの扱いが上手なのだ。Vicky と母親は Achila 看護師とは懇意なので，自分より彼女のほうが Vicky は心を開いてくれるのではないだろうか。そう思う一方で，複雑な事例で取り扱いに苦労する患者だとわかっているのに彼女に任せるのはためらわれた。

ICE を引き出す

予約の時間になって，Vicky Bartlett と母親はいつものように時間きっかりに現れた。Vicky は珍しくむっつりと押し黙って床を見つめている。まるで今まで母親とけんかをしていたかのようだ。「先生」と Bartlett 夫人は挨拶もそこそこに切りだした。「お目にかかれてとても嬉しいですわ，この週末にあったことはお聞きだと思います。私はとても心配なのです。死んでもおかしくない状況だったのに，この子ったらまるでお構いなしなんですもの。私がどう思うかなんて知ったことではないのですわ。まるで，病気を無視し続ければ糖尿病が消えてしまうとでも思っているかのように振る舞い続けるのです。どうかこの子にいい聞かせて頂けませんか？　私はもうお手上げです。けんかばかりで」

Mellon 医師は Bartlett 夫人に答える代わりに，コーヒーを一口すすり，椅子に深く座り直して（そしてパソコンのスクリーンに表示された QOF リマインダーボックスを縮小し），Vicky のほうを向くと，「さて Vicky，どんな調子？　何が問題かな？」とたずねた。Vicky が黙っていると，Mellon 医師は 2 人に，まず Vicky だけと話をして，あとからお母さんに入ってきてもらうのはどうかと提案した。Vicky は肩をすくめたが，「オーケー。先生がそうしたいなら」といった。Bartlett 夫人は納得がいかないようで，「先生がそのほ

訳注4：2004 年から英国で導入された業績に基づく支払い方式（pay-for-performance）。ガイドラインに則った診療を促すとされている。

訳注5：QOF ではポイントの高い医師にインセンティブの支払いがある。

うがいいとおっしゃるなら……」といって部屋から出ていったが，傷つき，怒っている様子だった。

　Bartlett夫人がいなくなると，Mellon医師はがっかりした気持ちを声にださないように気をつけながら，Vickyのほうに向き直って言った。「じゃあVicky，何があったのか説明してくれるかな？　君がこんな風になるなんて思わなかったよ。今までとても上手に糖尿病とつきあってきたからね。さあ，大丈夫だから教えて。どうしてこんなことになったの？　何が問題？」

振り返りのポイント
　ここで，この診察の重要なオープニングのやりとりの段階で何が起きたか，そしてこの会話にかかわる人物達はどのように反応すると思われるか考えてみよう。
　Mellon医師のICEはこのコミュニケーションに影響しただろうか？
　これに対してVickyと母親はそれぞれどのような反応を見せるだろうか？
　Mellon医師はどのようなスキルで相手の気持ちや考えを引き出したのだろうか（あるいは引き出せなかっただろうか）？

　前述のMellon医師のICEを踏まえると，彼がこの問題に立ち向かおうとしていることには驚かないかもしれない。彼が診察開始にあたってとった態度をみればわかるだろう。彼は糖尿病管理において思春期はとても難しい時期であることを承知している。いくつもの心配（悪化した糖尿病患者に対する罪悪感，Vickyと母親の期待に応えられないのではないかという不安，PatelのQOFポイントについてのリマインドなど）が頭から離れない。そうでなくても苦手な領域（糖尿病管理）で，(Gore看護師とAchila看護師の話から)気を遣う話し合いになるだろうことを十分に知っていたのだ。

　したがって，Mellon医師が最初にVickyの母親であるBartlett夫人，次にVicky本人と話をしたとき，彼は礼儀正しく親切だったとはいえ，若干強引な点があったことは驚くに値しないだろう。確かに，彼はVickyと2人きりで話す必要があったし，そのあとは当然，Vickyが同席してもしなくても（状況次第で，どちらにしてもVickyの同意が必要だが），この出来事についてどう思っているかを母親にも話してもらうつもりだった。しかし，Mellon医師はそのことを何もBartlett夫人に伝えなかった。彼女はただ，席をはずさせられた。このような扱いは彼女にしてみれば，長年「医師というよりも叔父さんのよう」に思ってきたMellon医師に期待していた扱いとは真逆のものだった。彼女がショックを受け，その態度を理解できないと思ったのも不思議ではない。とはいえ，傷つき怒りながらも，彼女は渋々と彼の指示に従った。

　Mellon医師はVickyと2人きりになったときに，ふたたびオープンクエスチョンで診察を始めた。これ自体は適切であった（感情や価値を引き出すにはクローズドクエスチョンよりもオープンクエスチョンのほうが効果的である）。しかし，「君がこんな風になるとは思わなかったよ」のような，明らかに批判的なコメントを付け加えたため役に立たなくなってしまった。すでにみてきたように，彼はがっかりしているのである。しかし，ここでのリスクは，Vickyがそのコメントを聞いて，Mellon医師も結局は，糖尿病という悪夢に悩まされることが実際どういうことかを全然理解しておらず，彼女に生き方を指図する多くの大人たちの「仲間」なのだと思ってしまうことである。

Vickyの反応

勇ましそうに振る舞っているVicky Bartlettだが，実は起こった出来事に恐怖を覚えていた。彼女は助けを求めており，Mellon医師がこれまで何年にもわたって自分と母親にそうしてくれたように，今回もサポートとケアをしてくれるだろうと思った。それで，彼女は母親がいなくなると自由に話し始め，自分と同じ状況にいる多くの若い人たちが感じている心配(Bryden et al., 2001；Dickinson and O'Reilly, 2004)を口にし始めた。以下は彼女が話した内容の抜粋である。Mellon医師はVickyが話しやすいように頷いたり，少し質問して内容を確認するなどしながら注意深く耳を傾けた。

- 「糖尿病に人生を支配されるのはもうたくさん。病気から逃げられない運命なの。たとえ1日たりとも病気のことを忘れられない」
- 「ただ，たまにはふつうになってみたいだけ。私のことを特別扱いする人たちには飽き飽きしたわ。一晩遊んだだけで，救急車で病院に担ぎこまれるのを皆に目撃されたらどんな気持ちになるかわかる？」
- 「将来どんな問題が起きるか先生はいつも考えているけど，今それは私にとって問題じゃないの。」
- 「もう2度と人前で低血糖発作にはならないわ。あんな屈辱は味わいたくない。発作になるくらいなら，むしろ少しくらいハイになったとしても構わない。友達は，自分がどこにいるかわからなくなった私を見て，私をバカになったと思ったっていうし，ボーイフレンドは気絶した私をみて死ぬかと思ったって。うんざり」
- 「先生がいうHbA1c値のためには3キロ太らなくちゃいけないし，低血糖発作で惨めな思いはするし，2分ごとの検査を受けなくちゃならない。イヤよ」

引き出すスキル

このあと診察がどのように展開したかをみていく前に，情報を引き出すMellon医師のスキルを，総合診療医で医学教育の専門家でもあるPeter Tateが著した"*The Doctor's Communication Handbook*"(Tate, 1994)というコミュニケーション技法に関する本に記されたリストと比較してみることにしよう。初版が出版されたのは何年も前だが，その後版を重ね，今でもいくつもの重要な分野でのコミュニケーション技法向上に役立つ，実用的，実際的かつ具体的な助言が活用されている。その中の1つが情報を引き出すスキルである。表7-1にTateが作成したチェックリストと，それに対するMellon医師の達成度合いを示した。

Peter Tateのチェックリストは，当然ながら，コミュニケーション技法をチェックボックス式に解釈することを推奨するものではない。しかし，ここでこのリストを利用して簡単にMellon医師のスキルを評価することによって，今回のVicky Bartlettとその母親との短いやりとりの中でさえ，彼がどれほど多くの引き出すスキルを使っていたかは明らかである。2つの例外(表7-1の2つの「できていない」の答え)は，前にも触れたが，いずれも母親が退室した後にVickyと交わした会話の口火となった発言に含まれていたものである(「君がこんな風になるとは思わなかった……」)。

診療のときには，(フィードバックのときもだが)，Pendletonが提唱した行動規範「よいことを先に」(Pendleton et al., 1984)があてはまる。のちほど，Mellon医師のこの2つの例外(これらの2つを除けば彼の引き出すスキルは模範的であった)に戻り，彼がこの状況をどのように扱ったかをみてみよう。

第7章 糖尿病のコントロールとコントローラー：コミュニケーションがなくては何も始まらない

表7-1 Mellon医師の引き出すスキルのチェックリスト（Tate；1994, pp.67-68 による）

引き出すスキル	Mellon医師
患者に合わせた言葉遣い（言語）をする，見下した表現をしない，専門用語の使用は避ける	できている
最初の時点で，患者は常に正しいことを忘れない	できていない（導入のネガティブなコメントはVickyが間違っていると暗に伝えている）
まず患者に話してもらう	できている
よい質問となるようないい方，例えば「〇〇かどうか知りたいと思っていたのですが……？」というような方法でたずねる	該当しない
オープンクエスチョンで，例えば「〇〇について話していただけますか？」というように聞く。これは患者の考えや価値を知るのに役立つ	できていない（導入での質問はおおよそオープンだったが，ネガティブなコメントを添えたことで否定的な「方向づけ」を与えてしまった。本文参照）
クローズドクエスチョンで聞く。これは事実を知りたいときに便利である	該当しない
話を促す。例えば「（話を）続けて」というように。アイコンタクトや頷きなども患者にとっては促しとなる	できている
患者がいったことを確認する	該当しない
質問をする理由を説明する	該当しない
沈黙を使う：間をとる。しばらく黙って待っていると，患者は必ず話し始める	できている

Vicky Bartlett の ICE

前述のVickyの発言の抜粋から彼女のICEが非常に明確に読みとれるが，Mellon医師の持つスキルや彼が彼女や母親と今まで築いてきた安定した治療関係を考えると，このことは特に不思議ではない。Vickyはふつうの友人とふつうの関係をもち，ふつうの社会生活を送る，ふつうの若い女性でいたいのだ。そして将来のことは考えたくないのである。のちほど，この願いが糖尿病の実際的な管理の面から何を意味するかについて考察する。その前にまず，2つの質問をしなければならない。Vickyの言葉に含まれていないものは何か？ そして，それはなぜ発言されなかったのか？

> **振り返りのポイント**
> これらの2つの質問を価値に関する質問として考えてみてほしい。
> コミュニケーション技法の観点からは，Mellon医師は"Vicky BartlettのICE"のチェックリストを非常に効果的にクリアしていった。しかし，価値という点では情報が不足している。それは何で，どうして得られなかったのだろう？

価値の面で，Vickyの発言からわかるのは，Mellon医師がネガティブなことは知っているが，ポジティブなことは知らないということである。彼がした最初の質問からもわかるように，彼はVickyの「間違っていること」は知っているが，彼女の「正しいこと」は何もわかっていないのだ。

ネガティブなICE

「なぜ？」については，これもまた，価値という面からはネガティブな側面に関する問題である。ただし，今度はVicky BartlettではなくMellon医師のネガティブな価値である。つまり，Mellon医師以外の人たち（Vickyの友人や他の熟練した医療専門職を含め）が失敗した「Vickyの心を開く」ために，彼の熟練したコミュニケーション技法を上手に利用するうえで，Mellon医師のポジティブな価値は不可欠な要素だったのである。ここまでみてきたように，今回彼が成功したのは，彼が長年培ってきたVickyと母親とのすばらしい治療関係の土台があったからで，これは，長期の継続的ケアを重視するという彼の価値を反映するものであった。しかし，Vickyの「間違っていること」と同時に「正しいこと」も引き出せなかった原因は，彼のネガティブな価値である。その背景には専門職としてのネガティブな価値だけでなく，前景として個人としてのネガティブな価値もあった。

- **背景としての職業上のネガティブな価値**：Mellon医師は医療専門職である。そして，第3章で学んだように，医療専門職はネガティブな面に自然に着目してしまう傾向がある。その理由は単純で，患者やクライアントは大なり小なりの**問題**を抱えており，それを解決してもらうために，**専門職としての**われわれのもとにやってくるからである。この（自然な）ネガティブなバイアスはPeter Tateの著書の中でさえも見られる。患者の問題を明らかにし，それを管理するさまざまな方法については細かな項がたくさんあるが，患者らのよいところ，強さを探しだし，それをいかすことについては何の記述もない。

- **前景としての個人のネガティブな価値**：医療専門職かつ医師として，Mellon医師がネガティブな側面に着目してしまう習性は，今回，彼が個人のネガティブな価値を診療に持ち込んだことによっていっそう強化された。そのネガティブな価値とは，それまで順調に治療してきた患者に「期待を裏切られた」ことによる失望感，自信の欠如（糖尿病の取り扱いも思春期の患者への対応法も），よい結果が出せるかどうかへの不安感（Trish Gore看護師やVicky，母親から無意識に期待されていることによる重圧），所属する医院からQOFポイントの報償目あてに糖尿病データを「よくする」するようプレッシャーをかけられていることなどである。

- これらの要素はすべて，Mellon医師が最初にVickyにした質問（「君がこんな風になるなんて思わなかったよ。今までとても上手に糖尿病とつきあって来たからね。さあ，教えて。どうしてこんなことになったの？　何が問題？」）にネガティブな意味合いを与える背景となっている。そして，彼女の返事もこれらの要素が反映し，ネガティブに着目した返事となっている。

もちろん，Mellon医師はVickyの潜在的な強さは認識していた。彼の覚えている子ども時代のVickyにはよいところがたくさんあった。小さい頃から頭がよく，何でもできた（時にはちょっと手ごわい子どもだと思うこともあった）。母親は世話焼きで，ものわかりのよい人物であった（この母親とは気が合った）。そしてVickyは，糖尿病に将来を邪魔されたくないという決意をはっきりさせていた。しかし彼は今，気持ちが平穏とはいえず，そのためにVickyとの昔の思い出は逆に，それまでとまったく違う，目の前の若い女性に対するネガティブなバイアスを強めてしまう方向に働いてしまったのである。

繰り返すが，Vickyがこの問題をどのように受け止めたかについてMellon医師が情報を引き出せたことは重要であった。この情報は，（彼は間もなくそうしなければならないのだが）診察を情報収集から問題解決へと進めるうえで重要になる。しかし，解決すべき問題点は明らかになったが，Vickyが問題解決にあたって提供できる強さ，材料は何か，（少なくとも今まで聞いた限りでは）何もわかっていない。したがって，ネガティブな情報だ

けを頼りに情報収集から問題解決へ移行することは，実際問題，Mellon 医師は片腕（ポジティブな側の腕）を後ろに縛りつけられたまま仕事をするようなものといえる。

ICE から ICE StAR へ

次のセクションでは，Mellon 医師の診察の進行の様子をみていく。最初は Vicky Bartlett，次に母親である Bartlett 夫人とのやりとりとなる。ここでも Mellon 医師のコミュニケーション技法は明らかである。違いは，ここでは Mellon 医師の自信が強まるにつれて，今までわからなかった Vicky の強さがはじめて明らかにされていく点である。このようにして Mellon 医師は事実上，ICE から ICE StAR へと移行していく。本章の最後のセクションでは，Mellon 医師は Vicky と母親の 2 人を一緒に面談するが，それによって Vicky の強さが，悪化する一方だった母親との確執をときほぐし，2 人がそれぞれ自立していくための道筋をつけるうえで重要な土台となることが明らかになる。

ICE StAR を引き出す

診療を始めてから，Bartlett 夫人が同席した時間も含め約 5 分間が経過した。Mellon 医師は Vicky Bartlett に 2 枠分[訳注6]の時間を許可したが，そろそろ話題を問題についての情報収集から問題解決へと移行しなくてはと思っている。Vicky は，やっと話ができるようになって，いつまででもしゃべっていそうな気配である。そこで，無理に彼女の話題を変えさせようとする代わりに，促すようないい方で話の流れの一端をとらえて，向きを変えた。「……そうだね Vicky，今，本当にいろいろなことが起きているよね。あとで，それぞれを詳しくみていく時間をとろう。それじゃ，まず例の低血糖発作について考えようか？」Vicky は話すのをやめ彼に注意を向けるが，いいとも悪いともいわなかった。Mellon 医師はそれを「イエス」と解釈して，「これは本当に難しい問題だね，Vicky。私はもう長い間君を診ているから，糖尿病についても責任を感じているんだ。低血糖発作がどんなに危ないか君にわざわざ説明する必要はないと思う……でも，君にしかできないことがたくさんあるんだよ」と協議事項を設定した。

> **振り返りのポイント**
> 読み進める前に，Mellon 医師がこの時点でどのように面接を進行させたのかについて考えてみよう。
> 彼はどのような協議事項を設定しただろうか？　そのためにどのようなコミュニケーション技法を用いただろう？　それらはこの問題にかかわる人々の価値とどのようにつながっているだろうか？

協議事項

Mellon 医師は Vicky Bartlett の話を少し遮りつつ，少なくとも 3 つの重要な協議事項を設定した。
1. **低血糖発作**：低血糖発作は医学的な協議事項の 1 番目であることは明らかである。しかし，よくみるとそれに関連した 2 番目，3 番目のポイントがある。
2. **誰がかかわっているか？**：Vicky の糖尿病は，彼女以外の人にとっても当然の心配事である。Vicky が「これは私の人生だ」というとき，「これは私の人生で他の誰のものでもない」という意味でいっているとしたら，それはほとんど例外なく不当な発言である。しかし，そうと認識することは，特に思春期の場合は大変難しいことである。

訳注 6：NHS 診療所では 1 人あたり診察時間は通常 10 分であり，ここでは 20 分に設定したという意味。

3. 責任：Vicky は，糖尿病管理の責任を他人（母親やさまざまな医療関係者）から本人へと，急速に移行させていく年齢，成熟度に到達したのである。

スキル

　Mellon 医師の熟練したコミュニケーション技法によって，非常に効率よく前述の3つの重要な協議事項が設定された。診察が本格的に始まるにつれて，彼は状況のマネジメント能力に対する自信を取り戻し，診察を進めていく方法を見出していった。

　ここでは，「気持ち，感情についての話し合い」（これは正しい状況で行われた場合に威力を発揮する）が，きわめて適切に行われている。Mellon 医師が主導権を握っている。威圧的にではなく，Vicky Bartlett が話したいと思っている協議事項を汲みとり，励ますような方法で進行している。彼女がいったことすべて（思春期ならではの不安やいらだち）が重要であることを明確化した。その際，彼女がいったことについてポジティブな見解を示すこともその1つの方法だった（「……今，本当にいろいろなことが起きているよね……」は，彼が彼女の話を聞き，理解したことを示している）。もう1つの方法は，それについてはふたたび取り上げると暗に伝えていることである（「あとで，それぞれ詳しくみていく時間をとろう……」）。その後ではじめて，まず低血糖発作を取り上げようと提案し，残りの診察時間の協議事項として設定している。

　彼がここで選んだ言葉遣いは細部まで重要である。ここでも，彼の熟練したコミュニケーション技法がいかされて，言葉の選択は直観的になされているが，だからこそいっそう効果的なのである。彼は「低血糖について一緒に考えるところから始めようか」("Shall we start by thinking about that hypo?")という修辞疑問文[訳注7]の中で，相手の意向を訊くような単語「shall」を第1人称複数形「we」と合わせて使っている。それによって，低血糖発作という話題を強制することも，Vicky に話題の選択を全面的に任せてしまうことも，うまく避けている。話題の押しつけることと，話題選びを任せることは正反対だが，両方とも間違いである。Mellon 医師の言葉遣いの前述の3点が一体となって，2人を問題の核心（協議事項1：低血糖発作）に迫らせ，お互いに協力させ（協議事項2），実質的に Vicky に対応可能な範囲の責任を持たせる（協議事項3）ことに成功しているのである。

価　値

　この段階で診療を支配している価値は，3つの協議事項のそれぞれにおいてその前景になっている。第1に，Mellon 医師が Vicky Bartlett の低血糖発作（協議事項1）を取り上げたことによって，皆を価値の「交差点」，すなわち全員が共有できる部分に巧みに運んでいる。Vicky，Mellon 医師，その他の臨床家，Bartlett 夫人の意見が合致しない事項は多くあるが，発作に関しては全員が心配している（協議事項2に関連）。

　特に，Vicky は，糖尿病管理をないがしろにすることで長期的に生じる弊害については，「その日の苦労はその日だけで十分（明日のことは思い煩わない）」という態度をおおっぴらにしていたにもかかわらず，前述したように，本当は非常に怖い思いをしたのである。もっというと，怖かったのは低血糖発作になったことだけではない。同様のエピソードはすでに何回か経験していた。彼女を恐れさせたのは，この発作は彼女の責任（協議事項3）だったということである。彼女は今まで人から指図を受け，ただそれを守ってきたのだが，少しずつ自分の判断で行動するようになってきており，それがすべて（大惨事といえるくらい悪い結果を招いてしまったのだ。

　同様の価値は，Mellon 医師が少し自己開示をして Vicky を自己管理（協議事項3）に向けて方向づけようとした過程でふたたび現れる。Balint（1957）が最初に提唱した自己開

訳注7：主張を強めるための疑問文でここでは yes という答えが暗黙のうちに期待されている。

示は，上手に使用されれば，診療の場で(患者が)自己防衛のパターンに陥ることを防げる上級のコミュニケーション技法である(Salinsky and Sackin, 2000)。ここでは，ベテランであるMellon医師が上手に使っている。Mellon医師の発言はどの部分にもよい判断がうかがわれる。

- 「これは本当に難しいね，Vicky」という冒頭の言葉は，Vickyの糖尿病管理に対する2人の責任を上手にぼかしている。「これは本当に難しいね，Vicky」を翻訳すると，「これはXにとって本当に難しいね，Vicky」となる。この「X」は**関係者全員**であり，Mellon医師だけではない。そしてもちろん，傷ついた10代女性，Vickyだけでもないのである。
- Mellon医師はこのような適切な方法で，2人の関係がこれからは保護者と子どもの関係から(成熟した16歳を相手にしたものとしてふさわしい；Department for Constitutional Affairs, 2006, 第12章を参照)，大人同士の自立した関係に移行していくことを示したのである。それだけでなく，彼女の気持ちを潜在的にオープンにさせて，母親との関係も同様な分岐点にあることを理解できるようにした。
- それによって，Vickyはその後に続く「私はもう長い間君をみているから，糖尿病についても責任を感じているんだ」という言葉を，医師が彼女に施した治療を否定する言葉としてではなく，彼女が自己管理していく可能性を認める言葉として聞くことができた。これは特に，友達の目の前で低血糖発作を起こしてしまったことで彼女の自信が打撃を受けたことを考えれば，重要なメッセージである。
- Mellon医師は「低血糖発作がどんなに危ないか君にわざわざ説明する必要はないと思う…」という言葉でさらにVickyへ肯定的なメッセージを送った。実際，彼は説明しなかった。なぜなら，子どもとしてのVickyが今までどんなに賢く，上手に糖尿病管理につきあってきたかをみているので，彼女が自分をどれほど危険な目に遭わせたかよくわかっていると知っていたからである。
- このようにして，Mellon医師は，彼女が管理責任を負う能力があることを現実的かつ肯定的に認めることで，彼女に適度な責任を持たせるための下地をつくった。今，VickyはMellon医師の最後の言葉，「……でも，君にしかできないことがたくさんあるんだよ」で明らかにされた責任を受け止める準備ができている。

少し先の話になるが，診察が情報収集から問題解決へと進んでいったときに，特に，Vickyと母親，その他の関係者の間の対立を解消するうえで，これらすべてのことが非常に重要になることは指摘しておこう。Mellon医師がここで示しているのは，「効果的なクリニカルリーダーシップ(effective clinical leadership)」とわれわれが呼ぶものである。これについてはまた改めて説明する。彼の言葉にはおどしや説得はない。一方で，Vickyと交渉し，妥協点を見いだそうとする努力が明らかである。この方針はNICEガイドライン(2004)でも推奨されている。

Vicky Bartlettのためのプランつくり第一歩

診察がうまく進みだし，Vickyに糖尿病管理を任せるための準備は整った。Mellon医師はVickyに，アルコールが引き金となる低血糖発作についてどれくらい知っているかをたずねた。思った通り，彼女は非常によくわかっていて，事前に炭水化物を食べて，就寝前に足りない分を補うと答えた。しかしここで，Vickyの肥満への不安が障害となる。

「運動はどうだろう？」とMellon医師はたずねた。Vickyがいうには，GCSE試験の受験勉強をしていて，家で勉強することが多かった。考えてみれば，何カ月もあまり運動をしていなかったことに気がついた，とのことである。Mellon医師は，定期的な運動をす

ると血糖値によいし，太る心配なくちゃんとした食事がとれると説明した。Vickyはこのアイデアを気に入り，子ども時代は水泳が得意だったので，また再開しようかと考えていたという。さらに，「私の彼氏も水泳が好きなの」と付け加えた。

　チャンスとばかり，Mellon医師は「お母さんは？」とたずねた。

　Vickyはこの数分間，母親のことは忘れていた。びっくりした様子で，少し黙ったあと，用心深く「お母さんって？」と聞き返した。

　「まぁ，母親っていつも娘の彼氏を気に入るっていうわけではないよね！」とMellon医師。

　「そんな！」笑顔に戻ったVickyが答える。「お母さんは私の友達とはうまくやってくれてるわ……」（ここまでいって，笑顔がだんだん消える）「……ただ，糖尿病がね……お母さんはどんなときでも病気のことばかり気にしているの……」

　ここでVickyが母親と糖尿病の話を本格的に始めるのを防ぐため，Mellon医師は，自分と彼女との仲が回復したことに助けを借り，割り込んだ。「だってお母さんは心配しているんだよ，どんな母親でも娘の心配はするよ」さらに（心の中でうまくいくように祈りながら）「どうだろう。私とお母さんとで何分間か話をしていいかな？　そのあと皆で一緒にプランをつくろう」母親のことでは万策尽きていたVickyは待ってましたとばかりに賛成した。

母親という言葉がキーワード

　今まで2人で何を話していたのかというBartlett夫人の自然なオープンクエスチョンに対し，Mellon医師はこう答えた。「いいところまで話し合えたと思います。しかし，最近のVickyの様子について，お母さんにもう少し詳しいお話を伺ってよろしいでしょうか？　その後で，（彼女が同意するだろうと知りつつ）ご同意いただければ3人で協力して計画を立てましょう。」

　状況を掌握しているという自信を深めているMellon医師は，Bartlett夫人がVickyの母親として重視していること，すなわち彼女の娘の糖尿病管理に「メドがついた」ことをしっかりと認めるシグナルをBartlett夫人に送っていることに，ここでも注意しよう。そして，「……最近のVickyの様子について，お母さんにもう少し詳しいお話を伺ってよろしいでしょうか？」と聞くことで，これから決めていく事項に彼女をしっかりと参加させる，つまり仲間はずれにしないと伝えている。ここから作業を始め，次には，ほんの数分前にVickyにしたように，ほんの少しの自己開示という薬をBartlett夫人にも使用する。

　「白状しますが」とBartlett夫人。「Vickyに先週起きたことを知ったときは，本当に心配しました。私はA＆E〔救急外来（accident and emergency）〕に長年勤めていたので，飲みすぎで若い人たちがどうなるかは嫌というほどみてきましたから」

　飲みすぎという言葉を口にしたBartlett夫人は，今まで娘を批判していたのに，ここで彼女を擁護する立場に急変した。「でも，それよりも先生，娘はもともとお酒はあまり飲まないのです。ですから，いったいどういうことなのか理解に苦しみます。確かに最近は今までと違っていろいろ問題が複雑になりましたが，それは受験のせいだと思います。娘は将来，科学捜査官になりたいのですが，そのためには試験でかなりの高得点をとらなければなりません。それで猛勉強していました。娘にもっと外出するようにとすすめたとき，自分は正しいことをしていると思っていたのですが……」（突然泣き始める）「……こんなことになってしまって。あのとき，ボーイフレンドが状況を理解して機転を利かせてくれなければ娘の命はなかったかも知れません……」

> **振り返りのポイント**
> Bartlett 夫人の情報により，週末の事件の様相は明らかに変わってきた。しかし，価値の観点からいうと，Mellon 医師は Vicky について何か新しい情報を手にしただろうか？ 手にしたとしたらそれは何か？ そして，Vicky と母親が，今後お互いに自立していけるよう支援するためには，まず，現在の悪化する一方の対立を解決しなければならないが，その情報をどのように役立てられるだろうか？

Vicky Bartlett の ICE StAR

診察の始めの段階では，中心となったのはネガティブな価値であった。われわれはこれを「ネガティブICE」と呼んでいる。確かに，患者との長期的な関係とケアの継続性を尊重するという Mellon 医師のポジティブな価値は，診察が暗礁に乗り上げることを未然に防ぎ，彼が最初の質問で使った言葉を借りれば「何が問題？」の答えを十分引き出すことを成功させた。

しかし，今，母親から得た情報は，Vicky について「正しいこと」も多く含んでいた。Mellon 医師が子ども時代の Vicky の ICE StAR について，熟知していたことをここで思い出してほしい。今，母親からのこの短い返事から，若者としての Vicky の ICE StAR がはっきりとみえてくる。

- 彼女の強さ：勤勉である。アルコール依存で大酒飲みの 10 代というのではなく，Vicky は「真面目にいろんなことに取り組み，遊んでいない」ことが行き過ぎていた。社会的スキルも十分である（よい友達とつき合い，信頼できるボーイフレンドも見つけている）。
- 彼女の志：科学捜査官になるという彼女の計画は実現性があり（彼女は科学，特に「実習」が得意である），方向性としても正しい（当時，この分野では人材が不足していた）。
- 彼女の資源：1 つだけ挙げるとしたらボーイフレンド。彼は，緊急事態に対処する高い能力を示した（Vicky より 2 歳年上の医学生である）。

ここで指摘しておくが，「何が問題か」の部分でさえも Mellon 医師は間違いを起こしている。診察に非常にネガティブな価値を抱いて臨んだため，Vicky はそんなことをする性格ではまったくないのに，過度の飲酒の習慣に陥っていると思い込んでいたのだ。後から考えれば，飲みすぎたことは前にもあったのかどうかを聞いて確かめるのが当然であった。

しかし，Vicky のポジティブな価値がさらに存在感を増したのは，診察の終盤になって，彼女に，母親も一緒に糖尿病を共同管理する計画に同意させたときだった。Mellon 医師は以前から知っていたこと（Vicky のネガティブな ICE，彼女の問題）を土台に，アルコールが引き金となった低血糖発作によるリスクを管理するためのいくつかの重要なステップを，彼女と共同で歩みだすことができていた。ここで彼はいっそう充実した ICE StAR を手にし，それをもとに，Vicky が大人として糖尿病を自己管理できるようになるための，より安全性が高く包括的なプランを立てることができるようになった。

Bartlett 夫人（母親）のための，計画に向けた第 1 ステップ

プランの前にするべきこととして，Mellon 医師はまず，母親が Vicky の自立を支援するように働きかけなければならない。これは慎重に行わなければならないことを彼は即座に理解した。母親が自分を責めていることは明らかである。母親自身がいったように，Vicky が低血糖発作を起こした件では，外遊びをすすめたのは彼女だったのだ。

皮肉なことだが，今回の件で，彼女は子離れの第一歩を自分から踏みだしていたのだ。外出をすすめることで，ふつうの 10 代の若者として「楽しむ」よう，彼女なりに Vicky を

支援しようとしたのである。リスクは承知していた。思春期の糖尿病管理が難しいことは重々理解していた。また，子ども時代にずっと続けていた行き届いた管理から娘が「ずれて」いっていることもよくわかっていたが，その一方，親が「ずっと手放さない」ことのリスクも知っており，どこかの時点で娘は自分で自分の道を行かなければならないのだと，自分にいい聞かせていた。しかし，このように頭でわかって正当化してはいても，心の奥底では責任を感じ，自分が悪かったと思っているのは事実である。最大限努力して娘を少し自由にさせた結果，娘はたいへんな悲劇を迎えてしまった。それは母親の過ちだった。

したがって，Mellon医師はBartlett夫人が感じているVickyのケアの熱意をクールダウンする方法を見出さなければならないのだが，Bartlett夫人が恐怖感や淋しさをますますつのらせ，母子間の対立を強めてしまうことは避けなければならない。安心感を与えようとしてもうまくいかないだろう。今のBartlett夫人の精神状態では，それは不誠実に響くだろうし，いずれにせよ彼女はその言葉を信じないだろう。同様に，彼女が今どのように感じているかをたずねることも役立たない。この方法が非常に有効な場合もあるが，今は感情の探索を要する場面ではない。2人とも気持ちはよくわかっている。「感情について探索する」のは単に感情を刺激するだけで，Mellon医師にはそのようなことをしている時間はない。

Bartlett夫人のICE StAR

ここでMellon医師がしたことは簡単であったが，効果的だった。彼は話題の中心をVickyではなく母親にシフトさせたのである。まず，Vickyが5歳だったときに医療に関連した仕事をしたがっていたという思い出話をした。彼はVickyの進路については驚かなかったと伝えるとともに，「でも」と続けた。「あなたはどうですか？ 何か将来についてプランを持っていますか？」

「私ですか？ 実は看護の仕事を再開しようかと思っていたのです……」Bartlett夫人は，Vickyの世話をするために退職する前には看護師をしており，（これも娘を自立させる必要性を認識していたことの現れであるが）復職のためのトレーニングについてすでにいろいろ調べ始めていたのだった。

「Vickyはそれについて何と？」とMellon医師がたずねる。

「賛成してくれました。とても励ましてくれて，……でも今となってはそれも棚上げですね」

Mellon医師はそのことについて，それ以上語らなかった（Vickyが自立できるようになるまでは，大変な復職のためのトレーニングに参加することは無理だと知っていた）。ただ，グループの他の医院クリニックでボランティアを探しているから，そこで手伝ってみたらどうかとすすめ，Bartlett夫人が考えてみると答えたことにとても励まされた。

「さて，それじゃあそろそろVickyを呼びましょうか。一緒にどうするか考えましょう」とMellon医師は告げた。

うまくまとめる

こうして，Vicky Bartlettと母親の2人は話を聞いてもらい，わかってもらえたことに満足し，Mellon医師はVickyについての新しいポジティブかつ有用な情報をいろいろと仕入れて，診察は順調に進んだ。Mellon医師は，まずVickyに今まで2人で話したことをもう1度話すようにいったが，彼女は彼に譲った。「そう。じゃあまとめるけど，もし僕が何か間違ったことをいったら教えてね」と前置きをしたうえで，彼はVickyに以下のことを確認した。（i）友人とお酒を飲むときには，もっと気をつけて，炭水化物を前後に

摂取するようにする。(ii) 食事の量を増やす一方で，(iii) 定期的に水泳をすることを検討する。ボーイフレンドと一緒に行くのもいいかもしれない。(iv) 血糖値の測定をもっと頻繁に行う（追加で「……記録もきちんとつけられる？」と訊くと，Vickyは同意して頷いた）。

もちろん，これらはすべて彼とVickyの間で先ほど同意していたことだが，彼女がそれらを守るだろうという思いは強まっていた。なぜなら，今ではMellon医師は，彼女が強い意志と能力を持つ若い女性であるという認識を新たにしたからである。Vickyへの信頼と，母親の強さ（「子離れ」が必要だと認識しており，それを実行するための現実的な手順も考えている）に対する理解に支えられ，彼は単刀直入に「これでよろしいですか？」と母親に同意を求めて彼女を輪の中に入れることができた。

母親は「結構です」と答えた後で，「でも，もしもVickyがふたたび低血糖発作になって，その時にボーイフレンドが一緒でなかったらと思うと心配なのです」と付け加える。

「Vicky，君はどう思う？」とMellon医師。「他の友だち1人か2人くらいにも前もって事情を話して，何か起きたときは手伝ってもらえるようにしてはどうだろう？　できるかな？」　彼女はできると答えた。

チームの残りのメンバーを参加させる

Mellon医師は「先のことだけど」と話を続ける。「受験のときにどうするかを考えておかなくてはね。受験の時期はたいへんだから，私1人だけで君のライフスタイルの中でインスリンをうまく投与していくのはちょっと荷が重い。でも，病院には君もよく知っているTrish Goreのような人もいるし，ここのAchilaも協力してくれる。Trishは喜んで大人向けの外来で君をみてくれるといっているから，彼女に紹介状を書こうか？」Vickyはこの申し出に頷いて同意を示し，母親は言葉にはしなかったが感謝の念を表した。「それと，Achilaが若い糖尿病患者のグループを立ち上げるんだが，話を聞いてみる？」

これに対しては「ちょっと考えさせてください」という返事があっただけだった。

フォローアップ

Mellon医師は最後に次の予約について質問をする。「半月くらいしてからまた来院してはいかがでしょう？」と，Vicky Bartlettと母親のどちらにいうとでもなく，漠然と両方に向かっていう。

少し意外でもあり，医師として嬉しく思ったのは，Bartlett夫人が付き添いを主張せず，付き添ってほしいかVickyにたずねたことである[訳注8]。そして夫人は，Vickyが「いいえ，お母さん。大丈夫，自分でできるわ」といったとき，とても満足し，娘を誇りに思う様子を見せた。

最後に，VickyがAchila看護師のグループに参加しないと決めたのは，Mellon医師によるこの状況への対応によって彼女が自信を深めていることの現れであることを指摘しておく。しかし，Achila看護師のグループへの誘いを受けたことで，彼女はインターネットで対等な立場で話し合える患者の会を探し始めた。検索で見つけたウェブサイトには，糖尿病の管理を「なり行き任せ，ほったらかし」にすることを推奨するようなグループも数多くあった。後日，Vickyは，自分もその方向にいきかねなかったと気づいてショックを受けたとMellon医師に語った。患者仲間が果たす役割については多くの人が注目しており (Greco et al., 2001 ; Coleman et al., 2011)，特に携帯電話やインターネットを介する情報交換の影響について調査が行われている (Sutcliffe et al., 2011)。しかし，少なくともVickyの事例では，この経験は，糖尿病を大人として自己管理していけるよう母親や総合診療医と一緒に計画をたて，それにしっかりかかわっていくことを促す結果となった。

訳注8：母親として娘を世話したいと思う気持ちが，Vickyの自立を妨げる可能性があったのだと母親は面接の中で気づいていった。その気づきを生んだのは，母親の志（aspirations）というStAR価値の一部に触れたことだったと考えられる。

対立を解消することとクリニカルリーダーシップ

このようにMellon医師は，少なくともこの時点までは，10代女性のVickyとその母親，そして彼女のケアにかかわる医療スタッフの間に醸成されつつあった，Vickyの糖尿病管理をめぐる対立を上手に解消できていた。それは，短期的には重要な臨床上のアウトカムである。血糖値管理に最も助けが必要なときに，本人が最も支援を嫌がるというのは，若年者の糖尿病におけるパラドックスである。この場合も，頑固なVickyと負けず劣らず頑固な母親がお互いに対立してストレスを溜めるという悪循環に陥り，その結果，血糖値管理がますますできなくなって，危険な低血糖発作を必然的に招くというリスクがあった。

対立解消のための全体論的スキル

では，Mellon医師はそれをどのようにして回避したのだろうか？　ここまで，多様な場面で，情報を引き出すという彼の素晴らしい能力と，そこでかかわっている(彼自身と他者の)価値の相互作用をみてきた。この点については，医療コミュニケーション技法に関する評価が定まった数多くの文献を参考にできる。(表7-1でMellon医師のスキルを簡単に評価した際にも明らかになったが，彼は標準よりもかなりよい成績であった)。

意外かもしれないが，対立の解消については，そのような参照すべき，確立された基準を記した医療コミュニケーション技法に関する文献は見あたらない。それは1つには，対立の解消というのは，情報を引き出すこととは違い，診察のどの場面をとってもそこにはっきりと存在するわけではなく，むしろ，診察全体の運び方の中から生み出されるものだからである。第1章で登場したGulati医師は，患者であるRoy Walker氏から休業診断書をだしてほしいという医学的に不適切な要求をされたときに，(診断書をだす代わりに)その週の終わり頃にもっと長時間の面談時間がとれるように手配し，対立が起こるのを未然に防いだが，これは対立解消が全体論的(holistic)[訳注9]であることを表した一例といえる。以降の章で，対立解消をサポートするVBPの他の要素を検討する。第13章ではディセンサスの例，第14章では共有された価値という枠組みを取り上げる。

ここでの要点は，対立解消が全体論的であるということは，いいかえれば，他のコミュニケーション技法ほどは対立解消が広く議論されていなくても，それが本質的にかかわっている部分は大きいということである。Mellon医師が示したスキルは，例えばPendleton et al. (1984)が面接の中の「タスク」として挙げた項目と一部重複する。

1. それぞれの問題に対して，適切な対策を患者とともに選択する：Mellon医師とVicky Bartlettは低血糖発作対策に焦点をあてることを選択した。これはBartlett夫人にとっても最も心配だった問題である。この選択によっていくつもの現実的，実際的な対策が可能となった。
2. 問題について患者と共通した理解を達成する：診察が終わる頃には3人とも，Vickyが若者としてふつうに自由に生きるニーズと，血糖値管理によって受ける制約との間でバランスをとることが重要であると認識した。
3. 患者を病気のマネジメントに巻き込み，相応の責任を持つように促す：繰り返しになるが，Mellon医師が16歳のVickyに適度な責任を持たせたことは，この状況を管理するうえで核心となる対応であった。これは，Vickyにとっても母親にとってもである。

どんな診察モデルを使用しても，この診察の中で起こったことは説明できる。例えば，Heronの6つのカテゴリーを用いた介入方法の分析[訳注10]によると，Mellon医師は，処方的(prescriptive)になることを避け，情報提供(informative)，直面化(confronting)，支

訳注9：holisticには全人的という訳が充てられることが多いが，ここでは複数の人間が関与しており，1人の患者の全人的ケアとは明らかに異なる。この語はギリシャ語で全体性を示すholosを語源に持ち，ここでは全体論的とした。

訳注10：1975年にJohn Heronが発表して医療専門職やカウンセラーが患者クライアントに介入する際の包括的なモデル。処方的(prescriptive)，情報提供(informative)，直面化(confronting)，精神浄化(cathartic)，触媒(catalytic)，支持的(supportive)の6つの機能にわけられる。

持的(supportive)な介入を主体とした(Heron, 1975)。また，医療の特別な分野においては強力な診察モデルもある。例えばMellon医師のアプローチは，Bartlett夫人に退室を求めるという最初に犯した無意識の間違いの後は，メンタルヘルスケアの分野で「三者会談(trialogue)」(Amering *et al.*, 2002)と呼ばれる，共同意思決定(shared decision-making)のアプローチの特徴がいくつも現れている。ただ，医療コミュニケーション技法の文献では，引き出すスキルに関する記述は詳細かつ具体的(実際的)だが，面接時の対立の解消に関しては，どちらかというと記述が抽象的で一般論であることは否めない。

マネジメントに関する文献におけるコミュニケーション技法

これは，マネジメントやリーダーシップでのコミュニケーション技法を扱った文献とは好対照である。管理職と医師は優先順位や価値がまったく異なるため，よく対立する(両者間の緊張関係については第11章で述べる)。しかし，マネジメントやリーダーシップに関する文献は，豊かで，しかも多くは未開拓の情報源を提供してくれるため，コミュニケーションと，価値を取り扱うスキルを組み合わせると，上手なリーダーシップを通して，多くの対立の解消が促進される。

対立の解消において，医療コミュニケーション技法に関するリソースがどれほどのポテンシャルを持っているかを知るために，ここで再度Mellon医師の診察を手早く評価してみよう。今回は，彼のリーダーシップスキルを「適応的作業(adaptive work)」[訳注11](Heifetz, 1994)という，マネジメントの文献にあるリーダーシップモデルを参考にみていく。

適応的作業とクリニカルリーダーシップ

「適応的作業」は，Mellon医師が行ったVickyと母親の診察の中でも，特に対立解消の部分を理解するうえで有用である。Harvard Business Schoolで開発されたリーダーシップモデルで，本来はビジネスや政治の文脈での使用が想定されていた。しかし，この本の著者Ronald Heifetzは医師であったため，彼の例の多くは医療分野のものである。実際，Heifetzはリーダーシップモデルとしての「適応的作業」は，医療においても，その他の分野と同じように適用できると述べている。

さらに重要なことに，「適応的作業」は本章のテーマと同様，価値そして複数価値間の対立をリーダーシップの中心に位置づけている(Heifetz, 1994, p.23)。さらに，価値の相違は効果的な意思決定を促す材料であり，障害ではないという確固たる認識も，VBPと一致している(Fulford and Benington, 2004)。「適応的作業」とVBPが共通なもう1つの重要な洞察は，価値はいつもそこにあるのに，われわれは何か問題が起きないと(対立の状況も価値の問題が生じるが)，それに気づかないことが多い点である。つまり，「適応的作業」の第2の原則(Heifetzの「圧力鍋」の原則。表7-2参照)は，VBPの「軋む車輪の原則」にあてはまる。さらに，2つの原則はRoger Neighbourが述べる「プレッシャーの下での価値(values under pressure)」の概念を用いると，どちらも医療コミュニケーション技法に関連していることがよくわかる。Neighbourの言葉を借りれば，価値があることに気がつくのは，それが脅かされたときである[訳注12]。したがって，重要な問題を表面化するうえで，対立した状況は重要な役割を果たしており，表面化されて始めて重要な問題があることをわれわれは理解し，何とかしようと考えるのである(Neighbour, 私信)。

それでは，Mellon医師のクリニカルリーダーシップスキルは「適応的作業」の原則にどれほど合っているだろうか？　表7-2はHeifetzが，対立を解消する手段としての権威の使用に関する章で示した「適応的作業」の5つの要素と，Mellon医師が実施したVickyと母親の診察をまとめ，比較したものである。

訳注11：*"Leadership without easy answers"* という著書で述べているリーダーシップモデル。権威とリーダーシップをわけ，真の当人中心性に踏み込む内容となっている。

訳注12：本章の例では，Vickyが大酒飲みのだらしない1型糖尿病患者であるかのように一旦感じ，Vickyとの面接が上手く進まなかったところで，Mellon医師はVickyや母親のStAR価値に目を向け，問題が明らかになった。

表7-2 Heifetzによる「適応的作業」としてのリーダーシップの5原則とMellon医師のクリニカルリーダーシップスキル（対立の解消）

クリニカルリーダーシップスキルとしての「適応的作業」の5原則	Mellon医師
原則1：状況を，その場にかかわっている価値の観点から診断し，価値に伴う課題をときほぐす	あてはまる：特にポジティブな価値において長期的関係，継続的ケアというMellon医師の価値は，問診の順調な滑りだしに不可欠だった。Vicky（と母親）のStAR価値は，よいアウトカムを生み出すうえで重要な役割を果たした
原則2：苦悩レベルを「適応的作業」に耐えうる範囲に抑えるよう調整する。圧力鍋でいえば，調整弁の蒸気を吹きださせずに高温を保つ	あてはまる：問診の始めの部分的例外（母親を有無をいわせず退室させた）を除けば，ここでも，Mellon医師は面談の各段階で課題提示と支援をバランスよく用いた。そのバランスは関係者全員の価値（ポジティブもネガティブも）を反映していたので効果的だった
原則3：扱いやすい課題に焦点を絞り，以下のような回避メカニズムを防止する ・否認 ・スケープゴートを仕立てる ・敵を外部に求める ・技術的な問題を装う ・問題ではなく個人を攻撃する（他人のせいにする）	あてはまる：Vickyの低血糖発作を関係者全員が共有できる問題，価値とし，これに集中することでMellon医師はHeifetzが示した一連の回避メカニズムを確実に未然に防いだ。例えば，週末に起きたことの深刻さを否定し続ける人物はVickyはもちろん，誰もいなかった
原則4：仕事を，問題の当事者に差し戻す（ただし，彼らができる範囲で）。例えば，患者は受動的でなく能動的にかかわるようにする	あてはまる：Mellon医師のマネジメントの核として，Vickyと母親の対立を解消するということがあった。彼は2人を「アドバイス」を受けるだけの受動的な立場から能動的な立場に変えることで，これを実現していった。これらは2人が今回示した多くの強さをそのまま反映する範囲で行った
原則5：権威を持たないリーダーシップから出される声を守る（子どもなみの発言権であってはならない）	あてはまる：16歳になったVickyは自分自身でリーダーシップをとって大人になっていく過程にあったが，母親やその他の人々の協力もまだ必要だった。彼女は強さを持ってはいたが，子ども時代の依存から脱却して自立した大人になる過程で彼女の発言力が強まっていくには，Mellon医師のクリニカルリーダーシップスキルに守られ，先導される必要があった

（Heifetz, 1994；Fulford and Benington, 2004から抜粋）

　Mellon医師の引き出すスキルのチェックリスト（表7-1）同様，彼は明らかにこのチェック項目を満たしている。しかしながら，求められていたのはチェック項目的アプローチではまったくなかった。もちろん，彼は高いコミュニケーション技法を身につけている。しかし，表7-2が示唆するように，彼はVickyと母親の対立を解消しようとしてそのスキルをうまく**使った**が，その決定的な原動力は，それぞれがその診察に持ち込んでいた価値，すなわちVickyと母親だけでなく彼自身の**価値**だったのだ。つまり，ICEによって多くを達成できたのである。そしてICE StARを用いて，さらに多くのことがなしとげられたのだ。

まとめ

本章ではVBPとコミュニケーション技法の相互関係を説明した。

- VBPにはよいコミュニケーション技法が求められる。第3章でも述べたように，VBPはコミュニケーション技法なしでは何もできない。本章でMellon医師がVicky Bartlettの糖尿病を取り扱ったときに最も重要な役割を果たしたのは，第1に関係者が持つ価値を引き出すスキル（Vickyだけでなく母親の価値，また彼自身の価値の自覚），第2に対立の解消スキルで彼が示したクリニカルリーダーシップであった。

- コミュニケーション技法もVBPによって逆に磨かれ，向上していく。本章の冒頭で述べたように，VBPは「主張の裏にある真意を探る」ために役立つ。ここでわれわれが注目したのは"ICE"であり，これが有用であった。それぞれの考え，心配，期待は，どれも価値と強く結び付いている。したがって，VBPのすべての要素は，理論的にはICEがますます巧みに利用される手助けとなるのである。繰り返すと，ここでは価値への気づきを促す価値に基づくスキルに着目し，特に，（ネガティブな）ニーズや困難だけでなくポジティブな強さ（第3章のStAR）を引き出すことの重要性を強調した。つまり，本章の主張の裏にある真意は，VBPを従来のコミュニケーション技法に加えるとICEからICE StARになる，ということである。

次章では，上記と似た双方向の関係が，当人中心の診療における臨床上の意思決定と，多職種チームワークにおける臨床上の意思決定に，それぞれどのように役立つかみていく。

(草場鉄周)

参考文献

Amering, M., Hofer, H. and Rath, I. (2002). The "First Vienna Trialogue": Experiences with a new form of communication between users, relatives and mental health professionals. In H. P. Lefley, D. L. Johnson, eds, *Family Interventions in Mental Illness: International Perspectives*. Westport, CT/London: Praeger.

Balint, M. (1957). *The Doctor, His Patient, and the Illness*. London: Pitman. [Millenium Edition (2000). Edinburgh: Churchill Livingstone]

Bryden, K. S., Peveler, R. C., Stein, A., Neil, A., Mayou, R. A. and Dunger, D. B. (2001). Clinical and psychological course of diabetes from adolescence to young adulthood. *Diabetes Care* 24, 1536-40.

Coleman, K. J., Clark A. Y., Shordon, M., *et al.* (2011). Teen peer educators and diabetes knowledge of low-income fifth grade students. *Journal of Community Health* 36, 23-6.

Department for Constitutional Affairs (2006). *Mental Capacity Act Code of Practice*. Code Number CP 05/06. London: HMSO.

Dickinson, J. K. and O'Reilly M. M. (2004). The lived experience of adolescent females with type 1 diabetes. *The Diabetes Educator* 30, 99-107.

Fulford, K.W.M. and Benington J. (2004). VBM^2: a collaborative values-based model of healthcare decision-making combining medical and management perspectives. In R. Williams and M. Kerfoot eds., *Child and Adolescent Mental Health Services: Strategy, Planning, Delivery, and Evaluation*. Oxford: Oxford University Press, pp. 89-102.

Greco, P., Shroff Pendley J., McDonell K. and Reeves, G. (2001). A peer group intervention for adolescents with type 1 diabetes and their best friends. *Journal of Pediatric Psychology* 26, 485-90.

Heifetz, R. (1994). *Leadership Without Easy Answers*. Cambridge, MA: Harvard University Press.

Heron, J. (1975). *A Six Category Intervention Analysis. Human Potential Research Project*, University of Surrey, Guildford, UK.

Larme, A. C. and Pugh J. A. (1998). Attitudes of primary care providers toward diabetes: barriers to guideline implementation. *Diabetes Care* 21, 1391-6.

Neighbour, R. (1987). *The Inner Consultation*. Lancaster: MTOPress.(原書第 2 版の邦訳：草場鉄周監訳『Inner Consultation　内なる診療』カイ書林，2014)

NICE (2004). *Type 1 Diabetes: Diagnosis and Management of Type 1 Diabetes in Children, Young People and Adults* (updated April 2010). London: National Institute for Health and Clinical Excellence.

Pendleton, D., Schofield T., Tate, P. and Havelock, P. (1984). *The Consultation: an Approach to Learning and Teaching*. Oxford: Oxford University Press.

Salinsky, J. and Sackin P. (2000). *What are you Feeling, Doctor?* Oxford: Radcliffe Medical Press.

Sutcliffe, P., Martin, S., Sturt, J. *et al.* (2011). Systematic review of communication technologies to promote access and engagement of young people with diabetes into healthcare. *BMC Endocrine Disorders* 11, 1.

Tate, P. (1994). *The Doctor's Communication Handbook*. Oxford/New York: Radcliffe Medical Press.

III VBPにおける関係性
第III部の序論

　第III部では，医療専門職と患者，また多職種チームにおけるさまざまな医療専門職間の関係性について考える。

- 「当人中心の診療」は，患者あるいは医療専門職のそれぞれの立場によってとらえ方が変わってくる。第8章では，早期乳がんと診断されたBrenda Forest氏の事例を通して，同じ「当人中心の診療」を考えていても，関与する当人によって，必要性，好み，強さ，何にもまして志などの持つ価値が異なることに言及している。本章で強調したいことは，「当人中心の診療」とは，個人の**価値**を尊重した診療に他ならないということである。
- 今日のより複雑な医療環境において多職種によるチームワークがますます標準化されてきている。1つには，複雑な事例において，異なった専門職のスキルや経験を生かすためである。VBPでは，多職種チームのそれぞれの立場の**価値**を反映させることまでが期待される。第9章では，小児の安全保護の事例において，バランスのとれた意思決定を支援する多職種チームの価値の重要性を解説する。

　「当人中心の診療」，「多職種チームワーク」は，今日，医療分野のさまざまなところで聞かれる流行語となっている。これは自然なことといえる。他の流行語のように，本来の意味を理解されずにお題目のように間違って使用されていることもある。しかし，当人中心の診療は医療を提供する側のニーズではなく患者や家族のニーズをより優先するようになってきたという重要な変化を意味している。と同時に，真の意味で当人中心のケアを有効な形で提供しようとすれば多職種によるチーム活動が欠かせない。第III部で考えていくように，VBPは多職種による当人中心のケアを当てにしているとともに，一方でこれらに貢献する役割も果たす。

■ VBPの全体図　要素「当人中心の診療」

共有された価値という枠組みにおける
バランスのとれた意思決定　　　到達点

パートナーシップ

二本の足の原則　軋（きし）む車輪の原則　科学主導の原則　　プロセス

当人中心の診療　　　　　多職種チームワーク

気づき　推論　　　知識　コミュニケーション技法

価値の違いに対する相互の尊重　　　前提

乳がんでの「ベスト」：臨床家の価値と当人中心のケア
VBPの要素その5：当人の価値中心の診療

> **本章の主な内容**
>
> Brenda Forest氏の事例では，当人中心の診療（person-centered practice）を行う際に生じる2つの問題を考慮するうえで，いかに価値が（エビデンスとともに）重要であるかということを述べる。2つの問題とは，**相互理解と価値の対立**である。
> 他には，以下の事項が含まれる。
> - 当人中心の診療の多様性
> - 身体イメージ，セクシュアリティ，乳がん女性にとって（望ましい）アウトカム
> - 早期乳がん患者におけるNICEのガイドライン
> - ジャイナ教やグジャラート人の文化

> **実践のためのメッセージ**
>
> 真の意味での当人中心の診療とは，当人の**価値中心の診療**（person-values-centered practice）である。

VBPとは，当人中心に臨床上の意思決定を進めていくだけではない。現に，医療は常に当人中心であり（そうでないとすれば医療は人々にとって何の意味を持つのだろう），McWhinnyらの著作（Stewart *et al.*, 2003）以降，日常臨床の中で当人中心という言葉[訳注1]は流行語の1つとなっている。

しかし第1章で述べたように，多くの流行語と同じく「患者中心」が実際に意味するものはその背景によってまったく異なってくる。「個別化医療（personalized medicine）」とは，治療薬や治療法を特定の患者向けに調節したもので，その究極が患者の特定の遺伝子のプロファイルを利用する治療である。本章で取り上げる乳がんについては，そういった意味で個別化医療がめざましい進歩を遂げた領域の1つである。一方で，「患者主導[訳注2]（patient-led）」とか「エキスパート患者[訳注3]（expert patient）」などという言葉も，研究ではもちろん，政策や医療サービスの向上に関する分野で広く用いられるようになった。医療において，法的そして倫理的に誰に権限が帰属しているかといえば，それは患者個人である。本章の事例においては，自律性の尊重が乳がん患者における当人中心のアプローチに大きな役割を果たすことになる。

価値と当人中心の診療

多様な当人中心の診療において価値は明らかに重要である。価値の役割は当人中心の倫理や法においておそらく最も明白である。権利や自律性という用語はまさに価値をあらわしている。一方，価値は政策，サービスの向上，研究戦略などを推進していく要因でもあ

訳注1：Moira Stewart, Ian R. McWhinneyらによる "*Patient-Centered Medicine*" 初版は1995年に出版され，その和訳は2002年に出されて日本でも話題となった。当人中心（person-centered）は患者中心（patient-centered）を包含する新たな概念として生まれた。患者だけでなく健康人の予防的観点も取り入れること，疾病だけではなく全人的な観点での病（やまい）を対象にすることがより重視される。

訳注2：保険や医療組織，治験などすべてのマネジメントに患者の視点を入れていく考え方。

訳注3：慢性疾患のマネジメントにおいて，エキスパート患者は症状コントロールだけでなく，自信の改善などにも有用であると位置づけられている。

る。このような分野での患者主導のプログラム，あるいはエキスパート患者に関するプログラムの目的は，患者にとって本当に重要な事柄に関してしっかりと推進させることである。

　価値は個別化医療の治療においても重要である。個々の患者の遺伝子プロファイルに合わせて薬を選ぶという潜在的可能性により，そのような薬が関与する患者個人の利益のために用いられているかはますます重要になる。個別化医療が進歩するとともに，第1章で述べた David Sackett らによる EBM の定義から思い起こされるように，個々の患者の「価値」，「診察時に携えている好み，心配，期待」，研究から得られる最善のエビデンスと擦り合わせることが，これまで以上に重要となってきている。

　当人中心の診療でも他の医療領域と同じく，価値については多くの複雑な問題を取り扱わなくてはならない。第2章で概説したように VBP と EBM の双方が必要となる。

臨床事例

　今回ばかりは Satish Shah 医師は言葉を失った。彼は，ロンドンのイーストエンドの総合病院で，乳がん治療の外科専門医として，自分なりの信念を持ち，思いを伝えることに恐れがない患者への対応には慣れていた。しかし，Brenda Forest 氏にはお手上げだった。総合診療医からの紹介状には，彼女が外見の変化をとても気にしていることが記されており，単純乳房切除術よりも乳房再建術についてすでに「話し合いがなされた」ことが予感できた。一方，Forest 氏は原発巣を切除するいかなる外科的処置もしないと決心しているようだった。

前景にある価値

　紹介状によれば，Brenda Forest 氏は42歳で，美容師として働いているシングルマザーである。左の乳頭の近くの皮膚が陥凹しているのに気づき，あわてて医療機関に予約の電話を入れた。診察した総合診療医の David Anderson 医師が，すぐにその地域の「乳がん外来」の Shah 医師に，至急診察してほしい，と紹介してきたのだった。この地域におけるがん診療の連携サービスは非常によく，彼女は数日で専門医の診察を受けることができた。

　よい印象を与えようと，Brenda Forest 氏はあえてカジュアルな服装で予約時間に病院を受診した。乳房切除術が必要になるかもしれないことは十分理解していたし，その説明に対してどう答えるか十分に練習してきたつもりだった。ところが，彼女自身が驚いてしまったことに，柄にもなくいいたい言葉がまったく口からでてこないのだ。Shah 医師はとても丁寧で，信用できる専門医である。しかし彼女は，自分のような状況の女性が乳房を失う結果どんなことが予測されるかは，彼には理解できないだろうと察知した。そして彼の説明には勇気づけられるような内容がほとんどなかったことにも気づいていた。

　Shah 医師も40代であるが，インドのグジャラート人である。幼い頃両親とともに渡英し，父親の後を継いで医師となった。家族ぐるみで地域のコミュニティとのつながりを深めるために懸命に努力したが，その一方で母国の文化や家族の絆を大切にした。Shah 医師は母国から同行した家族ともども，伝統的なジャイナ教を熱心に信奉していた。ジャイナ教の穏やかな倫理観や教理は Shah 医師の人柄によく合っていたし，過度にも思える西洋の個人主義に曝露されたときに彼自身を支えてくれるものであった。加えて，グジャラート文化は多様性に富み，包容力もあるものであった。そのようなわけで，宗教とその文化的な考え方を背景に，Shah 医師はこれまでどのような希望の患者に対応しても，十分に当人中心の方法で対応することが可能であった。

　しかし，今回の患者，Brenda Forest 氏はちょっと違う。確かに，スカートはちょっと短めで，靴のヒールは高めかもしれないが，彼女はこれまで自分が対応してきた同じ病期

の患者の誰よりも明らかに賢明で，あらかじめ自分の病状について調べてきている。しかし不可解なことに，Shah 医師のエビデンスに基づいた，最も医学的に正しいであろう治療方針の提案を受け入れようとしないのだった。

当人中心の診療における 2 つの問題

> **振り返りのポイント**
> 　読み進める前に，少し考えてみてもらいたい。これまでの事例でなぜ Brenda Forest 氏と Shah 医師は，乳がんをどうするかについて歩みよって話し合う雰囲気になれないのだろう。
> 　この先，Forest 氏と Shah 医師に関する情報は増えていく。しかし，おそらくそれを読んでも，両者がそれぞれ思慮深く成熟した人物であることがわかるだけだろう。さらに Shah 医師は生まれつき当人中心のアプローチに向いた気質であるし，そのように育てられてきている。
> 　この場面での，あるいは今後の問題点はいったい何なのだろうか。

　上記を考えることは当人中心の診療における価値の問題の核心に触れるものである。この問題点に注目し，Shah 医師と Brenda Forest 氏の事例の続きを読みながら VBP がその問題に対処するのにいかに役立つかを詳細にみていく。少しヒントを出しておくと，当人中心の診療の際にわれわれが直面する問題は主に以下の 2 つ，**相互理解**（mutual understanding）と**価値の対立**（conflicting values）である。

- **相互理解の問題**：目下のところ Shah 医師の直面している問題は，Forest 氏という患者がなぜそれほどまでに外科的手術を拒否し続けるのか理解できないことである。一方で，Forest 氏も同じく，Shah 医師に理解を求めることは不可能だと考えている点も重要である。
- **価値の対立の問題**：当人中心の診療において相互理解の問題を克服することは大きな困難を伴う。Shah 医師は当人中心の診療のためには Forest 氏がどのような人物なのかをより深く理解しなくてはいけない。しかしそこで，この後に述べるように，2 つめの問題に直面するのだ。つまりそれは価値の対立であり，これは相互理解の問題よりも対処が難しい。Forest 氏の持っている価値は，エビデンスに基づくことを原則として当人中心の診療を提供しようとする Shah 医師の持っている価値とはまったく異なるのだ。

　本章の後半では，当人中心の診療におけるこの 2 つの問題，相互理解と価値の対立について考えながら，VBP のツールをいくつか紹介し，EBM と常に連携をとっていくことが，これらの解決に助けとなる様子を確認していく。Shah 医師と Forest 氏の診療風景をより細かくみるところから始めよう。

当人中心の診療

　このセクションでは，本章の冒頭の臨床事例で述べたように Shah 医師と Brenda Forest 氏の診察がどのように進んで，Shah 医師が話す言葉がみつからない状況にどのように追いこまれたかをたどる。

　これまで繰り返し述べてきたように，Shah 医師は当人中心のアプローチにとても長けた医師である。だから前述したような問題の 1 つめ，相互理解の問題に関してはある程度うまく対処することができる。しかし，乳房切除術について Brenda Forest 氏の懸念

を(部分的にとはいえ)理解したとき，2つめの問題，すなわち価値の対立の問題に直面し，当人中心の臨床家である彼自身，話す言葉が見つからない状況になったのだ。

振り返りのポイント

これまで述べてきた当人中心の診療について，次の2つのことに留意しながら，この後に続く臨床風景の記述を読んでほしい。
・相互理解
・価値の対立

このセクションの後半で，診察場面のどこでこの2つの問題がでてきたのか，そしてVBPの資源(詳細については第3章〜第6章を参照)でどの程度まで対処できるかをみていこう。

通常の自己紹介の後，Shah医師はBrenda Forest氏のかかりつけの総合診療医であるAnderson医師から詳細な診療情報提供書を受け取っていることを話しながら診察を開始した。しかしこのとき，実際に彼女自身の言葉で受診の目的を聞きたいと思っていた。Forest氏は美容師という自分の職業柄，まず相手に語る機会を持たせるべきで，安易に「解決法」を口にすべきではないと知っていた。Anderson医師と同じく，Shah医師も「聞き上手な医師」という印象を受けた。

それから彼女は自分が左乳房の陥凹に気づき，診察を受けたAnderson医師から乳がんの可能性があるため急いで精密検査を受けたほうがよいと告げられたことを語った。家族歴はなかった(母親は脳血管障害のため80代で突然死した)。全身状態はよい。体重減少はない。喫煙は20代後半でやめた(喫煙者が将来どうなっていくかがわかったから)。Shah医師はそれから身体診察をした。左乳房に1cmほどの硬く陥凹した皮膚病変があるが，乳頭とは明らかに離れていた。その下に直径4cmの硬い腫瘤が触れる。「何ということだ」と思いながら診察を続ける。「少なくとも局所浸潤を示唆する所見はない。右側乳房は大丈夫のようだ」

Forest氏が着衣し直し，ふたたび腰掛けたところでShah医師が話し始めた。「さて，このしこりに，あなたがとても適切に対処したというAnderson医師の評価はきわめて正しいですね」

「それで，これは何なんでしょうか」Forest氏はたずねた。「最悪のことを知りたい」とでもいうように。

「そうですね，これから詳しい検査をしなくては断定はできません。マンモグラフィ，乳房と腋窩の超音波検査，腫瘍の針生検は必要になるでしょう」とShah医師は告げた。そしてこう続けた。「Anderson医師がお話ししたように，初期の乳がんの可能性がきわめて高いと思います。しかし，実際に非常に初期だとすれば，現代の医療をもってすれば根治率はきわめて高いでしょう」

「よくわかりました。私の同僚のスタイリストが数年前に乳がんと診断を受けましたが，定期検診を受ける以外は，彼女はまったく元気にみえました。しかし，彼女は乳房切除術を受けなければなりませんでした」Forest氏はShah医師の目をまっすぐにみながらこう述べた。

順調だった診察が難しくなったのはここからだ。Anderson医師の診療情報提供書にあらかじめ書かれていたので，Shah医師はForest氏のいわんとすることはわかっていると思った。彼女はできることなら単純乳房切除術は避けたいと思っている。なので，このまま乳房再建術についての話になればよいとShah医師は期待していた。この時点までは彼

の対応はある程度正しかった。いつものように彼は「現代の」医療を保証する話を始めた。最近では乳房切除術は縮小手術が行われるようになってきており，化学療法でも脱毛は少なく，自分たちのチームには本物そっくりな人工乳房を制作できる専門職がいることなどを話した。しかし，すぐにそれが相手の心に響いていないことがわかった。乳房再建術の話の代わりに Forest 氏が発した言葉にとても驚いた。「乳房温存術はどうなのですか」

　Shah 医師にとって，これほどまでに情報を集めている患者に対応するのははじめての経験だった。Forest 氏の息子が医学生であることは知らなかったので，NICE やその類いのウェブサイトでも調べたに違いないと思い，質問への返答に慎重になった。乳房温存術はある程度行われているものの，治療成績は乳房切除術のほうが良好であるというエビデンスがある，と率直に話した。

　「どのくらいよいのですか？」彼女がたずねた。

　「正確に述べることはできないですが，はっきりとした差があります」と彼は答えた。

　「どのくらいがんが小さければ，私は乳房を失わずにすむのですか？」

　「それほど小さくなくても，おそらく。しかしこの点についてわれわれのガイドラインは確実なので，乳房温存術をすすめることは……」

　ここで Forest 氏が質問し，Shah 医師の説明は遮られた。前述のように彼は，彼女の話題を通常の「外見の心配」であると予測していた。しかし Forest 氏は，乳がんについて息子の医学書で調べており，進行がんのごく一部を除けば，何年も前から乳房切除術よりも乳房温存術のほうが標準的な治療となってきているのを知っていた。乳房切除術については医学生のディベートや研究のテーマとしてよく取りあげられていた。こうして，十分に情報を収集していたうえで彼女は質問した。「でも，誰もがガイドラインに合意しますか？」Shah 医師は何も答えることができなかった。

背景にある価値

　当人中心の臨床家である Shah 医師が，なぜ Brenda Forest 氏の質問に何も答えられなくなったのかを理解するためには，第1章で述べた，会話の背景にある価値に目を向ける必要がある。診察が始まったときに2人が持っていた信念や価値が，診察中にどのようにして敵対関係になってしまったか，もう少し詳しくみてみよう。当人中心の臨床家である Shah 医師が迷いこんでしまった問題の重大さを検証するために，2人の経歴をまとめたものを参照しながら，それぞれの背景を確認してみよう。

Satish Shah 医師について

　Shah 医師は乳腺外科医として近隣でも全国的にも医師の間で評判が高いことを誇りに思っていた。ここ数年で2人の同僚が体調を崩して離職したため，新規紹介患者を診るためにガイドラインに取り残されないよう最新の文献に目を通す一方で，間違いのない外科手術を遂行しなくてはならないなど，かなりのプレッシャーがかかっている状態であった。

　その結果，手術時間がかかるうえに場合によっては繰り返し再手術が必要となる乳房再建術を避けるため，乳房切除術や広範囲部分切除術となるよう，ある程度「穏やかな説得」をすることとなった。Shah 医師やそのチームのメンバーは時折，これ以上業務が増えると無理が生じるというプレッシャーを感じていた。一方で，チームメンバーは早期治療という管理目標を共有していた。その結果，治療の選択肢として単純乳房切除術をすすめることが当然のこととなっていた。乳房再建術を行っても行わなくても，長期的には心理的あるいは性心理的なアウトカムは変わらない（Schover, 1994）という以前の報告とこのチームの臨床経験は一致していた。

誤解のないよう付け加えるが，Shah医師とそのチームのメンバーは，単純乳房切除術を無理強いしたことはなかった。同意の問題はさておき，NICEガイドラインで早期の非浸潤がんであれば乳房温存術も検討の余地があると言及されている（NICE, 2009）のを全員が十分に理解しており，それに従っていた。Shah医師は，当人中心の診療に携わりながら，患者の「見解」をみきわめようとすることを信条としてきた。しかし，こうも信じていた。過去に報告されたエビデンス（Johnson et al., 1998）も鑑みて，乳がんと診断されたほとんどの女性は治療法の選択肢について話し合いたいと考えるが，最終的にはどの治療法を選択してよいか困惑し，「専門医」としての彼の意見を求めるものだと。

命を救うこと

　Shah医師は，外見の問題を取り上げることによって，救命のための外科手術に焦点を当てることよりも，結局は達成できない美容上の結果を重視し過ぎることにつながるとも考えていた。

　すべての臨床家がそうであるように，Shah医師も命を救うことがすべてに優先すると信じて疑わなかった。これは彼が信奉するジャイナ教の，生命の尊厳に対する考え方にも矛盾しないものだった。ジャイナ教徒は菜食主義者で，すべての生物に関して無意味な殺生は避ける。そのようなわけでジャイナ教徒でもあり臨床家でもあるShah医師には，ごくごく自然に個人としても専門職としても命を救うことに重きをおく価値が形成されていた。

チームの価値

　Shah医師が乳房切除術をすすめる姿勢は，外来の看護スタッフにも広く支持されていた。スタッフは長年ともに働き，成功体験を共有してきた。ジャイナ教についての知識はほとんどなかった（Shah医師がジャイナ教徒であることすら一部の人間しか知らなかった）が，周囲は皆，彼こそが患者を真の意味でケアする「理想の外科医」として尊敬していた。ときに彼は，あまりにも現実的なところが冷たく感じられることもあったが，看護スタッフは「女性同士で」（実際，看護スタッフは全員女性であった）患者の懸念を話し合って穴埋めをすることも自分たちの大切な役割であると考えていた。実際，スタッフは術前検査や周術期への対応をしつつ，このような役割を果たしてきた。

　Shah医師は，ケアや支持的なアプローチは，看護チームが行うべきものという価値を持っていた。彼は看護スタッフのおかげで心理的なアウトカムが非常に良好であることに気づいていた。多くの患者が当初感じていた身体イメージに関する不安は治療が進むにつれて軽くなり，「広い視野で物事をとらえられるようになる」のだった。

Brenda Forest 氏について

　Brenda Forest氏は，最初に総合診療医のDavid Anderson医師を受診し，乳がんに間違いないだろうと告げられたとき，乳房切除術を受ける必要があるといわれていると感じた。Anderson医師は（総合診療医としては当然であるが，一般的な話として）彼女の予後は良好であろうということを中心に説明した。早期に発見できてよかった，根治の可能性はきわめて高い，と。そしてこの地方で指折りの外科医，Shah医師を紹介し，数日以内に診察を受けることができると話した。

　「化学療法はどうでしょうか？」手術に代わる方法はないかと考え，Forest氏はたずねた。「効果があります。しかし通常は手術の後に行います」Anderson医師の答えはForest氏の質問のポイントを外していた。Shah医師とそのチームならもっとよく検査をしたうえで，詳細に考えてくれるかもしれないが。

乳腺外科専門医を急いで受診する必要があるという現実に直面し，Brenda Forest 氏の脳裏をさまざまなことが駆けめぐった．もちろん，気になるのは乳がんの外科治療による外見の変化のみではない．しかし，42 歳の彼女が気にしていたことの性質や程度に関しては，ふつうではなかった．彼女が例えば 22 歳で，年相応の性的な欲求や期待を備えていたならば，Anderson 医師は乳房が温存できるかどうかが彼女の 1 番の関心事であることは察したかもしれないが，自身の経験からみて，中年期の女性患者は，残された人生の長さにほぼ間違いなく関心を向けていた．これまでに報告されている研究(例として Schover, 1994 参照)では，若い女性では外見の変化と死の恐怖が同程度であると結論づけている．

　しかし Forest 氏は異なっていた．42 歳の Forest 氏は性心理的には 22 歳女性のそれに近く，むしろこの 15 年間でその気持ちは切実なものとなってきていたのだ．

後回しになった女性としての人生

　がんと診断される可能性が高いということが現実的に理解できるようになるとともに，Brenda Forest 氏の怒りは徐々に大きくなった．離婚後の生活のために懸命に働いてきたのに，それに対する運命のいたずらはあまりにもひどい．周囲のすすめに従ってきたのに，彼女は若くして挫折を味わわなくてはならなかった．しかし後悔している暇はなかった．すぐに立ちあがり，埃を振り払って，なんとか生活しなければならなかった．離婚の慰謝料を頭金に小さな家を購入し，美容師として生活費を稼ぎながら，息子 John を育てあげた．経済的に苦しい時期もあったが，1990 年代後半には不動産の価格が上昇，自宅を担保に銀行から融資を受け，美容室を開店したのだった．彼女の人柄とビジネス手腕で，美容室は繁盛した．現在彼女の店では 6 人の美容師を雇い入れており，やっと住宅ローンや銀行からのローンを支払い終えたところだった．

　ビジネスに精をだす間にも，Forest 氏が最も優先してきたのは John のことだった．最初の結婚が幸せなものではなかったこともあって，彼女は周囲の人々と深い人間関係を新たに築くことを避けてきた．彼女は魅力的な女性で，以前の不幸な経験はあるものの，その気になればチャンスはあっただろう．しかし彼女はかたく周囲の申し出を断り続けた．

初恋の人

　思いがけないことに，数週間前に Brenda Forest 氏は初恋の人である Brian Davis から "Friends Reunited" というソーシャル・ネットワーク・サービス上で連絡を受けた．そしてお互いにメールでやりとりをした．とりとめのないメールだったが，Brian と連絡をとるうちに，40 歳をむかえた自分の人生に足りないものがあることがどんどん気になっていった．ビジネスのほうは多少の起伏はあっても相変わらず繁盛していたし，John も医学校で頑張っていた．母親としてもビジネスとしても十分うまくいっているはずなのに，彼女にとって自分の人生は完璧なものとはほど遠く感じられた．これからの 15 年をどう過ごしていくのだろう？

　「本当にどう過ごすのかしら」今となってはむなしく感じられた．でも，生き延びることになるなら，孤独な最後を迎えたくはない．(医師は乳房再建術についてあれこれ述べるが)乳房を失えば，どのような結果になるか十分想像できるものだった．

女性であり続けることを選ぶか，生きることを選ぶか？

　診察の時点で Shah 医師と Brenda Forest 氏は，一部の価値や信念は共有できていたが，要点においてはかなりずれていた．この 2 人の価値の違いは「女性であり続けることを選

ぶか，生きることを選ぶか？」と言い換えることができるだろう。ジャイナ教徒であり臨床家であるShah医師にとっては，生きることは何よりも優先事項であった。Forest氏にとってはこの15年間が十分サバイバーに他ならない毎日だった。しかし最近彼女自身が気づいたことだが，この新たな状況では，生きたいと感じるようになった。しかし，ただ生きられればいいというわけではなかった。これまでいなかったパートナーと生きていきたいのである。パートナーが見つかるかもしれないのにその可能性を自ら（文字通り）切り捨て，1人で生きていくのはもうたくさんだった。

　もちろん，両者は明確に対立していたわけではない。また，この段階では膠着状態にいたってもいなかった。別の人間がこの状況に関わっていたら，そういう事態に陥っていたかもしれない。別の人間がこのような価値の対立の場面で，お互いを理解するという感覚に欠けていたら，少なくとも「当人中心の診療」の実施はまったく立ちゆかなくなっていただろう。Shah医師でなければForest氏の心配事を完全に無視したかもしれないし，Forest氏でなければ本人の真の望みに反し，乳房切除術を「避けられないもの」として受け入れていたかもしれない。それに反し，実際の診察における膠着状態は，まったく性格の異なる2人が診察のテーブルについたことを反映し，穏便なものであった。

問題から（部分的な）解決に向けて

　次の2つのセクションで，当人中心の診療によって示された問題から，問題に対処するためのリソースとしてのVBPの役割へと展開していこう。まず最初に第4章から第7章の，VBPの臨床スキルの重要性を考察してみよう。その次のセクションで，VBPのほかの要素が当人中心の診療にどのように貢献するかをみていこう。

前提となる2つのポイント

　VBPと当人中心のケアにおいては2つのポイントに留意しておく必要がある。
- **提示の順序**：概論の部分（第3章まで）で述べたように，VBPスキル，すなわち，気づき，推論，知識，コミュニケーション技法は第Ⅱ部の4つの章で別々に考察したが，実際の診療においては，切れ目なく，結合して，しかも統合された形で用いられるべきである。よって，このセクションの後半では，VBPの4つのスキルを診察を上手く進められるような順序で，出てきた順に記述していく。
- **理論と実践**：診察を振り返り，Shah医師とBrenda Forest氏の間で何が起きていたかより細かく明確にしていく。最初の診察時には両者とも得られなかっただろう，2人の性格に関するさらに多くの情報をみていく。

　本セクションおよび次のセクションは，省察的思考の演習と思ってほしい。その中で当人中心の診療を実践する際に直面する問題に対処する際の，VBPスキルの役割（その長所と同時に限界も）がわかるだろう。

当人中心の診療における，価値に基づくスキル

　このセクションでは，Shah医師とForest氏の診察においてVBPのスキルがどのように，そしてどの程度まで作用したかを概観することで，VBPのスキルがいかに当人中心の診療に貢献するかをみてみよう。

　前述したように，当人中心の診療が実施される形の診察を可能にしたのは，まさにこの領域における2人それぞれのVBPスキルだった。前述した当人中心の診療における2つ

のポイントのうち，1つめは問題とならず，結果としてBrenda Forest氏とShah医師は，ある程度の相互理解を得ていた。しかし現時点のような行き詰まった状況にいたって，2つめのポイント，つまり価値の対立に直面していることが明らかになった。続くセクションで取り上げるのは，まさにこの点，当人中心の診療における価値の対立の問題を解決するためのVBPの資源である。

> **振り返りのポイント**
>
> 　読み進める前に，Shah医師とBrenda Forest氏のここまでの診察について簡単に振り返ってみよう。Shah医師は診察のどの部分でどの程度（直接的あるいは間接的に）VBPのスキルを実行しているだろうか。
> ・気づき（価値，価値の違い）
> ・知識
> ・推論スキル
> ・コミュニケーション技法
> 　Brenda Forest氏のほうは，どの程度このスキルを運用しているだろうか。VBPスキルはもちろん臨床家のみが実践するためにあるのではなく，第12章で述べるように，臨床と患者が協力して意思決定を行う際に用いられる，価値に基づいたアプローチの本質といってもよい。

コミュニケーション技法がなければ始まらない

　第7章でみてきたように，VBPもEBMと同じく，良好なコミュニケーション技法があって臨床上の意思決定に良好な影響を与えうる。このセクションの表題にあるとおり，VBPはコミュニケーション技法がなければ始まらないのであって，これは悲惨な状況にある乳がん患者においてまさにあてはまることである（Lerman *et al*., 2006）。

　Shah医師はこの点で賞賛されるべきである[訳注4]。彼は多忙な外科医として困難な手術を数多く執刀する一方で，これまでBrenda Forest氏のような話は何百回も聞いてきている。患者に対し，いきなり核心を突くことも許されるのかもしれない。しかし彼は時間をとってForest氏を可能な限り安心させようとした。彼はAnderson医師の診療情報提供書を積極的に参考にしながら面談を始めた。Forest氏もこの姿勢に安堵し（Shah医師がこの地方で屈指の外科医であるとAnderson医師が話していたこともあり），相互を尊重する関係は進んだ。Shah医師はForest氏の話を注意深く聞きながら，彼女の人生をサポートしている地域の医療連携システムがうまく機能しているという安心感を構築していった。

メンタルヘルスにおける例

　Shah医師のこの当人中心のコミュニケーション技法を，当然のものと思ってはならない。患者中心に医療を行っていると自負しながら，その実，個々の患者の価値にまったく関心を示さない臨床家は少なくないのだ。

　Kim Woodbridgeによる，ロンドン東部地域のメンタルヘルスチームに対する，VBPスキルのトレーニングについての報告の中で，このことが明らかにされている。問題となったのは，当人中心の診療をめざすことを明確な目標に掲げて活躍していた，適切に機能している多職種チームである。このチームは，その大きな業務負荷に対する支援としてVBPを修得し，実践しようとした。トレーニングを受けたチームメンバーがまず驚いたのは，自分たちの考えてきた治療が，まったく患者中心ではなかったという点だった。

訳注4：Shah医師は面接のはじめの部分でForest氏の要求を聴くことには成功した。その意味で患者側のニーズを推し量るための準備はできているし，この時点までの部分では関係性も良好といえる。

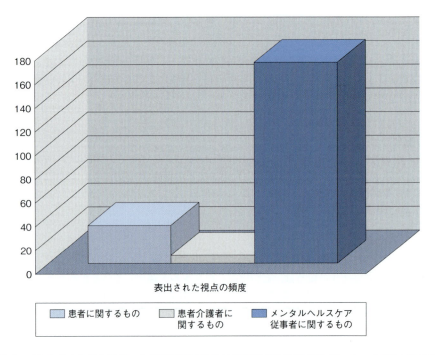

図 8-1　メンタルヘルスケアチームの事例検討において表出された視点 (Fulford and Woodbridge, 2007)

　このことは，トレーニングのごく初期に Kim Woodbridge がチームの事例検討に同席し，議論内容を許諾を得たうえで録音しているときに明らかとなった。彼女が発見したことは，図 8-1 のように，チームの目標が当人中心の診療であるにもかかわらず，事例検討でのコメントは患者が優先したいと考えていることではなく，チームの各メンバーが優先すべきと考えていることが大半であったのだ。社会学者である Anne Rogers, David Pilgrim, Richard Lacy らによる 1990 年代の先駆的研究で，長期にわたる精神障害患者にとって重要なのは，家事や雇用，社会における人間関係であることは知られている (Rogers *et al.*, 1993)。しかし事例検討の中ではもっぱら薬物療法やリスクマネジメントなど臨床家の優先事項ばかりが話された。自分たちが目指している当人中心の方向性と，自分たちが実際に当人中心の診療として行っている臨床との差があまりに乖離しているという衝撃が，その後のトレーニングの重要な基盤となった。

ある程度の気づき

　Shah 医師の当人中心のアプローチがあったことで，Brenda Forest 氏の診察の滑りだしは順調で，彼女も「傾聴してくれる医師」という印象をもった。Forest 氏自身もコミュニケーション技法に長けていた。聞き上手でなかったら，彼女は長年美容師を続けることはできなかっただろう。巧みなコミュニケーションで交渉したり，意見の対立を解消することができなければ，競争の激しいビジネスの中で安定した成長を遂げることもできなかっただろう。実際，彼女は多くの難しい面接に対応してきたし，今回の診察に向けても慎重に準備をしていた。

　しかし診察の中で，Brenda Forest 氏は Shah 医師に乳房切除術に関する自分の本当の心配事を，準備していたとおりに明確な形で直接説明することはできないと気づいた。Shah 医師に落ち度がないことは Forest 氏もわかっていた。彼は Anderson 医師から聞

かされていたとおりの医師であったし，彼とそのチームについてインターネットに書かれたとおりの人物だった．診察も優しく，非常に優秀で，いかにもプロと思わせられるものだった．彼が聞き上手であることも彼女にはよくわかった．しかしShah医師がイスラム教徒（と彼女は想像した）の男性であることに，予想していた以上に動揺し，自分の率直な気持ちを話すことができなくなってしまった．そのような中で診察は進み，Forest氏はこれまでに感じたことのないフラストレーションを感じ，Shah医師はそれに反応して身構えることとなった．

実際，Shah医師はBrenda Forest氏が感じていたよりも，彼女の懸念をよく理解していた．Brenda Forest氏が乳房切除術によって起きると心配している外見の変化について話し合うこともできたであろう．Anderson医師からの診療情報提供書に記載されていることは，同じような女性にはよくある懸念として理解できるものであったからである．しかしForest氏の反応は明らかにふつうとは少し違うところがあると感じた．まず何よりも，治療の選択肢（「乳房温存術」という言葉）を調べてきたし，診察の中で通常の患者ならば関心を示すはずの相対生存率を強調しても関心がなく反応がないように思われた．これらすべてにShah医師は動揺した．彼は自分が未知の領域にいるように感じた．その領域が何なのかはわからなかったが，居心地がよくないのは確かだった．

繰り返しになるが，Shah医師がこの一連のコミュニケーションの前にどの程度のことを認識していたかが大切である．純粋な当人中心の診療を行う臨床家として，第3章で述べた「同一性の妄想」を彼は回避した．Brenda Forest氏の価値は，すべて自分の価値と違うのだ，と．また，彼は固定概念にとらわれることも回避しようとしており，乳房切除術によってもたらされる外見の変化に対するBrenda Forest氏の懸念がどのようなものであろうと，それはほかの患者のほとんどと異なるものであると，即座に気づいた．

第4章において，患者の強さ(strengths)，志(aspirations)，資源(resources)の頭文字からStARという略語を紹介した．専門医の多くは患者のニーズや状況の困難さばかりに目がいくが，Shah医師は，Brenda Forest氏が持つ多くの強さにすぐ気づいた．しかし極めて重大だったのは，Shah医師がBrenda Forest氏の志(StARのA)を見逃したことである．実際に彼女はよく考えたうえで，自分が遅ればせながら人生のパートナーを探したいと告げることを控えた．プラスの側面としてShah医師はBrenda Forest氏の中にある資源に気づいた．この時点で，彼女が起業家としても，親としても立派に成功していることには知らなかったが，自分の乳房の腫瘤をいかにみつけ，どう対処したかを簡潔に説明でき，医療機関の受診の経緯も適切で，明らかに乳がんについての知識を持っている様子から，その能力は十分に理解できた．

相互理解の程度

生命に関わる病状でのはじめての診察としては，Brenda Forest氏とShah医師は最初の短い時間で，ほかの患者と医師よりもお互いのことをはるかに理解し合えた．相互に敬意を払うこと，特にお互いの強さに気づくことは，診察を続けるために非常に重要である．にもかかわらず，診察は明らかに難航した．

> **振り返りのポイント**
> ここで，Brenda Forest氏とShah医師がお互いのことをどの程度理解したか，少し考えてみよう．
> また，お互いのことをより深く知ることは，価値の対立の問題がある場合，その解決に役立つのだろうか．それとも邪魔になるのだろうか．

少なくともこの事例では，Shah 医師と Brenda Forest 氏はよりお互いを理解していくにつれて，問題は解決せず，むしろ価値の対立が鮮明なものとなってしまった。そのことを認識するために，VBP がどのようにして当人中心の診療を補助するのかを理解しておくことが重要である。

Shah 医師が Brenda Forest 氏の乳房切除術に抵抗を示す本当の理由，つまり新しい人生のパートナーを探したいという志に気づいていたら，もっと共感的に接することができただろう訳注5。その価値の尺度で考えれば，彼女の志をもっと重要視し，「単なる外見上の変化」とは考えなかっただろう。しかし，今回の事例の流れでより共感を強めていたならば，Forest 氏が優先したいと思うことと，Shah 医師が個人としても医療専門職としても命を救うことを重視することの価値の対立の溝は深まり，Shah 医師は対処できなくなったと考えられる。彼にとって，自分の価値の尺度の中では，周囲との関係性の問題として捉えるよりも外見上の変化の問題として理解するほうが，容易であった。

Brenda Forest 氏の側も同じように，Shah 医師がイスラム教徒ではなくジャイナ教徒であることを知っていれば，離婚のことや現在の志を話すことにためらいはなかっただろう。しかし，もしジャイナ教徒と知っても乳房温存術をすすめられればそれに対する拒絶から，ジャイナ教ではあらゆる犠牲を払っても生命を守ることを優先するから乳房切除術をすすめるのだ，と（誤った）解釈をしただろう。彼女はこれまでの人生での度重なる交渉の経験から，この戦いでは勝とうとは考えず，他の方法を考えようと決心したのかもしれない（彼女には「秘密にする」という問題解決方法があった）。

優れたコミュニケーション**技法**でお互いの価値により気づくという VBP で重要な**スキル**の 2 つを用いたとしても，Shah 医師と Brenda Forest 氏の診察をよい形で進めていくためには十分ではなかった。いずれにしても当人中心の診療という診察場面はもろくも崩れただろう。では，第Ⅱ部で述べた残り 2 つのスキルである価値に関する知識と推論**スキル**は，このギャップをどの程度まで埋めることができるだろうか？

知識を得ること，得ないこと

第 6 章で，COPD に罹患しているにもかかわらず，「どうにもやめられない」喫煙者の Sandy Fraser 氏の事例をとおして，他の医学領域とまったく同様に，VBP においても強いエビデンスが基盤として重要であることをみてきた。第 6 章で伝えたかったメッセージは，エビデンスは，その研究内容と同じような価値については判断の助けとなるが，目の前にいる**実際の**患者の価値にそれが適応できるかどうかは別の問題であるということだ。前述したように，誰もが「n of 1」なのであって，Sandy Fraser 氏についても真相は第 6 章の最後まで謎のままである。

乳がんの領域は，価値とエビデンスの比較的はっきりした領域である。Anderson 医師と Shah 医師もこのエビデンスを知っていたし，それらに基づいて Brenda Forest 氏を診察した。しかし COPD の Sandy Fraser 氏と乳がんの Forest 氏ではストーリーはまったく違った展開となった。研究報告から得られた内容は，Fraser 氏の事例では，その根本で何が彼をそうする気にさせているかまで知るにいたらなかったが，その状況で一般的にどうマネジメントするかの参考にはなった。Forest 氏の事例の場合は，明らかに既知の情報が判断を誤らせるものとなった。

Shah 医師と Anderson 医師は，Brenda Forest 氏くらいの年齢の女性は，20 代の女性よりも乳房切除による外見上の影響について気にしないという，前述の研究報告は知っていた。しかし Forest 氏が重視していたことは 20 代の女性により近いものだった。またこの研究報告によると，大部分の女性では，単純乳房切除術を行っても，乳房再建術を行っ

訳注5：後付けで考察してみると，「乳房温存術」に対するこだわりを Forest 氏が示したとき，Shah 医師は「乳房温存術に関心を持っておられるのは何か理由がありますか」とたずねれば少し結果が違ったかもしれない。しかし，この質問は難しい。まず，Shah 医師は動揺していたため，自らのプロ意識を奮い立たせるために医師としてのエビデンスの説明に向けてしまった。もし，Shah 医師が質問できていたとしても，「乳房温存術を諦めるように説得したい」という思いから中立な考えになり，中立なトーンで質問できていなければ Forest 氏の志を開示してもらうことは難しかったであろう。

ても，心理的にも性的にもアウトカムは変わらないということが示されていた。この結果はShah医師や外来のチームのメンバーの臨床経験と一致していた。しかしForest氏に関しては，乳房を失えば長期にわたって心理的にも性的にも苦痛を背負うことになる可能性が明らかに高かった。たとえそのような状況になったとしても，彼女のような人ならば間違いなく，これまで困難を乗り越えてきたように，状況を克服していくだろう。しかしそれでは当人中心のアウトカムとして成功とはいえない。

「注意深く運用すること」は第6章のメッセージである。文献によるエビデンスを価値に基づく臨床上の意思決定に運用する場合は，他領域における臨床上の意思決定の場合よりも，次のようなことを十分に意識しておく必要がある。ある状況で意思決定を迫られているその個人は，文献上の平均値とはまったく異なっている可能性があるのだ。

行うか行わないかの推論[訳注6]

Shah医師とBrenda Forest氏の（介入されていない）事例で価値についての知識が役に立たなかったとすれば，推論はどうだろうか。ここで，スキルという「靴」がもう一方の足へと移った。すなわち，ここまで，この事例の登場人物2名は両者とも，価値に基づくスキルにはかなり優れていたが，乳がんに関してはShah医師が専門職であり，診察において主導権を持っていたはずである。しかし推論スキルにおいては，その役割が逆転している。

状況はこうである。Forest氏が譲歩しようとしない姿勢を強めるに従って，Shah医師は第2章のGulati医師と同じく，「ガイドライン」を拠り所にしようとした。Shah医師の「この点についてわれわれのガイドラインは確実なので……」という言葉を覚えているだろうか。彼の頭にはNICEの推奨をもとにした地域の治療プロトコルがある。しかしさらにその背景には，患者の利益が最大となるように対応する，という倫理的なガイドラインの声が聞こえる。「最善利益の原則」は，その後の「乳房温存術をすすめることは……」というコメントに現れている。しかし，次のForest氏の質問でShah医師は窮地に立たされた。「でも，みんながガイドラインに同意しますか？」

一見すると，なぜShah医師がこの質問で言葉を失ってしまったのか，はっきりしない。他の医学領域でみられるように，競合する見解はあるが，現在のベストエビデンスでは乳房切除術が最もアウトカムがよいというのが多数意見であると知っていたから，と読者は考えるかもしれない。

Bolam原則

しかしその見解は，Brenda Forest氏の質問の（暗黙の）ポイントと，当人中心のアプローチを信条にしているShah医師に与えたインパクトを見落としている。Forest氏はもちろん自分の質問がそれほどの意味を持っているとは考えていなかった。しかし事実上，彼女はShah医師を相手に医療倫理と法の原則，すなわちBolam原則（通常は医師を保護するために用いられる）を運用したのである。

Bolam原則とは，ある女性が処方薬に関するきわめてまれだが重篤な副作用説明を医師が怠った件で訴訟を起こし，その結果1957年に英国法として成立した（Bolam v. Friern, 1957）。弁護側の言い分はこうである。おそらく大部分の医師がその副作用を説明したが，説明しなかった医師もいた。説明しなかった医師たちは，副作用はきわめてまれであり，不必要に心配させれば治療を続けるか続けないかの意思決定に際し間違ったバイアスを生じさせ，これは患者の最善の利益にならないと考えた。この弁護側の考え方が受け入れられ，Bolam原則が成立した。つまり，英国法の下では大多数の医師が賛同し

訳注6：このセクションで述べられる推論，判断，意思決定の関係について整理しておく。意思決定は治療やマネジメントについて患者側と医療者側がともに決定すること。判断は意思決定のための選択肢の良し悪しを決めること。推論は，治療やマネジメントを意思決定するために問題が何であるか（診断など）を含めて予測し，論じることであり，判断を含む概念である。

ている医療を提供している限り，過失は問われない。

　患者側の自律性尊重がより重視される最近の流れの中で，Bolam原則は徐々に影響力を失いつつある。いわゆる「良識的な医師」が過失を問われないために用いられてきたBolam原則は，徐々に「良識的な患者」を守るためのものに意味が変わりつつある(Samanta and Samanta, 2003)。言いかえれば，提案する治療のメリットとデメリットを十分に説明する義務は医師の側にあり，患者側は十分に情報を提供されたうえで治療を受けるか受けないかを決意する立場にある。

Bolam原則，事例に基づく推論，そして当人中心の診療

　多くの場合，良識的な患者に対しては過失の有無は本人に確認するのが適切である(これはBrenda Forest氏のような自立した人物にこそ適している)。しかし，昨今きわめて膨大かつ詳細な副作用一覧を提示する方法がよく行われるが，これを前にした患者が実際に「十分に情報を得た」かどうかの確認は，オープンクエスチョンで行うべきだとわれわれは考えている。ここで述べたような副作用一覧は，医療倫理において法的な面が過度に発展したことの悪影響のひとつとして第2章で述べたような，防衛医療の1つの側面である。

　Bolam原則の背景にはこのような事態を避ける目的があった。つまり，医師の臨床判断は，多数の意見に従わなかったために訴えられるかもしれないという恐れに拘束されるのではなく，プロフェッショナルとしての自身の裁量権においてなされることを保証するということである。

　原則として述べてきた「Bolam」の影響は，第5章で事例に基づく推論(あるいは事例検討)と呼んだものに近い推論過程の余地を残している。事例に基づく推論は，当人中心の意思決定に不可欠である。第5章で述べたように，原則に基づく推論は原則(倫理や法)からの「トップダウン」であるのに対し，事例に基づく推論は個々の事例の個別の状況から始まる「ボトムアップ」である。

当人中心のガイドライン

　以上のような理由で，事例に基づくボトムアップの**推論**こそが当人中心の診療の本質である。Shah医師が，専門職である自分とBrenda Forest氏の早期乳がんに対する考え方のギャップのために言葉を失ってしまったのはこのためである。臨床判断にとって個別事例に基づく推論は，彼がForest氏の事例に対して理由づけしようとしたときに頼っていたまさにガイドラインの前提条件である。

　NICEガイドライン(図8-2を参照)は常に，ガイドラインを臨床判断の代わりとして用いるべきではないという指示を含んでいる。さらに，Shah医師が引用した施設の治療プロトコルが規範とした早期乳がんの治療に関するNICEガイドラインの冒頭には，「治療やケアは個々の患者自身のニーズや好みを考慮して行うべきである」と，当人中心の方向性が求められることが明示されている(図8-2に全文を掲載)。

Bolam原則の逆転現象

　Brenda Forest氏は効果的に，自分では意図せずに，逆にBolam原則をつきつけた。Bolam原則は，医師が個々の事例を十分に判断し，多数派の意見に反した治療を行った際の過失については，少数ながらも賛同者がいればその責任を問わないというものである。Forest氏はShah医師に対し，ガイドラインに記されている多数派の意見から離れて**自由に臨床判断を行う**ように迫ったのである。Shah医師は，ガイドラインそのものが明らかに自由な臨床判断を妨げるものではないことを十分に認識しており，とても居心地が悪く

> NICE 検討事項の概論，p2 より引用
> このガイドラインは，入手可能なエビデンスを十分に考慮したうえで，NICE の見解を反映している。医療専門職が臨床判断を行う際に十分に参照していただきたい。しかしこのガイドラインは，実際に個々の患者の状況を踏まえて判断する医療専門職の責任にかわるものではなく，診療においては患者や家族，介護者と十分に検討し，考慮中のあらゆる治療薬の性質やその要約について十分な情報を提供すべきである
>
> ガイドラインの序章，p4 より引用
> **患者中心のケア**
> 治療やケアは個々の患者自身のニーズや好みを考慮して行うべきである。良好なコミュニケーションが重要で，エビデンスに基づいた情報を提供し，その情報に基づいて治療やケアを患者自身が意思決定できる必要がある。同意を得る際には必要に応じて保健省のアドバイスも参照されたい。患者本人の同意が得られれば，家族や介護者も治療やケアの意思決定に関わる機会を持つべきである

図 8-2　当人中心の診療：NICE 臨床ガイドライン 80 から 2 個所を引用（下線を追加）

なったのだった。

　Shah 医師が当人中心のアプローチにまったく関心がなければ，うまく論点をそらすことができたかもしれない。実際には形ばかりの配慮にすぎなかったとしても，自分はガイドラインどおり，Brenda Forest 氏の「ニーズと好みを考慮した」と自らにいい聞かせ続けることも可能だった。あるいは「最善利益」に関してよりパターナリズムを持った考え方へと引き下がることもできた。確かに，自分の乳房を失わずにすむことと引き換えに，わずかではあるが定量化されていない程度に再発のリスクが上がるという，Forest 氏の認識は正しかった。しかし，外科医はその経験を通じて，進行期乳がんの現実を，早期乳がん患者が想定しているよりも，身にしみて理解している。実際，Shah 医師はその経験から，Forest 氏にとって何が本当に最善の利益となるかをよく知っていた。

　専門的な知識を持っていて，当人中心の診療を行っている Shah 医師には，そのようなうわべだけの話し合いはできなかった。Brenda Forest 氏は彼を沈黙させた。彼女の「ニーズと好み」に基づいて原発巣の除去のみを行った場合，これは今日のガイドラインに記されているとおり当人中心のケアとなり専門職の価値に合致するが，彼の個人的，あるいは専門職としての原則には反するものとなる。一方で乳房切除術を主張し続ければ（最終的に彼女の真の同意を取り付けるに近いことを想定したとしても），自分自身の原則に基づいて行動することにはなるが，当人中心のケアに対応するという意味では反することになってしまう。

当人中心の診療に関する中間評価

　本章の冒頭で，当人中心の診療の際に生じる，相互理解と価値の対立という 2 つの問題を提起した。Shah 医師と Brenda Forest 氏はまさに診察中にこの問題に直面してしまった。前述のように，相互理解については通常の医師と患者よりむしろ良好であった。このことは，両者が VBP の 2 つの重要なスキル，つまり**コミュニケーション技法**とお互いの価値への**気づき**の能力が高いことを反映している。

　しかし相互理解が進んでいくうちに，突然 2 つめの問題につきあたってしまった。それはいわば尊重する価値の違い，つまり「命よりも女性性を優先」（Brenda Forest 氏）と「女性性よりも命を優先」（Shah 医師）との対立である。ここでさらに**価値の知識**と**臨床上の推論スキル**の 2 つの VBP が実践され，相互理解は深まったが，解決にはいたらなかった。

- 乳がんの治療を受ける女性についての，文献や外科チームの臨床経験に基づく価値の知識は積極的に判断を誤らせるものであると判明した。それは Brenda Forest 氏が同世代でよく似た状況にいる女性とはかなり異なっていたからだ。
- 推論スキルは，対立を解消するどころか，Forest 氏が Bolam 原則を適用するための基盤となり，結果的に Shah 医師は沈黙にいたった。

　このように，VBP スキルは，患者と臨床家がお互いの間に横たわる問題点を発見し，部分的にでも理解するうえでの助けとなる。これがまさに当人中心の診療において重要な点である。Shah 医師と Brenda Forest 氏の相互理解は，当人中心の問題解決に向けての第一歩だった。たいていは，これだけで十分である。当人中心の診療における価値の対立は誤解や無理解から生じることがしばしばであり，その解決が対立の解消につながる。つまり，すべてを理解することは，すべてを許容することになる。しかし，Shah 医師と Forest 氏の事例の場合，そのスキルだけで理解のずれを解決することはできなかった。実際に 2 人の価値の対立をどこまでもつき詰めて明らかにしたところで，問題解決にはほど遠く，むしろ両者間の亀裂は大きくなった可能性すらあった。

当人中心の診療における理解から対立の解消に向けて

　VBP のスキルは，当人中心の診療において不可欠であるが，常にそれだけで十分なわけではない。では，Brenda Forest 氏と Shah 医師はどうすれば前進することができるのだろうか？　相互理解はあっても，依然として価値の対立については十分な理解ができていない状況において，対立の解消に至るためにはさらに何が必要なのだろうか？

> **振り返りのポイント**
> 　本章での最後の振り返りポイントである。読み進める前に，前述の質問に対する簡潔な答えを考えてみよう。
> 　第 3 章の VBP の要素の要約(図 3-3)を少し見直してみよう。本章の冒頭にも掲載している。
> 　それらの要素のうち(本章のここまでで言及したものを除き) Brenda Forest 氏と Shah 医師が対立の解消にいたるうえで助けとなるのはどれだろうか。

　何度も触れてきたように，本書の中では個別に言及している VBP の要素は，医療現場では統合した形で実践をサポートする必要がある。Brenda Forest 氏と Shah 医師の事例で，いき詰まったところから対立の解消に向けてどのようにすすめるべきかを詳細に述べる紙面の余裕はない。次章で，子どもの保護というまったく違う観点で対立の解消については再度考えてみることになるが，価値の対立を解消するためには VBP の 3 つの要素 (およびその基本的なスキル) が必要で，それは当人中心の診療においても，臨床上の意思決定においても同様である。
- 相互尊重の前提
- (ディスセンサスに基づくパートナーシップをとおした) バランスのとれた意思決定の目的
- 多職種チームワーク

　本章の残りの部分で，Brenda Forest 氏と Shah 医師の間で展開されたストーリーにおいて，これらの要素がどのような役割を果たすかをみていく。

相互尊重の前提

　相互尊重なくしては，Brenda Forest 氏と Shah 医師は少なくともお互いを理解するにいたらなかっただろう。これまで述べてきたように，Forest 氏は Shah 医師を「傾聴してくれる医師」と評価していたし，Shah 医師も Forest 氏をしっかりした女性で，乳がんに罹患している自分の現状をよく把握している，と評価していた。

　いわゆるグジャラート文化では，一体性と多様性を尊重している。そのため Shah 医師はさまざまな患者に対してオープンでありながらも思慮深い対応をしてきた。それでも，「女性性よりも命を優先」という価値を持つ Shah 医師が，Brenda Forest 氏の「命よりも女性性を優先」という価値を受け入れる余地があるかどうかは，この時点ではわからない。しかも，Shah 医師がその価値を曲げて妥協したり，あきらめるわけではなく，Forest 氏がそうするわけでもなく，である。相互尊重とは，相互である。この必要性については第3章でディセンサスに基づく意思決定として述べた（第13章で詳述する）。

　相互尊重の前提は，医療倫理における規制強化の動きのいくつかとVBPとの間における違いの1つであり，患者による選択の自律性尊重の原則に反映されている。第2章で述べたように，自律性の尊重は近年の医療倫理と法律の原則において重視されており，「医師が最もよく知っている」というアプローチに取って代わりつつある。しかし昨今，いくつかの文脈では自律性の尊重が強調されるあまり，意図せずに「医師が最もよく知っている」から，やはりバランスを欠いた「患者が最もよく知っている」に入れ替わっている。この傾向を臨床上の意思決定における消費者モデルにあてはめるなら，本章のはじめに触れた「良識的な医師」の過失を守るためのものであった Bolam テストが「良識的な患者」を守るためのテストにかわろうとしている。相互尊重の原則はそれとは対照的に，臨床家と患者双方のバランスに基づく意思決定においてパートナーシップにつながるのである。

バランスのとれた意思決定，パートナーシップ，ディセンサス

　VBPにおける相互尊重は，患者だけでなく臨床家側の価値も尊重することを意味する。したがって，VBPの文脈において当人中心の診療とは，単に患者中心ということではなく，関与する全員の当人中心を指す。つまり，第3章で述べたように，臨床上の意思決定がかつての「正しいアウトカム」から「よりよいプロセス」に変化していく必要がある。これは政治的な意思決定においても全体主義から民主主義へ変化しているのと同様の現象である。

　これが，VBPにとって優れた臨床スキルが基盤となる理由である。今回の事例では Shah 医師と Brenda Forest 氏は手詰まりの状況においていかに対立を解消すべきかをお互いによく知っていた。2人の間で実際に生じた結果は，第7章で述べたように「互いに譲歩した」のであった。さまざまな術前検査を行いながら，どのような手術を行うかの選択肢を話し合う機会を繰り返し持つことを Shah 医師が提案し，Forest 氏はこれを快く受け入れた。

　しかしこれほどまでに良好なコミュニケーション技法があったとしても，Shah 医師あるいは Brenda Forest 氏のどちらかが一方的に譲歩するだけでは，最終的に価値に基づく解決にはいたらなかっただろう。第2章で述べたように，コンセンサスにいたるには，さまざまな文脈で意思決定する際の適切なパートナーシップという基盤が必要なのだ。対照的に，VBPにおいて，意思決定におけるパートナーシップの基盤とは，ディセンサスに基づく過程，すなわち異なる価値をどちらか一方に組み込むのではなく，個別の状況に応じてバランスをとることにあるのだ。

　ディセンサスとこれに関連したコンセンサスについては第13章で詳しく検討する。Shah 医師と Brenda Forest 氏がディセンサスに至ることができたかという質問には結

論が出ていない。しかし，第3章で示したように，多職種チームワークは，意思決定における誠実なパートナーシップが大きく依存している価値のバランスに対し，しばしば本質的な貢献を果たす。

多職種チームワーク

次章で触れるように，VBPにおいて多職種チームワークが重要なのは，単にスキルの多様性のためだけでなく，チームの持つ価値の多様性のためでもある。ディセンサスに基づく意思決定にとって不可欠な，バランスのとれた視点を提供する際に，チームの価値の多様性が重要である。

本章のBrenda Forest氏とShah医師の事例では，乳がん外来の看護チームの重要性については詳細に触れなかった。しかし，今日の実際の医療現場と同じく多職種チームがより積極的にがん患者のケアに介入していたとしたら，この事例はより当人中心の診療となっていただろう。

例えば，看護チームのClare Moody師長は，長年の臨床経験を通じて，乳房切除術を受ける女性が直面する懸念や恐れについてよく知っていた。Brenda Forest氏は，Moody師長に対して志を打ち明けることにほとんどためらいを感じなかったかもしれない。一方，その人生を看護一筋に捧げてきたMoody師長は，50代半ばにさしかかり，孤独で希望のない定年後の生活が脳裏に浮かび始めていた。Forest氏が「命よりも女性性を優先」という価値をなぜ持つにいたったかについて正確に理解できただろう。

Brenda Forest氏の事例で，多職種チームの腫瘍医，Brendon Roley医師は，終末期がん患者に関してはShah医師よりもはるかに経験を積んでおり，その価値は今日の緩和ケア（第13章を参照）における「よい死（good death）」に近い。彼もまた，バランスのとれた意思決定には欠かせない人物である。

このようにバランスのよい異なる視点があったとしても，Shah医師とその同僚が対等な関係の多職種チームとして活動していなければ，その効果はほとんどなかっただろう。第3章で述べたように，これがVBPが多職種チームワークに貢献し，かつこれを利用する理由である。各チームメンバーの専門職としての，そして個人としての価値の多様性をマネジメントすることが，効果的な多職種チームワークには不可欠である。これなくしては，コミュニケーション不全や結束力の欠如に陥ってしまう危険性がある（Colombo *et al.*, 2003）。しかしマネジメントがうまくいけば，そのような多様な価値は，バランスのとれた価値に基づく意思決定を行ううえでのポジティブで強力な源泉となる。その例は次章で触れる。

まとめ

本章では，Shah医師を受診したBrenda Forest氏が，早期乳がんについてどのような治療を受けるかの意思決定を行う中で，当人中心の診療において起こる，価値に関連した2つの問題に関してVBPがどのような役割を演じるかを示した。

1. **相互理解の問題**：ここではVBPの臨床スキル，とりわけコミュニケーション技法と価値への気づきが重要である。
2. **価値の対立の問題**：価値の対立を解消するためには，VBPの臨床スキル以外の要素も同時に必要である。相互尊重を前提とすること，ディセンサスに基づくバランスのとれた意思決定をめざすこと，そして多職種チームのスキルと同様に多様な価値に基づくバランスのとれた意思決定を信頼すること，である。

以上の2つの問題について詳細に検討しながら，医師にも患者にも個人の多様な価値があり，真摯に当人中心のアプローチを通じて臨床上の意思決定を行う際には，これらが深く関与することを示した。この多様性を考えると，乳がん医療のように比較的解明の進んでいる領域でさえ「ベスト」といえる唯一の答えは存在しない。最新の研究エビデンスに基づくガイドラインも，医師や患者の経験もどちらも貴重な指針となる。しかし，当人中心の診療では，最終的な意思決定は当人のものである。したがって「当人にとってのベスト」が「ベスト」といえる。警鐘を鳴らす意味を込めて，あえて本章の冒頭，要約で提示したが，真の当人中心の診療とは，当人の価値を中心にした診療に他ならないのだ。

（大中俊宏）

参考文献

Bolam v. Friern HMC［1957］2 All ER 118.

Colombo, A., Bendelow, G., Fulford, K. W. M. and Williams, S.(2003). Evaluating the influence of implicit models of mental disorder on processes of shared decision making within community-based multi-disciplinary teams. *Social Science & Medicine* 56, 1557-70.

Fulford, K. W. M. and Woodbridge, K.(2007). Values-based Practice in Teaching and Learning. Ch 12 in Stickley, T. and Basset, T.(eds)*Teaching Mental Health*. London: JohnWiley & Sons, pp. 145-160.

Johnson, J., Roberts, C., Cox, C, *et al.*(1998). Breast cancer patients' personality style, age and treatment decision making. *Journal of Surgical Oncology* 3, 183-6.

Lerman, C., Daly, M. and Walsh, W.(2006). Communication between patients with breast cancer and healthcare providers: determinants and implications. *Cancer* 72, 2612-20.

NICE(2009). *Early and Locally Advanced Breast Cancer. Diagnosis and Treatment*. NICE Clinical Guideline 80. London: National Institute for Health and Clinical Excellence.

Rogers, A., Pilgrim, D. and Lacey, R.(1993). *Experiencing Psychiatry: Users' Views of Services*. London: Macmillan Press.

Samanta, A. and Samanta, J.(2003). Legal standard of care: a shift from the traditional *Bolam* test. *Clinical Medicine* 3, 443-6.

Schover, L.(1994). Sexuality and body image in younger women with breast cancer. *Journal of the National Cancer Institute* 16, 177-82.

Stewart, M., Brown, J. B., Weston, J. W., McWhinney, I. R., McWilliam, C. L. and Freeman, T. R.(2003). *Patient-Centred Medicine: Transforming the Clinical Method*, 2nd edn. Oxford: Radcliffe Press.

参照ウェブサイト

- 不妊カウンセリングに関するガイドライン
http://ec.digaden.edu.mx/moodle/moodledata/99/03ginobs/101epi2tf3lbm/333a1301.pdf からダウンロード可能。

■ VBPの全体図　要素「多職種チーム」

到達点: 共有された価値という枠組みにおけるバランスのとれた意思決定

プロセス:
- パートナーシップ
- 二本の足の原則　軋（きし）む車輪の原則　科学主導の原則
- 当人中心の診療　　多職種チームワーク
- 気づき　推論　　知識　コミュニケーション技法

前提: 価値の違いに対する相互の尊重

子どもの安全保護におけるリスク：スキルと同等のチームの価値

VBPの要素その6：拡大多職種チーム

> **本章の主な内容**
>
> 　子どもを保護する事例を通じて，VBPにおける多様性あるチームの価値や，知識とスキルの重要性について，リスクと安全性の観点から述べる。
> 　他には，以下の事項が含まれる。
> - リスク評価と価値
> - プロトコルやガイドラインによる取り決めの利点と限界
> - バランスのとれた臨床判断
> - 多様性なチームの価値と当人の価値中心のケア
> - 拡大多職種チーム

> **実践のためのメッセージ**
>
> 困難な判断が必要とされるリスク評価のような領域では，バランスのとれた意思決定が求められる。この助けとなるのが**多様性ある価値の視点**(perspective)であり，チームで働くことがその方策を開拓させる。

　前章における当人中心のケアのように，VBPは多職種チームワークにさらなる次元をもたらす。チームワークは，現代のヘルスケアにおいて重要である。その理由の1つとして，複雑さを増しつつある近代のヘルスケアの環境において，個々の専門職だけでは，効果的なEBMに求められるすべての多様な知識とスキルを包含することはできないからである。しかし，第Ⅰ部でみてきたように，現代のヘルスケアの複雑さは，診療の基盤となるエビデンスと同様に，価値の複雑さの現れである。また同時に，VBPにはチームワークが重要である。というのは，異なるチームメンバー各自の多様な知識とスキルだけでなく，多様な価値からも意思決定がもたらされるからである。

　本章においては，総合診療医であるLee Chew医師が，診療で生じた子どもの安全保護という問題にどのように対応したのかというストーリーを通じて，チームメンバーの多様性ある視点の重要性を説明する。この問題は，若い母親であるJade Spenceが，生後4カ月になる子どものBritの「下(しも)のほうが赤く腫れあがった」ことを心配して，金曜日の夕方の診療時間外に診療所を訪れたことから始まる。Chew医師は，幼少期における会陰部の訴えのほとんどはオムツかぶれなどによる自然な現象であることを経験から知っていたが，この状況に警鐘を鳴らした。虐待が行われているかもしれないという可能性に直面したのである。用いたプロトコルとガイドラインから，この乳児Britの安全保護に関する責任の所在がChew医師にあることは明らかである。その一方で，どのようにこれらを厳密に取り扱うべきか，彼は計画する必要がある。ここに「完璧な解決策」は存在し

第Ⅲ部　VBPにおける関係性

金曜日の夕方の診療で登場する人物
- Brit Spence：患者。生後4カ月の乳児
- Jade Spence：患者の家族。Britの母親。一緒に連れてきたGriffは最初の子どもで，現在2歳6カ月。Jadeの現在のパートナーであるWayne Ballは自宅にいる
- Lee Chew医師：担当医。Britを診療している総合診療医。安全保護について責任を持つようになる
- Liz Robson：受付係
- Lyndsey Carlton看護師：Jade Spenceからの電話を受けてトリアージを行ったNPで，Chew医師の診療に加わる
- Steve Fawcett医師：同僚の総合診療医

その他の人物
- Beth Stokes：ヘルスビジター[訳注1]
- Dev Chowdhury医師：小児科のコンサルタント医師[訳注2]
- Fauzia Hussein医師：安全保護を指揮するために一時的に提携
- Obioma Abiola：社会サービスのためのケースワーカー

図9-1　Britのストーリーにかかわる人々

ないのである。この金曜日の夕方は，まず経験を積んだNP(nurse practitioner)であるLyndsey Carlton看護師と，続いて週明けの早い段階でより多くの同僚らと協働して対応することによって，Chew医師は以下に示すような今後の道筋を見いだす。

- すべての関係者(Jade Spenceを含む)に受け入れられる方法で，Chew医師がとることのできるさまざまな対応方法に関するリスクを**天秤にかける**。
- 多職種からなるチームメンバーが有する**支援と安全保護**の責任において，Chew医師自身が暫定的な「**責任者**」となる。
- Jadeが彼女本人と家族に対し**真**に求めている**援助**をチーム全体で提供する。

ここでは，それぞれのチームメンバーが意思決定のプロセスの各段階においてもたらす知識とスキルが重要であった。しかし，チームメンバーの異なる価値からの視点もまた同様に重要であった。

登場人物

本章では，これまでの章よりも多くの人々が関与する。そのため，その登場人物と特徴を登場順にまとめた(図9-1)。

臨床事例

場面は金曜日の夕方の診察室である。かかりつけ医として何年も診療に携わってきたChew医師は，Brit Spence(まだ生後4カ月)の名前が予約外の診察待ち患者のリストに記載されているのを見つける。NPであるLyndsey Carlton看護師が，同日の早い時間に，「下(しも)のほうがちょっと赤く腫れている」という電話を受け，トリアージした結果，Chew医師が診察することとなった。Chew医師はBritに会ったことはなかったが(女児であることを確認)，Britの母親であるJade Spenceはよく知っている。そして，Jadeを診察室に呼ぶブザーを押す前に，彼女について知っていることを，コーヒーを一口飲みながら思い起こす。Jadeは19歳。ときどきバーの仕

訳注1：わが国の母子担当保健師に相当。

訳注2：専門医試験に合格し，専門医登録された医師。上級医師。

事をしているが無職で，現在のパートナーである Wayne Ball も無職である。しかし，Wayne は生計の助けとなる金銭を得るための仕事はしている，と Chew 医師は思い出す。

> **振り返りのポイント**
> 　読み進める前に，Chew 医師がここで直面している問題を読みとるために，Jade Spence と彼女のパートナーである Wayne Ball について考えられる背景を少し書きだしてみよう。そうすることが振り返りに役立つであろう。
> 　Jade は 19 歳で，赤ちゃんの Brit のほかに，おそらく他の男性との間にできたと思われる，2 歳半になる Griff という子どもがいる。Jade も Wayne（彼女の現在のパートナーで，Brit の父親と推定される）も，どちらも定職についていない。来院した理由は，「下（しも）のほうがちょっと赤く腫れている」である。
> 　Jade と Wayne について Chew 医師の頭をよぎるストーリーはどのようなものであろうか？　金曜日の夕方，Chew 医師がこのトリアージの依頼への対応を準備する際，彼の心に浮かんできそうなことを通じて考えてみよう。

Chew 医師が知っていたこと

　Chew 医師が診療をするようになってから間もなく，Jade Spence はシンナー吸引をしたということで学校を退学になった。彼女は暴力的で非常に厄介な家庭で暮らしていた。Chew 医師は，家庭内で彼女が独り立ちできるように支援し，きわめて良好な関係性を築き上げてきた。彼女がボーイフレンドと暮らすために家をでてから数年間，Chew 医師は彼女に会っていなかった。しかし，彼女は 2 歳半になる Griff という子どものシングルマザーとなって，2 年前にこの地域に戻ってきた。Chew 医師は昨年，Jade が次の子どもを望んでいることを知り，彼女と Griff が公営住宅団地に入居することを支援するような手紙を書いた。Jade の実家はゴタゴタな状態であった。Jade の母は重篤なアルコール問題に陥っており，父親はいまだに彼女に暴力をふるうことがあった。子どもを育てる環境としては，すべてがすべて，不健全な場所であった。

　Chew 医師が知る限り，Wayne はこの土地の出身者ではなかった。Wayne が Jade の妊婦検診に同伴して診療所にやってきたとき，Chew 医師は Wayne の指関節に「HATE（憎悪）」という，かなり不格好な入れ墨があることに気づいた。世の中にうんざりした囚人がいるような類の入れ墨に見えた。そして，Wayne の医療記録が 2 年間途切れていることからも，彼が「塀の中」にいたであろうことが考えられた。Wayne の記録に薬物依存という記載がいくつかあったが，彼は薬物問題についての診察を受けたことはなかった。

金曜日の夕方の外来

　これまでの背景となる出来事を思い起こしたのち，Chew 医師はブザーのボタンを押した。Jade Spence は，左腕に赤ん坊の Brit を抱きかかえ，もう一方の手は Griff としっかりつなぎながら，診察室に入ってきた。Griff は，すばやく状況を察すると，Jade の手を離し，子どもコーナーにあるおもちゃに向かっていった。「何か困ったことでもありましたか？」とたずねると，Jade は，Brit の「下（しも）の方」にあるトラブルについて心配していることを説明した。そしてオムツを脱がせて会陰部が赤く腫れているのを見せた。Chew 医師は，一般的にオムツに関連した発赤トラブルはよく起こることを気にはとめていた。しかし，外陰部の周辺は，明らかに腫れあがり，オムツに乾いた少量の血液の付着が認められていた。

「どうしてこんなに赤く腫れたのですか？」と Chew 医師はたずねた。
「わからないんです，先生」と Jade は答えた。「でも，Brit が自分で引っ掻いてしまうから赤く腫れたのだと思います」
「オムツの中を掻く？」今，Chew 医師は，そのストーリーの中で明らかとなった食い違いに対し，少々警戒心を抱き始めた。また，Jade の説明は，Chew 医師を安心させるものではまったくなかった。
「Brit はオムツをしていないときがあるんです，先生。Griff が Brit のオムツをはずしてしまっているのかもしれません。Griff が Brit にちょっかいをだしているのかもしれません……ほら，子どもってそういうことをしますよね」
今や Chew 医師の頭の中で，警鐘のベルが大きくはっきりと鳴り始めた。そして，彼は，「なぜいつもこういうことは金曜日の夕方に起こるんだ」と考えていた。

> **振り返りのポイント**
> この状況で次に行うことを考えてみよう。自分が臨床家であることやこの領域での経験があるかどうかにかかわらず，対人コミュニケーションについて考えてみよう。この場面で，Jade にどんなことを伝えたいだろうか。

持ち札の使いどころ

どう立ち振る舞うかと一瞬考えた結果，Chew 医師は，Jade との良好な関係をあてにして，ストレートにアプローチすることとした。
「えっとですね，Jade」，Chew 医師は優しくいった。「問題がありそうです。Brit に起こっていることを理解するためには，かなり慎重になる必要があります。ただの皮膚の発赤と腫れかもしれません。これはオムツをしているどの赤ちゃんにも起こり得ます。しかし，誰かが Brit を虐待しているという可能性についても考える必要があります。小さな赤ちゃんにとってとても傷つく可能性があります」
Chew 医師はその言葉を十分に理解させようとした。Jade はショックを受けている様子でもなかったが，困惑した表情だった。「たぶん，だから私は Brit をここにつれてきたんだと思うんです。先生，Brit に何も起こって欲しくないんです」
この Jade の答えによって，Chew 医師には一筋の光が見えた。Chew 医師は，Jade を信じ，彼女が，この弱々しい赤ん坊を安全に保護するという手に負えそうにもない役割の協力者となりうるだろうと考えている。一方で，Jade が防御の堅い殻に閉じ込もって怯えてしまうことのないように，非常に慎重にならなければないことも認識している。Chew 医師は，これまでの彼女とのかかわりから，彼女がきわめて強い精神力を持っていることを知っている。また，今，母親として子どもを失わないために，子を守りぬく虎のように闘うだろうと確信している。そのため，Chew 医師は，Brit の安全を保障しながらも，Jade と対立するのではなく，自分と一緒に闘ってくれるよう彼女を味方にする方策を見つけることを必要としている。
「あなたは正しいことをしたのですよ，Jade」と，Chew 医師は，Griff がコーナーでおもちゃのトラクターを嬉しそうに壊しているのを気にとめずにいった。「このことについて一緒に考えていきましょう」

ここでの代替案

　まず，Jade に他の懸念事項をたずねたいと思う読者もいるかもしれない。これは，Chew 医師自身が虐待の可能性を持ち出した方法よりも，より効果的であった可能性もある。これについては，のちほど実際に生産的であったかどうかみてみよう。しかし，これは後知恵である。金曜日の夕方というプレッシャーと，Jade の背景について受診の時点で Chew 医師が知っていた背景をあわせると，彼が（われわれの誰もが同様に容易に行ってしまうかもしれないように）危機的問題として認識し，直接的に行動したその理由を容易に理解できる。

　この段階で Chew 医師が実際に行ったのは，2 人目の臨床家，NP の Lyndsey Carlton 看護師を関与させることである。前もって予測できるよう，本章の要点を述べておく。このような困難な状況下において，バランスのとれた方法で前へ進む方策を見いだすことを可能にしたのは，両者の異なるスキルだけでなく，価値をも統合したことだったのである。

パートナーシップの構築

　Chew 医師は，他に誰か診察を待っている患者がいるかどうか確認するために，受付の Liz Robson に連絡を入れた。彼は，Liz に今はもう金曜日の夕方の 5：45 であり，今日は，もうこれ以上時間外の診察はできないと告げる。そして，まだ外来で待っている 2 人の患者を，勤務でペアを組んでいる Steve Fawcett 医師の診察に回すように依頼する。また，ヘルスビジターである Beth Stokes 保健師についてたずねたが，すでに帰ってしまったという返答を得る。Chew 医師は，これを聞いてがっかりする。ヘルスビジターは，予防医学と家族支援を主とする訓練を受けた小児科看護師である。したがって，この状況を担うための貴重な手腕が発揮されることを期待したのである。Jade からの最初の電話を受けた NP である Lyndsey Carlton 看護師は，週末休みに向けて帰宅する前であり，まだ処置室を片づけるなどして動き回っている。

　「彼女にほんの少し待ってほしいとお願いしてもらえますか」。Chew 医師は，Carlton 看護師がまだ残って仕事をしているという，自分の幸運に心の中で感謝しながらたずねる。彼は，安全保護のプロトコルを通じて，自分が直面している意思決定にかかわる人々の輪を広げることが重要であることを知っていた。また，これまでも彼と Carlton 看護師は，困難な事例に対し，協働してうまく対応していた。実際，Carlton 看護師は Liz Robson（受付）に，Jade が来たら知らせて欲しいと依頼していた。Carlton 看護師は，Jade との電話での会話から，Jade を診察する医師が誰であっても，誰かの協力が必要になるであろうと考え，もしものときのために，片づけをするという名目のもと意図的に診療所に残っていたのである。

　Chew 医師は Jade に振り返りながらたずねる。「少し前に電話で話した看護師の Lyndsey を知っていますよね。彼女にも一緒に診てもらっても構わないですか」。Jade は快くこれに同意し，Carlton 看護師が入室し，検査用の長椅子に座る。その長椅子の下では，Griff がトラクターで遊んでいる。

2 人が必要

　Lyndsey Carlton 看護師と Chew 医師との間で，Jade Spence が Brit の発赤した会陰部に最初に気づいたのは，前日，オムツを替えているときという点は明確であった。そのときから悪くもなってないし，よくもなっていなかった。以前，Brit が生後 10 日頃に，汚れたオムツが交換されないまま長時間放置されたことで，お尻から会陰部にかけてひどくただれ，その部位から，一度だけ出血が認められたことがあった。その際はヘルスビジ

ターである Beth Stokes 保健師が Jade に対し，クリームを塗ることとオムツの管理方法をアドバイスし，問題解決のための支援を行った。Chew 医師は Wayne についてたずねた。

「ところで Wayne はどうしていますか」と Chew 医師は質問した。「彼はまだ一緒にいるのでしょう？」

「はい，彼は今，家に居ます」

「ここ数日，彼はどうしていますか？」

「特に変わりないです。仕事もないし，ほとんどの時間を家でごろごろしています。でも彼は，この子たちの面倒をよくみてくれます。一緒に子どもたちを外に散歩につれていきます。そして，彼は何でもできるんです」

「彼は，オムツ交換も手伝うのですか？」

「ときどき手伝ってくれます……でも（突然，防御的な様子で）……彼は，Brit を傷つけたりなんかしません，もしそれが，先生たちが考えていることだとしたら」

「Jade，私たちはそんなことは何も考えていません」Chew 医師は，重くなった雰囲気のすぐ後に当意即妙に答えた。そして，明らかに自制して少し間をとった後に続けた。「私たちはあなたと一緒にあらゆる可能性について考えようとしています。そうすれば，私たちのあいだで，Brit に安全でちゃんとした育児がなされていることを確信できます。それは，あなたも求めていることではないでしょうか，違いますか」

しかし，Jade は，何かが悪い方向に傾き始めたという予感を持って明らかに抵抗するかのように，「先生たちは，私から Brit を引き離すとか，何か他のことを考えていませんよね。そうなんですか」と主張した。

Carlton 看護師は Chew 医師の目を見ながら，面接に加わった。「私たちがしようとしているのは，以前，ヘルスビジターがあなたを支援したように，私たちも一緒になって Brit の育児の役に立ちたいの。Brit をここにつれてくるために，あなたは，なぜそうすることが自分にとって正しいのか，少し悩んだわね。私が育児をしていたときも，いつも医者にかかっていたわ。Chew 医師は，何が起こったのかを理解しようとしているの。そうすれば，Brit の育児をどのように支援できるのかについて，一緒に解決の方法を考えられるから」

振り返りのポイント

面接は，ここではっきりと重要なポイントに達した。読み進める前に，Lyndsey Carlton 看護師がまさにいっていたこと，Jade がどのように反応しようとしていたか，そしてそれはなぜかを考えてみよう。

この場面では，Chew 医師と Carlton 看護師のそれぞれが Jade から面接することでもたらしたものに重要な違いがある。それは何であろうか？

Lyndsey Carlton 看護師の仲裁を受け，Jade は少しリラックスした。まだ警戒してはいたが，この面接に対する信頼感が戻ってきたようであった。

それでは何がこの違いを生み出したのか？　なぜ，Jade は Chew 医師に対し身構え始め，しかし，その後，Carlton 看護師が Chew 医師とほとんど同じことを話しながら面接に加わってきたときに落ち着いてきたのだろうか。Carlton 看護師も Chew 医師も，赤ん坊をまず診療所につれてくるという Jade の行動を支持した。また，Jade が Brit の面倒をきちんとみていることを明らかにするために一緒に取り組みたいという観点から話をした。さらに，Jade との面接で「私とあなた」を区別することなく，「私たちは」という姿勢の中で行われたアプローチは，本質的に両者とも同じ知識とスキルを利用した。しかしな

がら，違いがあった。それは，この面接においては決定的に重要な違いであった。「母親」としてのCarlton看護師は，Jadeへの面接で，Chew医師にはできなかった視点をもたらすことができた。母親としての視点の中でほのめかしたことは，Chew医師ではできなかったことである。Carlton看護師は，Jadeと分かち合いたいと望む**価値の体系**を共有している。加えて，Carlton看護師は男性／女性という性差においてもJadeと同じ女性である。また女性の中には育児に悩まされる者もおり，そういった価値も同じであったのだろう。おそらくもっと重要なことは，パワーバランスという点で，彼女はJadeにより近かったと考えられる。

面接における価値

この場面での価値について話すとき，われわれは2つの点について気をつける必要がある。まず1つは，Chew医師とLyndsey Carlton看護師との間にある相違は，それぞれの持つ価値が，Jade Spenceに対する感情移入以上に，Jadeに対する視点に与えた影響の相違であるということである。この差はもちろん，全体の一部でしかない。しかし，赤ん坊であるBritがこの週末に安全に家ですごせるかどうかという「危機迫る」問題に対し，それぞれがどのように反応するかを決めるうえで，決定的な差異であった。

- これまでみてきたように，総合診療医としてのChew医師の反応は，心配しすぎるあまり，防御的になってしまった。最終的に，自分がBritを家族から離すことに失敗して，この週末に何か「悪いことが起こる」のではないかという責任感により，彼はそれ以上踏み込ませるのを止めた。
- 一方，Carlton看護師は，安全保護に関して直接的な責任というプレッシャーを持っていないため，子どものために闘う母親であるJadeと，共有できる価値を持つことができた。

Jadeは，面接の内容を（一部は実際に言われた内容どおりに）すべて疑いなく受け止めた。とりわけ，Carlton看護師が自分の子どもの例を挙げて話したこと（「育児をしていたときも，いつも医者にかかっていたわ」）については納得のいくものであった。また，Chew医師とCarlton看護師それぞれが無意識に行った身振り手振りも，それを確固たるものとさせたのであろう。どちらにしても，JadeはCarlton看護師の仲裁により，部分的にはある程度安心し，面接はより協働的な基盤を持って進められることとなった。

しかし，われわれが価値について話すとき留意しなければならないことがある。それがわれわれが気をつけなればならない2つめの点である。すなわち，この面接で重要だったのは，単にそれぞれの価値が正しいか正しくないかということ**ではなく**，価値に**相違がある**ということである。このポイントから，面接がどのように進展したのかをみてみると，すぐにわかるであろう。Carlton看護師の（要約していうなら）「安全保護よりも家族優先」という価値が，ふたたび面接を軌道に戻したのであろう。しかし，Chew医師の「家族よりも安全保護優先」という価値は，それ自体は明らかに主要な問題からそれていないが，厳しい質問を推し進めることとなった。

面接に戻る

「Jade，誰か他の人があなたの家に来たりしますか？」とChew医師は（平静を保ちながら）優しく質問した。Jadeはすぐには答えず，床に視線を向けた。

「先生も知っていると思うのですが，Wayneにはちょっとした習慣があるんです。私はマリファナまでしかやらないんだけど，Wayneはコカインもやるんです。彼は売買も少ししています……ここ数日，欲しい人たちが皆買いにやってくるんです……だから，とて

もたくさんの人が家に来るんです。なかには本当に風変わりな人も何人かいます」

「とっても困るような人も居ますか？」

「はい，1人か2人。気味が悪くて，Whizzerっていう人なんですけど，すごく臭くて，私をいつもつかもうとするんです。Wayneは，WhizzerがWhizzerが私を追いかけているのを見つけたら彼を殺すっていってます」

「Whizzerか誰かが赤ん坊と2人きりになれる状況でしたか？」

「それはないと思うけど，でも自分が知らないだけかも。Griffを託児所につれていくときに，ときどき，私が出かけなければいけないこともあるから。それと，ときどき，BritとWayneを家に残して出かけることもあります」

先送りされた意思決定

自分のトラクターを見せようとするGriffに足をつかまれながら，Chew医師は，こんがらがった思考を整理し，週末を乗り切るために，この状況への対応の意思決定が必要であると認識していた。何をすればよいのかまだわからなかったが，Chew医師は解決策を見つけるまでは，BritをWayneとその友人たちから離して安全な状態にすることを想定した方向に面接の舵をきろうとしていた。というのは，家の中でBrit（この時点では満足そうにJadeの腕の中によこたわっている）が大きな声で泣き始めることで，Wayneとその友人らの気を引いてしまう状況を鑑みたからである。

「すみません，先生」，Jadeは会話を中断することを詫びながらいった。「ちょうど先生が診察のブザーを鳴らしたときに，受付の人が私のために，おっぱいをあげられるような場所を見つけに行ってくれるところだったんです。まだこの子は母乳を飲んでいるんです。おっぱいをあげてきてもいいですか」と遠慮しながら付け加えた。

Chew医師は，即座に「もちろん，いいですよ」と返事をしながら，内心では意思決定が先延ばしになったことに安堵のため息をついた。Lyndsey Carlton看護師は，Jadeたちだけ行くのでなく，自分も一緒に隣の相談室（おそらく今の時間は開放されて誰でも自由に使える場所になっている）へ行き，JadeがBritに安心してBritに授乳できるよう，横でGriffと「トラクターを動かして」遊んでいましょう，と提案した。

そして，Carlton看護師は，まるで家族がそうするようにGriffを引き連れて，相談室へ向かった。Chew医師は椅子の背もたれにもたれ，考えを整理していた……。

プロトコルとガイドライン

このセクションでは，Chew医師が何をすべきか意思決定しようとする様子をみていく。この類の他の状況と同じように，金曜日の夕方の遅い時間に，Jadeとその子どもたちが診察してもらうために訪れたことで，Chew医師が疲労し，困りはてていることよりも，Chew医師の思考過程をより明確に整理していこう。このようにChew医師の思考のあらましを示すことで，Chew医師がおかれたような厳しい状況下で困難な判断を下すための支援となる，プロトコルとガイドラインの強みと限界の両方を示すことになるだろう。

こんがらがった思考

Lyndsey Carlton看護師が，Jadeとその子どもたちを案内しながら出ていく光景を見ているChew医師の頭の中で起こっていることについて，簡単な振り返りを始めよう。

第 9 章　子どもの安全保護におけるリスク：スキルと同等のチームの価値

- 自分は実際，どの程度，自身のことを考えているだろうか？　私は金曜日の夕方にただ家に帰りたいだけではないか？

- 自分は Jade を信じたい．その関係性に関心を注ぎすぎるあまり，ただ自分自身をだまそうとしているだけではないか？

- どうして安全保護に関する実践研修を受け損ねてしまったのか？

- ほとんどよく知らないソーシャルワーカーに巻き込まれたくない．ソーシャルワーカーよりも，自分は優れた判断ができるだろうと，なぜ私はこんなことを考えるのだろうか．ソーシャルワーカーは訓練を受けている，でも自分は訓練を受けていないのに

- うわさはすぐに広まるだろう．間違ったらどうしよう！　私の診察に子どもを連れてくる親はいなくなるだろう．1人の赤ん坊に起こりうる脅威と，他の多くの児を助けることのできる自分の可能性との間の，バランスをどこでとればいいのだろう？

- 自分が第 1 に責任を負うのは，あの子どもである．Brit のことを愛していると思われる母親にぴったりより添って寝られたほうが，Brit にとって少しはましな状態なのだろうか？　それとも入院させたほうがよいのか？　もしくは児童養護施設に保護してもらったほうがよいのか？　私が判断していいのだろうか？

- 仕事上のパートナーの 1 人に電話をしたほうがよいのか？　でも，自分は責任を背負えないと同僚に思われたくない

- Wayne の麻薬常用者仲間は，どうもあまりよろしくない連中のようだ．これが警察沙汰になったら，警察はすぐ誰から買ったか突き止めるだろう……ちょっと待て．自分は自身の身を案じているだけではないか？　小さな Brit のことなんてちっとも考えていないのではないか？

図 9-2　Chew 医師の頭に最初に浮かんだ事柄を示した雲のダイアグラム

振り返りのポイント

この場面で Chew 医師の心によぎりそうなことは何だろうか？

ここでは Chew 医師の考えをまとめたり，彼がすべきことを自分の考えで決めつけたりしないこと．ここでは単に，Chew 医師がこの金曜日の夕方の意思決定で葛藤したように，彼の心の中に存在している，ある対立した考え方をつかむためのブレインストーミングをしてみてほしい．

われわれのブレインストーミング結果を，図 9-2 に「雲のダイアグラム (cloud diagram)」の形式として示す．さまざまな「雲」は，特に規則に従っているわけではない．しかし，その代わりに，Chew 医師の頭の中のこんがらがった状態を視覚的に表している．

話は戻って，これまでの演習と同様に，われわれが示したブレインストーミングの結果は，いくつかの点では読者のものと類似し，また異なるものと思う．共有される思考の 1 つは，Chew 医師の自分は何をすべきか（左の下の雲に示されている）という葛藤のようなものであろう．それは，彼には Brit に対する直接的な安全保護の責任があるが，虐待の可能性を示す証拠は状況のみであって，適切な理由もないのに，思いやりを持ってケアをしている母親から子どもを引き離してしまうことになれば，長期的な弊害を引き起こす重大なリスクとなるということである．しかし，Chew 医師の頭の中には，この中心的な葛

> 総合診療医が，児が危害に苦しんでいることを示す徴候に気づいたり，あるいはその疑いを持ったりするようなことがあれば，トラスト児童保護ガイドライン（Trust Child Protection）2.1～2.42 を参考にし，以下の行動をとる
>
> ・何か他にも気になることが見つかった場合には，全体像を把握して明確にするために，他の臨床スタッフ（総合診療医，ヘルスビジター，スクールナース）とその事柄を共有すること
> ・深刻な危害がもたらされる可能性があったり，あるいはすでに起こっていることが疑われれば，その疑いを検討し，機関間紹介状の書式様式を使ってソーシャルケアに照会すること
> ・行ったすべての対応について，日付とサイン，記録を残すこと
> ・総合診療医は，以下に関する照会の詳細について伝える義務がある
>   ・児への危害のリスクを高めないのであれば，その患者やその両親
>   ・担当しているヘルスビジターあるいはスクールナースの名前
>   ・一次ケアのヘルスケアチームメンバー，適切に児童・家族を保護するチーム
>
> 注意：
> 総合診療医は，General Medical Council ガイドラインのもと，自身の行為に責任を持つ必要がある。児を保護することに関連した総合診療医のためのガイドラインは，Good Medical Practice 24-28（GMC 2006）から入手できる

図 9-3　PCT 保護のプロトコルから引用

藤だけでなく，多くの思考が同時にわき起こっている。

　ここで少し，Chew 医師のこんがらがっているすべての思考に関して，その意義に立ち返る。まず，多くの安全保護に関する出版されたプロトコルやガイドラインのうち，その1つを使って Chew 医師が調べてみることで，カオス状態から抜け出し，秩序を得て整理しようとする試みをもう少しみていく必要がある。

PCT プロトコル

　「さて，わが地元のガイドラインではどうするべきなのかみてみよう」と Chew 医師は自分にいい聞かせながら，机の上の棚に手をのばした。そこは，数え切れないほどのガイドラインやプロトコルの保管棚となっている。くしゃくしゃになったパンフレットと昨年の小児科 BNF（British National Formulary）[訳注3] との間に，探していたものを見つけた。3年前に発刊された，地元のプライマリ・ケア・トラスト（Primary Care Trust：PCT）による，総合診療医のための小児の安全保護プロトコルである。彼は，自分の知っているガイドラインの内容を適宜更新する時間をとることを忘れないようにしないとな，と思いながら，関連のページを開いた。そのページに彼が見つけた内容の抜粋を，図9-3 に示す。

> **振り返りのポイント**
> このプロトコルについてどう考えるか？　このプロトコルは，Chew 医師の助けとなるか？　Chew 医師自身のプロトコルに対する考えについてどう思うか？

　「ご丁寧にどうも」というつぶやきが，Chew 医師のこのプロトコルへの感想である。もちろん，彼はこのプロトコルについて，すでにおおむね熟知していたが，ひょっとしたら自分の葛藤を解決してくれる，自分が忘れていた「宝石」が隠されているかもしれないことを期待していた。このプロトコルは（その参照文献から）明らかに法律家によって書かれて

訳注3：英国医学会・薬学会共同編集処方集。

> 1. 道徳的にも，法律的にも，Brit の最善利益を優先しなければならない。われわれの責任は，Brit 自身ととBrit の安全と福祉を優先させることにある
> 2. Brit に起こっている危害について現状では何も**わからない**。Brit の症状は，まったく誰のせいでもないかもしれないが，性的ないたずらを受けた可能性もある。それが事実なら，それが再び起こる危険にさらされていることになる
> 3. 病院や現場には，Beth Stokes や小児の問題の専門職など，コンサルトすべき人が大勢いる
> 4. 本当のところ，Jade は Brit に関心を持っていると自分は確信している。さもなければ，Jade は今夜ここに Brit をつれてこないだろう
> 5. 理想的には，いくつかの検査を受けられるよう，すぐに Brit を病院に送ったほうがよいだろうが，金曜日の夕方をそのために使うことが最適なのかはわからない……
> 6. ……それに，その勤務にあたっているチームと一緒にその懸念を持ち出したら，もう後戻りはできない
> 7. Brit が Jade から引き離されるようなことになったら（おそらく Griff もその対象になるだろう），誰が，迷いなく世話をして，愛情を注ぐ母親となるのか？ そうなったら，それは誰にとっての最善利益なのか？ とりわけ，虐待でなかったということがわかったらとしたら？

図 9-4　Chew 医師の問題の核心に関するチェックリスト

いた。このため，そのプロトコルの主意は，注意喚起が必要とされる場合，Chew 医師にその責任があることを思い起こさせるものであった。

もちろん Chew 医師は，ソーシャルワークの紹介の際に提出が求められる「機関間紹介状の書式様式」と呼ばれる，その書面のプリントアウトは持ち合わせていなかった。しかし，彼は紹介状を書くときに含めることが必要な事項について考え，チェックリストをつくることで，自身の思考整理を始めることとした。彼のこのチェックリストを整理したものを図 9-4 に示す。

振り返りのポイント
　Chew 医師のチェックリストについてどのように考えただろうか？ それを図 9-2 に示した雲のダイアグラムで示された彼の考えと比較してみよう。

読者が Chew 医師のチェックリストをぱっと見て 1 番に驚いたのは，2～3 分前に Chew 医師の心によぎった思考の雲のダイアグラムとほとんど関連がないということではないだろうか。唯一の明らかな重複は，赤ん坊である Brit に対する最善利益を最優先とすることである（Chew 医師のチェックリストの 1 つめと，雲のダイアグラムの左の 1 番下）。けれども，より詳細にみてみると，これら 2 つのリストは実際には深く関連しており，PCT の法律家によって作成された類のプロトコルにおける強みと限界の両方を示している。
強み：
- プロトコルは，Chew 医師の最優先事項である Brit にとっての最善利益への責任という考えを，確実に見据えたものである。これまでみてきたように，これはポイント 1 において明白に示されている（例えば，Chew 医師のチェックリストの一番上の右側にある）。そしてこのプロトコルは，この点において，考慮しなければならない鍵となるステップを彼に思い起こさせる。それは，さらなる検査のための病院への紹介（ポイント 5）を含む，より広範囲の臨床家による診察（ポイント 3）である。
- プロトコルはさらに，軽率な行動がはらむ危険性を示し，強調することで，さらなるサポートを Chew 医師に与えた。それは，愛する母親から引き離されることによる

子どもへの害(ポイント7)，その母親が心の底から子どものためを思っていることが明らかであり(ポイント4)，特に，結果として虐待がなかったとわかった場合である(ポイント2)。金曜日の夕方のこの時間には経験を積んだスタッフが手薄であるかもしれないということを，彼は強く認識している(ポイント5)，そして，その勤務にあたっているチームに，自分の心配事をいったん持ち込もうものなら，帰れなくなるし，後戻りもできなくなるとも認識している。

限界：

- これまではよいが，プロトコルは彼が何をなすべきかという実際の意思決定にはいまだ導いていない。この点において，このプロトコルには実際のところ2つの限界がある。1つはChew医師も認識していたが，もう1つは認識していなかった。Chew医師が認識していた限界は，自身の「ご丁寧にどうも」というつぶやきからわかるように，プロトコルは自分の葛藤状態を明らかにするものであると同時に，それは最終的な責任をとるのは自分であることを確実にするものでもある。
- Chew医師が認識していない限界は次のようなものである。このプロトコルは，Britに対する最善利益を優先させるというChew医師の考えを強固なものとした。そして，前述した，Chew医師が何をなすべきか思考する過程でこんがらがっていた競合的なあらゆる懸念の中で，Britに対する最善利益を優先させることにChew医師を偏らせている。第1章で紹介した，前景と背景の違いという観点からいえば，プロトコルは，実際上，前景にある利益(この事例ではBritに対する最善利益)を強調した。しかし，背景にあるいくつかの利益を犠牲にしたのである。

法的な狭い観点からは，プロトコルによってChew医師が，いくつかの背景(Chew医師の思考の他の要素)を犠牲にして，表面上の利益(Britの最善利益)に焦点づけられたことは「よいこと」のようにみえるかもしれない。この事例における中心的な関心は，これまで何度も強調してきたように，Britの最善利益である。しかし，第1章でみたように(そして再度第4章で「価値への気づき」においてもみてきたように)，背景にある価値もまた，意思決定やアクションに大きく影響する可能性があるのだ。

ここで，いかにChew医師の背景にある考え方が(彼はそれらにほとんど気づいていないが)，この時点で彼自身にどれだけ大きな影響を及ぼしていたかは，あとで正確に振り返ることにしよう。しかし，影響をおよぼしていそうだというのは，Chew医師自身の背景にある考えが，**自身の利益**に関する考えから展開されたものであることから明らかにわかる。

これまで記してきたように，1つの雲(最下端，左側)は，Britに対する最善利益に関するChew医師が直面した主要な葛藤に関するものだった。しかし，残る7つの雲(それらは今やChew医師の思考の前景からはほとんど消えてしまった)は，いずれにしてもBritの利益ではなくChew医師の利益に関するものである。金曜の日の夕方に家に帰りたいという気持ち，Jadeとの関係への「投資」，一緒に働いている仲間から自立していると思われたいという望み，Wayneの「ドラッグ仲間」に対するChew医師自身の単純な恐怖，そして何よりも，医師としての名声に関する心配(「**間違ったらどうしよう！**」という雲)である。彼は，自身が将来も他の子どもを支援するための立場であり続けることを保障するという(功利主義的な)正当化で懸念を包み隠している。しかし，これは単なる詭弁である。Chew医師が真に恐れているのは(それはわれわれの多くが難なく同定できるが)，次に起こりうる，人々の注目を浴びる児童保護のスキャンダルの中心に，自身がおかれることである。

この時点では，Chew医師が最初に持っていた(こんがらがった)考え方から得ることが可能であった自己理解の多くは，プロトコル読了後の「問題のチェックリスト」からは失わ

れている。重要な点として，彼の利己的な考え方は批判の対象とはならないことは強調しておく。われわれの誰しもが，「その考え」を持ったことがあるだろう。ポイントはむしろ，Chew 医師の考え方がすり替わってしまったことにある。PCT プロトコルによって，Chew 医師は，その背景の中でまだ多く存在している，ゆらいでいた自分の思いや考え方をおざなりにしてしまった。そして，PCT プロトコルは(他の点では有用であるが，今回は)，Brit に対する最善利益についてバランスのとれた判断にいたらせる Chew 医師の技量を損なわせることとなった。

BMA ツールボックス

そろそろ，Jade Spence と彼女の家族が Lyndsey Carlton 看護師と一緒に戻ってきそうであった。Chew 医師はさらなる手引を得るために，最後の短時間検索を始めた。

「安全保護　子ども　イングランド」という言葉で Google 検索を行った結果，英国医師会(British Medical Association：BMA)による「児童保護：医師のためのツールボックス」がヒットした。これはより期待の持てるもののようである。ツールボックスは役立てやすいように整理されていて，これまでと違った「手札」を拾い読むことができた。彼は，これらの手札によって，自分は少なくとも自分は安全保護プロセスから完全に逸脱した場所から，以降の流れに飛び込むことを躊躇しているのではない，ということを確認できた。以下は，彼がツールボックスにざっと目を通した後の，彼の考え方の概要である。

- 最も重要な責任義務は，その子どもの「最善利益」である(p.3，p.6)。「それについては問題ない」彼は自分にいった。「でも，この場合，何が Brit の最善利益なのかということが問題だ」
- これはそのメリットによって判断されなければならない(p.4)。「これも大丈夫。しかし，また責任者として追いこまれる！」
- 両親との協働を模索しなければならない(pp.6 〜 7)。「まさに自分と Carlton 看護師がしていたことだ。このことが強調されていてよかった。Jade といい関係を築くのは疑いもなく Brit の最善利益のためになる。Jade のわれわれに対する信頼と，母親としての彼女自身への信頼を築こうとしているのもそうだ」
- 気になるのは，性的虐待の徴候は何もないということだ……けれども，身体的そして社会的・情緒的な虐待の徴候は詳細にあてはまっている。それがやっかいなところだ。
- すべてを記録すること。「そう，診療を記録するのは得意分野さ」
- "最初に懸念される事項がある場合に，対応を検討する際に考慮すべきこと"，これだ！」(カード 7)……他者にかかわってもらうことが重要である(「はい，やっていますよ」)そして……子どものケアの手続きを即座に開始することを保証するには，その根拠では不確かだと考えられることもある(p.17)。

Chew 医師は，もう 1 度，これが最後と思いながら，椅子の背もたれにもたれつつ，振り返った。この事例においては，十分な安全保護プロセスの開始という義務がまったくないことが明白である，そしておそらく，このプロセスを開始しないという選択には十分な根拠がある。「なら，なぜ自分はいまだに Jade と Brit を家に帰すことに気がのらないのだろう？」

（やってきてほしくない）危機

そして，Chew 医師は，Royal College of General Practitioners(RCGP)のウェブサイトをさっと見た。「安全のために("*Keep Me Safe*")」という文書〔2009 年に RCGP と児童愛護協会(National Society for the Prevention of Cruelty to Children：NSPCC)が作成〕

> **問題に対する寛容さ：**
> 物質的欠乏があるところでの育児放棄行動に対して，より寛容になるべきでない。物資的欠乏が育児放棄を引き起こすわけではないが，育児放棄は，物質的欠乏が存在しているときによりよく起こる
>
> **子供に目を向けない：**
> 他の誰よりも，子どものニーズに目を向けなければならない（The Children Act 1989 最重要原則 48）。両親だけでなく，子どもをみる必要がある。子どものニーズは，両親のニーズによって容易に影を薄くさせられる
>
> **注視しない：**
> 児童虐待がやっかいなものであることは疑う余地がない。問題を無視したり，目撃したことをより都合よく説明できる誰かを探したりすることのほうが簡単である
>
> **何もしない：**
> 問題があることを一部始終知っていることで，多くの作業や厄介なことが引き起こされる。何もしないことが，少なくとも短期的にはトラブルが少なくてすむ
>
> **関係性：**
> われわれは家族との関係性をしばしば気にかける。家族は怒ったり，当惑したりするだろう。児童虐待の問題が生じれば，われわれは安全性を脅かされるかもしれない。われわれが気になることを述べようものなら，家族はわれわれに裏切られたと感じるかもしれない。とにかく，関係性とは脆いものである。たいへん難しい状況下で，家族は自分たちでできることをしている
>
> **信頼：**
> 両親とわれわれの関係性は，信頼と相互尊重に基づいている。児童虐待の疑いが存在しているのであれば，この信頼の関係性を断ち切り，かなり独断的で，かつ弁論的アプローチを選択しなければならない

©Royal College of General Practitioners & National Society for the Prevention of Crulty to Children.

図 9-5 「私を守って：児童保護のための RCGP 戦略」からの引用。同定された児童虐待に対する認識と反応における医療専門職にとっての障壁

の多くはBMAのガイドラインと類似していた。しかし，あるセクションが彼の目に止まった。図 9-5 に，「実施にあたっての障壁」に Chew 医師が関連事項として見つけた内容を再現した。

> **振り返りのポイント**
> 読み進める前にここで，図 9-5 上で振り返りをしてみよう。
> Chew 医師は，その勤務にあたっているソーシャルワーカーに素直に電話をして，総力をあげて保護するプロセスを開始することにはためらいがある。このため，BMA ツールボックスに広範囲にわたって頼っていた。臨床上，注意を払って進めていくうえでは，完全にガイドラインに従うことになるだろう。しかしながら，Chew 医師はその「ボタン」を押さないことに，とてもためらっている自分がいることを自覚している。
> その「障壁」のセクションは，その「ボタンを押す」方向に臨床家を後押ししているように思われる。しかし，このセクションで述べられていることは，Chew 医師にとっての問題を明らかにし，彼に転機をもたらすことに役立っている。このセクションの，どのあたりが役立ったのだろうか？ Chew 医師はどう意思決定しただろうか？

Chew 医師がこのセクションを読んだときに，衝撃を受けたことがある。それは，安全保護を担当することが義務となっているチームを巻き込むことに彼が乗り気でないのは，主に，Brit に対する最善利益に関する懸念ではなく，「関係性」や「信頼」に関する自身の懸

念によるものであったということである。快く受け入れられないもではあったが，自己への気づきを得た瞬間，すべてのことが腑に落ちた。Britが性的虐待を受けていたという事実から逃れることはできなかった。もちろん現時点では確証はなく，その事実を裏付ける証拠は疑わしい，というか，かなり怪しいものであった。週末を挟んで何か問題が生じた場合，他の人々が後知恵で今のChew医師を批判する可能性もある。ここでChew医師が認識したことは，まさに，Chew医師が本当に心配していることであった。しかし，この認識はさらに，(Chew医師にとって) より痛みを伴う危害を与えることの認識へと進めさせた。それは，Chew医師が(ほとんどそうしかけたように)，動転し意気消沈したJadeから，Britと，もしかしたらGriffも引き離す結果となるようなアクションを開始したときの，この小さな家族に与えかねない危害についての認識である。そのとき，Britに対する最善利益がどこにあるのか，落としどころがはっきりした……。

そして，突然の方針変更をする……。

「それは，すべてがとてもうまくいく方策だ」そう彼の心が投げ返した。「でも，私は聖人ではない。私はこのリスクを引き受けることができるだろうか」

しかし，自身の修辞疑問文に答える前に，ドアが開き，Jade，BritとGriff，そして笑顔のCarlton看護師がともに，部屋に戻ってきたのであった。

決断の時

Chew医師は自身の最終的な決断はまだ下していなかったが，Jadeの目をまっすぐ見て質問した。「Jade，あなたはこの週末中ずっと，例え5分でも，決してBritをみえないところにおかないということを守れますか。誰かはわからないですが，何者かがBritを傷つける可能性もあったことを受け入れなければなりません。そして，この週末Britと一緒にすごすなら，あなたが彼女の安全を守ることができるということを，私たちは確認しなくてはいけません。できますか？」

「はい，先生。できます」Jadeは答えた。「必ず私の見えるところにBritをおいて，夜も私の横で寝かせるようにします」

Lyndsey Carlton看護師のほうを向いて，Chew医師はいった。「Lyndsey，あなたはどう思いますか。家で行われている状況をすべて考慮したとして，Jadeは実際にこのことをうまく対処できそうですか？」

「Jadeは，WayneがどれだけBritや家族の面倒をみているかについて，たくさんのことを話してくれました」とCarlton看護師は答えた。「2人はこの週末を乗り切ることができるでしょう」

ここでChew医師は決心した。「よかった。Jade，ではこうしましょう。Britのためにセトラベン[訳注4]というクリームを処方しましょう。オムツを替えるときに，このクリームをただれた部分に軽く，やさしく塗ってください。このオムツ交換は，毎回すべて必ずあなたが自分でやること，そしてそのオムツ交換のどの手順においても，絶対に目を離さないように。これは，Griffに対しても，Britのオムツ交換のときにはおもちゃを片づけさせるなどして，臨機応変にうまく対応しなければならないということです。週末中はずっと，神経を研ぎ澄まして気を配るように。そのためには，お酒を飲んではいけませんし，マリファナもやってはいけないし，誰かがパブに飲みにいこうといってきても，あなたはNoといわなければなりませんよ。わかりましたね？」

「はい，先生」

「これは私の携帯電話の番号です。週末中，電源を入れておきます。気になることがあ

訳注4：ワセリンのように炭化水素中心の製剤。保湿効果がある。

れば何でも，昼間だろうと夜だろうと電話してください。そうしてくれると信じています。私に電話がつながらないときは，999番に電話して，赤ん坊に対して安全保護が必要だと医師にいわれたと伝えてください。そうすれば対応してくれます。あなたには，月曜日の朝10時には，またBritをつれてここに来てほしいのです。というのは，以前にあなたを支援したことのあるヘルスビジター，Beth Stokes保健師に会ってもらいたいのです。あなたには，Britのためにできることを考えたり，対応をしたりするしばらくの間，ここにいてもらうことになると思います。Griffは託児所に預けられますか」

「はい，先生」

「それはよかった，ではまたお会いしましょう。そしてJade……」，彼は付け加えた。「Britをここにつれてきたあなたは正しいです」 Jade は，Chew医師とCarlton看護師の2人にほほえんだ。「月曜日には時間どおりに来てくださいね。じゃないと，ものすごく心配しますから」

Jadeは身の回りのものをしまい，処方箋を持って元気に帰っていった。

デブリーフィング

ドアが閉まった後，Lyndsey Carlton看護師は，Jadeが授乳中，どのくらい心を開いたかをChew医師に説明した。そして，JadeがCarlton看護師に，まったく異なる文脈，つまり母親対母親として形式張らずに話したことで，まったく異なる，そしてよりポジティブな観点から自宅での様子が明らかになった。

Wayne BallはJadeの2人の子どもの実の父親であったと判明した。ただ，Chew医師が疑っていたように，WayneはGriffが生まれた後のしばらくの間，服役していた。Jadeが実家に帰ってきたのは，この頃のことであった。けれども，彼女はWayneが塀の中にいる間，定期的に面会にいき，彼が出所したときに一緒に住める家を準備するために最善をつくしていた（JadeとWayneは2人ともChew医師が書いてくれた支援の手紙がこれを可能にしてくれると知っていた）。Wayneは仕事を見つけるために頑張ったが（彼は刑務所の中で木工作業の課程を終えていた），過去が逆風となり，彼は徐々に昔の悪習に戻っていった。その一方，家庭でのWayneにはまったく別の一面があった。Wayneはほとんど施設で育った。Jadeがいったように（Jadeのいい方も含め），Wayneの過ちが何であろうと，WayneにとってJade, GriffそしてBritは彼のすべてであるということが，Carlton看護師にはよくわかったのだった。

Wayne，あるいは彼のドラックの取引仲間の1人（後者がより疑わしい）がBritを虐待していなかったという確証はない。しかし，親として，WayneはJadeと同じように，家庭を築き上げるための実際的かつ潜在的な強さを持っていることが明らかに示された。その利益と危害とのバランスは，経験を積んだCarlton看護師を確固たる決意へと導いた。Carlton看護師は，適切なサポートのもと，週末を家族が一緒にすごすことに賛成し，さらに，翌週にはより大きい専門職チームとともに，強力なケアプランを一緒に考えだすという展望を持ったのである。Carlton看護師が，Jadeとその子どもたちをつれてChew医師のところに戻ってきたとき，笑顔に満ちていたのはそのためである。また，週末の間Britの安全を確保できるかというJadeの力量に関するChew医師からの直接的な質問に対しても，自信を持ってJadeを支持した。

役割と価値

本章を終える前に，物事が Jade，Wayne そしてその子どもたちにとってどう運んだのか，簡単な状況報告を示そう。この観点から，事態を成功裏におさめるためには，より拡大的なチームが必要であったことがわかるだろう。しかし，多職種チームワークにおける，チーム内の異なる価値(チームメンバー個々の知識とスキルに沿うこと)の重要性を理解するために，まず，この金曜日の夕方における重大な決定が生じたときに，Chew 医師と Carlton 看護師によってとられた明確な役割について，まずはもう少し詳細に概観してみよう。ここでは考慮すべき３つのキーポイントがある:

1. 決定を下したのは誰か？ Chew 医師が診療の責任を負っていた。彼はその責任を行使したか？
2. Carlton 看護師はこの決定にどのように寄与したか？
3. Chew 医師と Carlton 看護師の他に，誰がこの決定に寄与したか？

> **振り返りのポイント**
> これらの質問に対するあなたの回答は何であろうか？
> 読み進めるうち，VBP に対する多職種チームの核心に迫ることになるだろう。よって，その前に，自身の回答を考えてみよう。

Chew 医師の意思決定

最初の質問への答えは，その決定は確かに Chew 医師によってなされており，「イエス」である。多職種チームワークに関する一般的な誤解は，誰も責任をとらないで終わるということである。それはこの事例においてはまったく違っていた。Chew 医師は常に，安全保護の責任は自分にあること，そしてこの責任とは，Brit に対する最善利益のためにアクションを起こすことを意味すると強く認識していた。

彼がこの責任をとることになったことは不運であった(と Chew 医師はその時点では感じていた)。特に金曜日の夕方である。「特に」というのは，通常の診療時間であれば，さまざまな安全保護のエキスパートにこの事例を渡すことができた。それと同時に，そのエキスパートたちであれば，その対応が「やりすぎ」になることはないであろうと彼は確信していた。まあ，実際はこうである。この事例は彼の事例であった。**金曜日の夕方**だった。どのような運命になろうとも，**彼が**この状況の中で物事を決定しなければならなかった。そして，よかれあしかれ，たいへんな熟考の末，彼は何をすべきか**決定した**のであった。

前述したように，後知恵で Chew 医師の決断を批判するのは簡単なことかもしれない。過剰反応という理由で批判にさらされる可能性を，Chew 医師は過剰に意識していただろうか。警鐘を鳴らさないという決定について，批判にさらされるリスクを Chew 医師自身は現実的に考えていたであろうか。また，Chew 医師が個人の携帯電話の番号を教えたことについて，患者との近すぎる距離，責任，そしてプロフェッショナリズムという観点から批判もあるかもしれない。この番号を教えたからといって，実際に四六時中彼と連絡がとれるであろうか。Chew 医師は，この金曜日に綿棒での生物学的検体採取を行う機会(のちに小児科のコンサルタント医によって指摘されそうなポイントである)を逃してしまっただろうか。

決定が完璧であることがほとんどないのと同様に，後から批判されるようなこともほとんどない。しかし，これこそ，拡大多職種チームが参加するところである。Chew 医師は，自分１人では**実際にくだした**，**自身の考えに基づく**決定はできなかった。われわれは，困

難な決定のための説明責任を全面的に引き受けるときでさえ，他者からの支援が得られると心強いと感じる。しかし，この事例の場合は支援以上のものがあった。彼の決定にとって，チームワークアプローチにおける**価値のバランス**は，スキルのバランスと同等に極めて重要であったのである。

面接における Lyndsey Carlton 看護師の役割

　これが，Lyndsey Carlton 看護師の役割が重要であった点である。本章の前のほうで，彼女の介入が Jade Spence と Chew 医師との間に進んでいく膠着状態を和らげるのをみた。この段階における彼女の効果的だった側面こそ，彼女の価値である。彼女は，Chew 医師と類似した知識やスキルを用いた。しかし，1人の母親としての，彼女の「安全保護よりも家族優先」という価値が，Jade のそれと一致した。そのとき，Jade は部分的に安心することができたのである。このようにして面接は建設的なものに立ち返ることができた。この「対立の解消」の事項における価値の重要性については第7章で記した。けれども，ここで提示した事例では，Chew 医師の「家族よりも安全保護優先」という補完的な価値もまた，面接の困難な局面から逃げるのではなく，事態を好転させるうえでは等しく大切だったという重要な点も指摘しておく。

　そう，「2人が必要」というのは，そういう意味である。ある意味，状況を外側からみれば，Lyndsey Carlton 看護師も Chew 医師のどちらも，「正しい」価値を持っていたわけではない。**両方の価値の組み合わせが重要なのである**。類似した考えは，面接の後のほうで，Jade が Brit に母乳をあげられるようにと，Carlton 看護師が隣の相談室に彼女をつれていくことを申し出たときにもあてはまる。彼女の申し出は，いくぶんかは Jade への純粋な同士としての感情によって動機づけられたものであった。Carlton 看護師も自分の子どもが赤ん坊のときには母乳育児を行っていた。しかし，Carlton 看護師は，まさに自身が専門職であるという理由からいっそう，その機会を利用し，2人きりのときに Jade が何を話すか聞いてみたいと思ったのである。彼女は経験から，患者はしばしば，いろいろな理由によって医師にはいってはいけないと思っている事柄を，看護師としての彼女に心を開き話すことがあることを知っていたのである（そしてもちろん，これは異なった作用をもたらすこともある）。

意思決定における Lyndsey Carlton 看護師の役割

　これまでみてきたように，ここで，本事例について次のようなことが明らかとなった。Lyndsey Carlton 看護師の，看護師として，そして母親としての役割の中で家族に抱く，よりポジティブなイメージは，この問題に対する，よりバランスのとれた理解をもたらすことに貢献した。Carlton 看護師は，強い確信を非言語的に表しながら Chew 医師とコミュニケーションをはかった。これによって，何をすべきかについて，さらにバランスのとれた決定にいたった。

　つまり，自身の価値によって導かれた Carlton 看護師の役割が決定的に重要だったのである。Chew 医師の思考のステップを思い起こせば，それがわかるであろう。当初，Brit の授乳の機会が訪れるまでは，Chew 医師は安全保護のプロセスを開始する方向に進んでいた。もちろん，原則的にそれは問題ない。しかし，彼が1人になったときの，自身がなすべきことについての最初の振り返りでは（雲の図に示したように），次のような示唆があった。この段階で安全保護のプロセスを開始したなら，それは Brit に対する最善利益というバランスのとれた観点からではなく，むしろ，安全保護に関する醜聞によって彼自身がメディアから針のむしろとされることへの恐怖によって駆り立てられたのではないか

ということである。

　PCTガイドラインを読んだことで（多かれ少なかれ，臨床家の責任ばかりに焦点をあてたことによって），実際に安全保護の開始を決定するところであった。そして，"*Keep Me Safe*" のガイドラインから，関係性と信頼に焦点をあてて考えるという助けを得たときでさえ，Chew医師は「リスクを負う」ために十分に勇気づけられたという感情からはほど遠かったのである。Britを引き離せば，長期的に生じる危害はどんなでことであっても，病院の外の世界と関連していて，自分の生活は順調ではなくなる。しかし，BritをJadeとともに家において，物事が間違った方向に進めば，Chew医師は非難の矢面に立たされることになる。とはいっても，Chew医師がBritをJadeから引き離すと決めていたのなら，彼には不満が残っただろう（Chew医師はこの段階では，臨床的理由から，これは正しいことではないと心の奥ではわかっていた）。しかし，Chew医師は（あるいは，われわれが同じ状況におかれたとして），自身だけで他の方法を行えただろうか？

バランスのとれた意思決定

　違いをもたらしたこと，つまり，最終的に，週末中ずっとBritをJadeとともに家においておくという決定にChew医師を導いたのは，家族がCarlton看護師と一緒に部屋に戻ってきたときの，笑顔でリラックスした姿であった。Chew医師はドアが開いた時点では，何をすべきかについてまだ苦闘していた。「リスクを負う」と決意したのは正確にはいつなのか，彼にははっきりしていない。大きな「危機的」決定は意識的に話されなかった。むしろ，Jadeと彼女の子どもたちが彼の部屋に戻ってきたのを見たその瞬間に，Chew医師の考えは決まった。それはもはや，解決されなければならない「問題」ではなく，1つの家族であった。

　もちろん，Chew医師は，まだ自分の決定について検証する必要がある。週末にわたってBritの安全を確保するというJadeの能力を，Carlton看護師が確信をもって考えていることがChew医師にとっての支えになった。彼がJadeを信頼するにいたったときでもまだ，自分のプロフェッショナルとしての名声を危険にさらしていると感じていた。しかし今やCarlton看護師の支持的な支援が，彼に「失ってしまった」と思っていた自信を取り戻させた（そしてChew医師の自信は同様に，Jadeに関しても失われなかった）。そして全員（今ではJadeも一員として十分に含まれている）の間で同意の得られた，週末にわたって状況を管理するというプランは，Chew医師とCarlton看護師がそれぞれ診察にもたらした，バランスのとれた価値の組み合わせを反映させたものであった。言い換えるなら，Chew医師の「家族よりも安全保護優先」という価値と，Carlton看護師の「安全保護よりも家族優先」という価値との協働が作り出した，よくバランスのとれた「安全保護も家族も」という，Jadeも十分にかかわることのできる危機管理プランとなった。

　この時点でも，家庭において実際には何が起こっていたのかということを見つけだす必要があるのは明らかだった。しかし，今のところ，月曜日になれば，対策を講じるために，信頼という基盤のうえに支援が継続されていくことになる。それゆえ，長期的に彼女たちの本格的な支援になるであろう方策のもとで，その家族と一緒に物事を進めていくために，大いなる前進となる見通しを持つことができる。月曜日までは，幸運を祈り続けることにはなる。しかし，Chew医師の診察後のデブリーフィングの際にCarlton看護師から得た，家族のポジティブな背景に関する追加情報によって，この週末中とても楽に眠れるだろうと感じていた。

2人が必要

　今まで述べてきたように，2人必要なのである。繰り返すが，これの本当の意味するところは，文脈としての，2つの異なる価値の組み合わせということである。Chew医師は，共感的であって経験を積んでいるかもしれないが，純粋にLyndsey Carlton看護師の立場で考えることはできなかった（文字通り，できなかった）。提示されている問題についてのバランスのとれた理解は，臨床家として安全保護に責任を持つというChew医師の価値と，看護師として，そして母親としての背景に基づいたCarlton看護師の価値が組み合わさってもたらされることにかかっていた。2人の知識とスキルももちろん重要であった。しかし，この例では，知識とスキルに関して両者は同等であった。共有された知識とスキルの展開方法において，重要なバランスをもたらしたのは，2人の異なる価値であった。

　そこにかかわる「2人」とは，さらにいえば，この文脈でいうと，2つの**異なる**価値の組み合わせを意味する。同じ展望を持つ者からの単なるセカンドオピニオンは，その意味にあてはまらない。これはVBPの拡大多職種チームが**多職種**でなければならない理由の1つでもある。第6章でみたように（価値の知識について），異なった知識やスキルと同様に，異なった専門職による役割と背景が，目を見張るような異なった価値をその場にもたらす（Colombo *et al*., 2003）。本事例においても，その状況にChew医師とCarlton看護師が直接的にもたらした価値の絶妙なバランスが，診察における両者の専門職としての背景と役割の差異を反映していた。しかし，Carlton看護師が帰宅してしまっていて，その結果として，Chew医師が彼の同僚である総合診療医のSteve Fawcett医師からセカンドオピニオンをもらっていたのなら，物事はまったく異なった方向へと向かったであろう。

　このことについて，Steve Fawcett医師とLee Chew医師が夕方，診療を終える前に簡単に話し合ったときに，Chew医師のその後の決定に対するFawcett医師の反応からみることができる。

　「君はまさに危険な立場にありますね，Chew先生」Fawcett医師は心配そうな表情でいった。「いったいどうして，当番のソーシャルワーカーに電話して率直に話さなかったんですか？」

　ここでChew医師はセカンドオピニオンを求めているわけではなかった。しかし，求めていたなら，バランスのとれた見方どころか，さらにバランスの悪い方向へと進んだだろう。何度も強調してきたように，これは正しい，あるいは間違った見方によるというものではない。Fawcett医師のその問題に対する視点は，Chew医師と同様の「安全保護について臨床家としての責任」を反映したものであったが，Carlton看護師のバランスのとれた見方から生まれる利益を反映するものではなかったということがポイントである。

チームが必要

　それでは最後に，このセクションの最初に示した3番目の質問に簡潔に答えるとしよう。Chew医師とLyndsey Carlton看護師を2人のチームとみなして焦点をあててきたが，両者はもちろん，独立して働いているわけではない。VBPの拡大多職種チームは，チームの知識とスキルの拡大につながるのと同様に，その形式（臨床上のチームメンバーから非臨床家へ）も発展し，チームの持つ価値も広がる。

　ここまでの章で例を示した〔例えば第4章において，提携した非専門職であるSupport Time and Recovery（STR）の精神保健ワーカーであるJenny Khanが，Sally Coombs氏の本当の志を見つける気づきを促した，鍵となる役割を思い出して欲しい〕。そして，それは本事例においてもまた明白である。最初の段階で，Jadeは助けを求める勇気を持たなければならなかった。そしてまた，彼女が助けを求めて診察にくることを決めさせたの

は，ある程度，過去の診察において彼女がどう扱われたかという経験から生まれたものである。彼女がこの地域にはじめて戻ってきたときの Chew 医師のサポートは重要であった。そして，オムツの管理方法を実践的な側面から解決することにおいては，ヘルスビジターである Beth Stokes 保健師もまた重要であった。Jade が診療所に到着したときには，受付係である Liz Robson が母親のように接してくれたことが，後に続く，あらゆる場の雰囲気を作り出す基盤となった。Chew 医師がブザーを鳴らしたときに，Liz が Jade の授乳のために場所を探そうとしていたことを読者は思い出すことだろう。

　最終的に，Fawcett 医師が，もう 2～3 人の患者を快く引き受けてくれたこともきわめて重要だった。これは Chew 医師と Lyndsey Carlton 看護師に，その状況の適切な理解を得るための時間を提供することになった。そして，Chew 医師と Carlton 看護師が面接の冒頭で得られた情報以上に，その家族が実際にはどのような状況なのかということに基づいて，何をすべきかの意思決定にいたる時間も与えることになった。Chew 医師が背景から知っていたことは(本章の始めに書いたように)，すべて事実であった。しかし，Chew 医師が最初の段階で知らなかったこと(特に家族の潜在的な強さ)は，診察のあり方を見つけるために非常に重要であった。そして実際に，このストーリーの先行きを決めることになったのである。

経過報告

　それで，ことはどう運んだのか。この最後のセクションでは，約束どおり経過報告を示そう。一言でいえば，うまくいった。Chew 医師は，翌週の月曜日の早くに，共同作業をするスタッフを集めた。ヘルスビジターである Beth Stokes 保健師には何かあった時に備えておくように伝え，同僚である地方病院の小児科医 Dev Chowdhury 医師に電話をし，安全保護コンソーシアムの主任である Fauzia Hussein 医師と情報交換をした。Jade Spence は時間どおりに現れ，今回はパートナーである Wayne Ball も隣に付き添っていた(Griff は途中で託児所に預けてきていた)。Brit のただれは改善してきていたが，Jade は病院で Chowdhury 医師の診察を受けることを快く受け入れた。それは，Chew 医師がその朝の診察後，Jade に提言したことであった。診療のケースカンファレンスは，Chowdhury 医師が電話で参加できるように，翌日午前中の手術後に召集されることになった。

　このケースカンファレンスからはいくつもの結果が得られたが，ここでは特に 2 つのことに焦点をあてよう。それは，拡大多職種チームについての「持ち帰るに値する」2 つの重要なメッセージである。これら 2 つのメッセージは，実際には本書全体を通じて投げかけられている，2 つの相反するメッセージであり，(ⅰ)VBP のパートナーとしての EBM の重要性，そしてその逆，(ⅱ)EBM のパートナーとしての VBP の重要性，である。

VBP のパートナーとしての EBM

　本章ではチームの多様な価値の重要性に焦点をあてたが，多様な知識とスキルも同様に重要であることを繰り返し強調してきた。他の領域のすべての実践のように，価値(すなわち VBP)とエビデンス(すなわち EBM)は相互補完的である。

　多職種チームワークによるエビデンスの側面の重要性は，このケースカンファレンスにおける，特に小児科医である Chowdhury 医師の貢献から明らかであった。彼は，そのケースカンファレンスまでに Jade Spence と Brit を診察したが，その報告書はまだ提出されていなかった。Chowdhury 医師の発表を聞いて，Chew 医師と同僚達は安心した。金曜

日の夕方に得られたかもしれない綿棒での検体と，おそらく（母親の同意を得て）撮影できたかもしれない写真について言及されたことはさておき，Chowdhury 医師は，金曜日の夕方の診察の進め方について非常に支持的であり，結局，どのような性的虐待もなかったと考えられると述べたからである。それから彼は，自身の見解を続けた。以下は，彼が話したことの一部である。

「喜ばしいことですが，私の予測通り，この乳児には何の性的虐待の根拠も見つけられませんでした。もちろん，まったくないとはいい切れません。しかし，通常，挿入を伴う虐待（陰茎，指あるいは器物による）では，結果的に脆弱な粘膜の周囲に小さな亀裂ができますが，この亀裂という所見はありませんでした。そこで聞きたいのですが，Chew 先生，あなたは金曜日の夕方に，そのようなものはみませんでしたね」（Chew 医師は，その確認にうなずいた）。「私たちが診察する際，最もよくみられる外陰腟炎は，非感染性あるいはアンモニアにより，オムツかぶれとして現れます。通常どおり綿棒で検体をとったので，性行為感染症の微生物のチェックも実施する予定です。しかし，実際，Chew 先生のセトラベンの治療によってほとんど改善しているので，綿棒の検体からはほとんど何もないだろうと思っています。私たちが診察している性的虐待のほとんどにかかわっている専門看護師である Rachel Wadd 看護師もまた，Brit をみて，虐待を思わせる根拠はまったくなかったのでとても喜んでいました」

この事例の新しい局面

このように，この領域における Chowdhury 医師と Rachel Wadd 看護師の専門技能に基づいた，事態を確証させる情報によって，Chew 医師と Lyndsey Carlton 看護師が持った当初の結論（虐待はとても考えられない）に達した。そしてここから，この家族へのさらなる介入を計画するにあたって，より確かな基盤が得られた。しかしながら Chowdhury 医師は，先に示した自身の専門的見地から，将来的なマネジメントに決定的に関わると思われる提案を続けたが，その理由はまったく異なっていた。ここでふたたび Chowdhury 医師自身の言葉でその提言を示そう。

「私が安全保護の観点から少し気がかりなのは 1 つだけ，難しい事例に対するシステムの整備が必要です。これは助けを求める叫びだったのではないでしょうか。この家庭は安全とはほど遠いです。われわれはこの家族を支えるだけでなく，モニターもできる方法を考えだす必要があります。綿棒の検査が予測どおり陰性であっても，私の感情としては，虐待の可能性があることを疑うのと同時に，やはりソーシャルサービスを活用していくべきです。Chew 先生，あなたが警鐘をならすための紐をすぐ引っ張らなかったことによって，ことはうまく進んでいくと私は思います。しかし，何が問題で何が問題でないかがわかっている場合，ソーシャルサービスを利用しながら将来的なケアの計画をたてるのが，この家族のためになるでしょう」

Chowdhury 医師の提言の後，ケースカンファレンスでは，その提言にあったソーシャルサービスを活用することについてかなり長く検討した。グループメンバーの多くは，この「やりすぎ」の反応への懸念から反対した。このことが Jade とのよい関係，それこそ将来にわたってこの家族を援助するため（明らかに重要なモニタリングも含む）の大事な財産である関係を損ねる可能性があるとの異論を唱えた。しかし，安全保護コンソーシアムの主任である Fauzia Hussein 医師は，Chowdhury 医師のコメントがなかったとしても，次のような指摘をしていたと意見した。その内容は，自分達の輪からソーシャルサービスを完全に抜いた状態にしたとしても，ソーシャルサービスと協働していくことの重要性を示すあらゆる根拠に直面することになり，受け入れることになるだろうというものであった。

EBMのパートナーとしてのVBP

　ケースカンファレンスで同意にいたった結論は,「重要な出来事の振り返り(significant event review)訳注5」会議を持つことと,ソーシャルサービスもチームに含めることであり,実際にチームの中に加えられた。ソーシャルサービスによってObioma Abiolaがケースワーカーとして割りあてられた。彼は非常に多くの事例を抱えているにもかかわらず,会議のために診療所に来ることを優先し,話し合いのすべてを一心に聴いていた。ずかずかと入り込むやり方とはほど遠く,彼は,安全保護よりも支援の観点から慎重なアプローチをとった。そして,チームがこの家族に提供できる支援として,まったく新しい次元の支援をもたらした。

　Obiomaがソーシャルワーカーとしての仕事を始めたのは,Turning Pointと呼ばれる第三セクターの社会事業組織だった。そこでは,薬物乱用の問題を含む前科者に対する実際的な援助や支援を行っていた。彼はまさに,Wayne Ballを支援するためにははまり役の知識とスキルを持っていたのである。Wayneは,この出来事に関してお世辞にもよいとはいえない周辺人物であり,かつ問題の元凶である最悪のキャストであった。しかし,彼の周囲にもっと介入すべき多くの人たちがいた。このグループ(ほとんどが若い男性)のような人々と一緒に取り組んだことのあるObiomaの経験は,彼のいうところの「忘れ去られた父親」に対する特別な情熱を彼自身に与えた。彼はこの地域に来てから,特に父親向けの(けれどもそのパートナーを除外するものではない)両親学級訳注6を立ち上げた。これには最も貧困な地域から驚くほど多くの参加者があり,大成功をおさめた。

　すでにJade Spenceをよく知っていたヘルスビジターであるBeth Stokes保健師の存在も成果につながった。Obiomaは,Bethと一緒にJadeとWayneに会い,2人自身が家族として必要と感じている支援をともに考えだしていくことに同意した。結果が成功に終わる保証はなかった。けれども,Obiomaがもたらした「忘れ去られた父親」の価値とTurning Pointの訓練から習得した知識とスキルを結集したことは,総体として,チームがその家族とともに進めてきた活動にもたらした方策に,きわめて重要な付加的次元を加えた。

実際の転機

最後の振り返り

　Obioma Abiolaは,チームの新顔である。ソーシャルサービスはまったく活用されない方向であったが,Chowdhury医師の手腕と,Fauzia Hussein医師がチームに加わって協働するべきだという根拠に基づいた主張により関与することになる。
　Jade Spenceや彼女の家族が本当に必要とする助けを提供することにおいて,そのチームの1つの方策として,Obiomaの「忘れ去られた父親」の価値が存在していることは,どのくらい重要と考えられるだろうか?
　Obiomaの「忘れ去られた父親」の価値と前章でみてきた「当人の価値中心の診療」との間にある関連性は何か?

　Jade Spenceは助けを求め,それを得たが,Chowdhury医師が指摘した支援は正しかった。Jadeが助けを求めたのは,彼女の赤ん坊Britのためではなく,彼女のパートナーであるWayne Ballのためであった。それが彼女のあらゆる(相当な)勇気を奮い立たせ,金曜日の夕方の診療の予約をとらせたのであった。彼女は,やっかいな人々とかかわり持つというリスクを負うだけで,何もよいことはないとわかっていた。Wayneは何度も彼女に,「公的なもの」と関わった場合のことについて警告していた。これが,彼がいつも自身のた

訳注5:significant event analysis(SEA)とも呼ばれる困難事例,特に医療者側が感情的に苦しくなってしまった事例などを安全な環境で振り返るタイプのカンファレンス。

訳注6:出産を控えた夫婦が妊娠,出産,育児について学べるような地域での教育機会。

めの支援要請を断っていた理由であった。しかしJadeは必死であった。彼女には，Wayneが必然的に士気消沈のスパイラルの中に極度に落ちていき，刑務所行きの結果に向かうことがわかっていた。そして，Chew医師は以前，彼女を援助した経験を持っていた。

だから彼女は来たのであった。その結果，週末にわたってBritの安全を守るという彼女を信頼したChew医師の決断は転機となった。その金曜日の夕方の診察という困難な状況下での決定は，Chew医師とLyndsey Carlton看護師の共有された知識とスキルとともに，両者のきわめて異なる価値を組み合わせることが必要とされた。リスクがなかったわけではない。Britには危害が加わっていたかもしれない。Chew医師の決断は，最終的にソーシャルワーカーのObioma Abiolaと彼の「忘れ去られた父親」の価値につながる新たな道を切り開いた。これらの価値は，前章において当人の価値中心のケアと呼んだケアの提供においてはきわめて重要である。Obiomaの「忘れ去られた父親」の価値は，Jadeが必要としていた（Wayneに対する）支援を行う鍵であった。それは，金曜日の夕方に，Britのオムツかぶれの悪化を保護するという理由の裏側に彼女が求めていた支援であった。繰り返しになるが，成功するという保障はない。WayneとObiomaはウマが合わないかもしれない。しかし，Wayneへの支援を求めてやってきたJadeから，必要もないのに赤ん坊を取り上げていたとしたら，Jade，Wayne，Griff，そして自分ではまだものをいえないBritに，どんな被害が起こっていたかということだけは想像できる。

まとめ

リスクと安全に関して困難な判断を要求される安全保護のような1つの領域において，若い母親Jade Spence，彼女の家族，そしてこの家族がChew医師とその同僚である看護師Lyndsey Carltonを始め，他の登場人物から受けた支援についての本章のストーリーは，チームの多様な価値が重要であることを示している。

Jade Spenceは4カ月の赤ん坊のBritの「下（しも）のほう」がただれてしまったことを心配して，Chew医師を受診しにきた。Chew医師は，経験を積んだ良心的な総合診療医であった。しかし，彼は自分1人でなんとかしなければならず，診療ガイドラインとプロトコルの手段以上の支援を持っていなかった。そのため，彼は間違った判断による要請をしてしまうところだった。「間違った」というのは，彼が責任を問われるという意味では決してない。Chew医師は，臨床家としての自分の責任は安全保護の選択肢だけであるというように，臨床の場における自身の対応を正当化しようとは思っていなかった。実際に，まさに安全保護を開始するという防御的な意思決定をしようとしている自分に葛藤を抱えていた。それを受け，彼とCarlton看護師は，意思決定のプロセスで協働しあった。そのプロセスでは，巻き込まれた異なるリスクの釣合がとられた。また，Chew医師には，安全保護に関する臨床家の責任，責任を分かち合うためのサポートが提供された。

ここで重要だったのは，「正しい」価値を持っているのがChew医師あるいはCarlton看護師のどちらかということではなく，むしろ，両者の**異なる**価値のバランスであった。Chew医師とCarlton看護師は，どのようにこの状況を乗り切るかについて自分たちの知識とスキルを分かち合うことで，多くの資源をもたらした。しかし，最終的な成果では，診察におけるさまざまな段階において異なる方法で，Carlton看護師の「安全保護よりも家族優先」という価値とChew医師の「家族より安全保護優先」という価値が互いにバランスをとったやり方で，かなり反映されていた。両方が必要であった。どちらか1つの価値だけでは，このような非常にバランスのとれたしっかりした危機管理プランにはいたらなかった。

もちろん，危機管理は，チーム内の異なる価値が，バランスのとれた意思決定および責任の共有のための方策を提供する領域の1つにすぎない。本章の冒頭に記したが，医療のすべての領域において，価値もエビデンスと同様に，その複雑さが増している。それに伴い，ますます広範囲にわたって多様化する臨床の文脈においては，多職種チームによって示される，チーム内の異なる価値が必要不可欠である。

　チーム内の異なる価値が重要となるのは，バランスのとれた意思決定と責任の共有という診療の局面だけではない。このストーリーでは，例えば，コミュニケーション技法（Carlton看護師が行ったJade Spenceとの小休止において明らかなように）と，当人中心の診療（Obioma Abiolaによる，JadeのパートナーであるWayneへの可能性ある支援を通じて）は，どちらもチームメンバーそれぞれの異なる価値から進められたものであった。

　さらに，このストーリー全体にわたってみられるのは，チーム内の異なる価値から提供された方策と，それに対応するメンバーらの異なる知識とスキルという資源との間に，必要不可欠な相互作用があったことである。チームワークにおいては，診療の他のすべての側面のように，VBPとEBMは相互補完的である。次のパートでは，VBPとEBMとの間の相互補完的関係における3つの特有な局面を扱う。

（野崎章子，小林美亜）

参考文献

Colombo, A., Bendelow, G., Fulford, K.W.M. and Williams, S. (2003). Evaluating the influence of implicit models of mental disorder on processes of shared decision-making within community-based multi-disciplinary teams. *Social Science & Medicine* 56, 1557-70.

参照ウェブサイト

- 本章で利用されている，Chew医師とJade Spenceの金曜日の夕方の診察において用いられたBMAの児童保護ツール
 http://www.bma.org.uk/images/childprotectiontoolkitmay2009_tcm41-184943.pdf
 RCGPツールボックス
 http://www.rcgp.org.uk/clinical_and_research/safeguarding_children_tookit.aspx
 また，本章では *Keep Me Safe* 文書のRCGPとNSPCCの業績を引用している。
- *Good Medical Practice* (the General Medical Council, 2006)は以下から参照可能。
 http://www.gmc-uk.org/static/documents/content/GMP_0910.pdf
- BMAガイドラインも参照のこと。
 http://www.bma.org.uk/

IV サイエンスとVBP
第IV部の序論

　これまで強調してきたとおり，臨床上の意思決定を行う際の支援ツールとして，VBPはEBMと連携して機能する。これまでの章はすべて，臨床でのケアと，それに関連したトレーニングと研究において価値とエビデンスが密接に結びついていることを示してきた。

　価値とエビデンスの関係はきわめて密接であるため，状況によっては一方が他方の存在を隠したり薄れさせたりし，ケアに良くない結果をもたらす場合もある。第IV部の3つの章では，そのような事態が起こりうる3つの状況を描き，価値とエビデンスの双方を常に公平に心に留めるために，バランスのとれたアプローチをとり続けることの重要性を述べる。

- 第10章は，二本の足の原則についてである。この原則は，第1章でのポイントであった，臨床上の**あらゆる**意思決定は価値とエビデンスに主導されるという点を強調するものである。この原則で説明するならば，あらゆる意思決定は価値とエビデンスという二本の足で立っているということになる。しかし臨床での意思決定はエビデンスに強く基づいており，重要な価値が見落とされることがある。つまり，本章でみていくように「価値がエビデンスで隠される」ことになる。

　　これが本章で，総合診療医であるJane Hilary医師が本態性高血圧を持つ中年男性Jim Burns氏を診察する際に起こったことである。Hilary医師はこの診察時，エビデンスに注目しすぎるあまり，彼女自身とBurns氏の価値が持つ決定的な影響に気づくことができなかった。その結果，本文でみていくように，彼女の提示したエビデンスに基づく治療はBurns氏の心血管リスクを減少させるどころか増加させたのである。臨床における「二本の足の原則」は，「エビデンスと同時に価値も考えよ！」というフレーズのリマインダーとして機能するものであろう。

- 「二本の足の原則」が「エビデンスと同時に価値も考えよ！」というフレーズを思い出させるものだとすれば，第11章で述べられる「軋む車輪の法則」の「価値と同時にエビデンスも考えよ！」というフレーズもまた，臨床では等しく重要であることを思い出させるものである。「軋む車輪の原則」は，価値が問題を招いた（軋んだ）際に明らかとなる。そのリスクというのは，（軋む）価値に気を取られ，エビデンスからの視点を失ってしまうことである。

　　本章の登場人物である，熟練した主任看護師Matthew Cruickshankが陥ったのが，まさにこの点である。無理もない（といっても彼にとっては非常に珍しい）道徳的な憤りによって，あやうく明らかな急性腹症を見逃しそうになっている。

- 第IV部の最後，第12章では高度先進医療の文脈においてエビデンスと価値をともにみていく。「科学主導の原則」は第3章でも述べたとおり，医学と技術の発展によって選択の幅が広がっていること，それはEBMだけでなくVBPへのニーズに結びつくことを意味している。

「科学主導の原則」において昨今の好例となるのは，本章でも取り上げられる不妊治療である。Bob と Hilary の Swann 夫妻は，かかりつけの総合診療医から地域の不妊治療クリニックに紹介されたが，そこで科学志向型のアプローチをとる研究志向の Barry Winterbottom 医師と，彼の部下で道徳志向型のシニアレジデント Kathy Millar 医師の間で板挟みになってしまった。Winterbottom 医師は「エビデンスを考え」，Millar 医師は「価値を考え」ていた。Swann 夫妻には「価値とエビデンスの**どちらも考えて**」くれる誰かが必要だった。ここで助け船となったのは，第 8 章で拡大多職種チームと呼んだ組織のメンバーとしては多少珍しいかもしれないが，Swann 夫妻の教区牧師 Bennedict Brown 氏であった。

価値とエビデンスの間には，ここにあげた 3 つの原則以上に数多くの関係性がある。実際，第 2 章で述べたように，原則そのものは，第Ⅳ部の各章で焦点をあてた実際的なポイント以上に広い示唆を含む。しかし，実際的なポイントもいうまでもなく重要である。これらを別々に考えてしまうと，事例に関する価値とエビデンスのどちらかの視点を失うリスクにさらされているという「赤信号」状態といえる。一方で，これらをあわせて考えると，よい臨床とはエビデンスに基づくものでも，価値に基づくものでもなく，エビデンスと価値に基づくものであるということがふたたび思い出される。

価値とエビデンスの間の関係性については，本書のシリーズに関するウェブサイト上でさらに紹介しているのでそちらも参照されたい。

■ VBPの全体図　要素「二本の足の原則」

共有された価値という枠組みにおける
バランスのとれた意思決定　　到達点

↑
パートナーシップ

二本の足の原則　軋む車輪の原則　科学主導の原則　　プロセス

当人中心の診療　　　　多職種チームワーク

気づき　推論　　　知識　コミュニケーション技法

価値の違いに対する相互の尊重　　前提

10 気が進まない高血圧患者：エビデンスと同時に価値も考えよ！

VBP の要素その 7：二本の足の原則^{訳注 1}

> **本章の主な内容**
>
> エビデンスに焦点をあてると価値を無視する危険（「エビデンスによって価値に盲目になる」危険）があることが，本態性高血圧症のマネジメントによって描かれている。他には，以下の事項が含まれる。
> - 心血管系リスクの評価
> - ライフスタイルと心血管系リスク
> - 抑うつ，ストレス，心血管系リスク
> - スタチン
> - 勃起障害
> - 自己管理と心血管系リスク

> **実践のためのメッセージ**
>
> エビデンスに焦点をあてているときは，価値にも注意を払うことを思い出すこと。つまり，「エビデンスと同時に価値も考えよ！」である。

　本章は，最近本態性高血圧症と診断された 56 歳の自動車販売マネージャー，Jim Burns 氏のストーリーである。高血圧のマネジメントに関して，Burns 氏は自分の担当である総合診療医 Jane Hilary 医師によるエビデンスに基づいたアドバイスに従わず，しだいに不安が強くなり抑うつ的になり，酒をたくさん飲むようになりはじめ，職を失う危機に自らを追いこむことになり，これらすべては心血管系リスクの大きな悪化につながった。
　しかしながら，Jim Burns 氏は産業衛生プログラムの手順に沿って心血管系リスクの専門医である Martin Winner 医師に紹介され，活路を見いだした。Winner 医師は Hilary 医師と同じエビデンスを利用するが，Burns 氏の独自の価値への気づきと理解を持って対処する。このようにエビデンスに価値を組み合わせることで，Burns 氏は提案されたライフスタイルとその他の予防法に積極的に取り組むようになる。

臨床事例

　56 歳の自動車販売マネージャーである Jim Burns 氏は，「ターボチャージ」されたように感じながら「彼の」循環器科医である Martin Winner 医師との予約診療を受けて，元気に飛びだしていった。Winner 医師も嬉しく思った。6 ヵ月前，病気で疲れた様子で診察室に入ってきた Burns 氏とは違っていた。あのときの Burns 氏はほとんど人生に見切りをつけていたが，今の彼は世界を引き受ける用意ができていた。降圧薬を変更しスタチンを追加したことは悪くなかった。「私は精

訳注 1：医師はエビデンスに基づいた意思決定に重きを置くのは当然といえるが，常に価値というもう一本の足にも立脚していることを忘れてはいけないという戒め。

神科医のように Burns 氏の考えをしっかりと理解すべきだったのだ!」と彼はひそかに思った。

　Winner 医師は謙遜しすぎである。Jim Burns 氏のことが上手くいったのには,単に薬を変えたこと以上によるものであった。しかし,Burns 氏があのように精力的に診察室をでていくという明るい性格に,どのようにしてなったのかを理解するには,数カ月さかのぼって Burns 氏のストーリーの最初の段階に戻る必要がある。

9 カ月前：すべてはここからはじまった

　全国自動車販売特約会社の販売マネージャーである 56 歳の Jim Burns 氏は,自分の担当である総合診療医の診療所の待合室に座っていた。これは Burns 氏にとってはじめてのことであり,まったく好まざる経験であった。全般的に健康状態はよく,若い頃は熱心なラグビー選手であり,周囲の「かわいそうな患者たち」との共通点は何もないと感じていた。最近,許容量以上に酒を飲んでいることを自覚しており,ウエストラインは外側に飛びだしていた。彼はこの 1 年,困難な状況にあった。経済状況の悪化が自動車販売に影響し,彼の売り上げ関連収入は実質上大きく減少していた。このようなプレッシャーにもかかわらず,彼は引き続き健康的であり,同年代のほとんどの男性よりも健康で,いくつかの悪い習慣もやりすごすことができていた。そういうわけで,総合診療医の診察を受けるために待合室で待っていることは,彼にとっていささかショックなことであった。

　1 カ月前から問題が起こってきた。Jim Burns 氏はアマチュアのレーシングカー・ドライバーとして成功していたが,英国自動車レーシング・ドライバー協会のライセンス更新のため受けた通常の診察の際に,高血圧をはじめて指摘された。もう 1 年レースを続けることは許可されたが,総合診療医の診察を受けるよう指示され,血圧が下がらなければレースは継続できないとはっきりいい渡された。「すぐに行動に移す」タイプの人間である彼は,次の月曜日に仕事に戻るとすぐに診療所に電話を入れたが,総合診療医の予約をとるまでに NP(nurse practitioner)の診察を受けて血圧を 2 回測定し,血液と心電図の検査を受けなければならないことに驚いた。予約診察にいくためには仕事を休まなければならず,そのために仕事のプレッシャーは増えるし,何しろこれまで病気のために休んだことはまったくなかったので,「このような大騒ぎ」に少しいらだっていた。

Jane Hilary 医師

　職場はどうなっているだろうと心配しながら Jim Burns 氏が座っているとき,総合診療医である Hilary 医師もまた,プレッシャーを感じていた。高血圧は「彼女の得意分野」とみられていた。最新の NICE のガイドライン(2006)を使い,診療の無駄を省き,よりよい QOF ポイントを確実に達成するよう努力をしながら,どのように高血圧管理を行うかを率先的にレビューした(第 7 章参照)。診療所の同僚の 1 人は,「より気楽な」姿勢で高血圧の診療をしており,彼女は自分が正しいことをしているという風にみられることはチームにとって重要なことだと感じていた。

　Jim Burns 氏のこれまでの結果と NP の診療記録から,彼の高血圧は治療が必要であることは,彼女の中では疑う余地はなかった。事実,彼は数年前に禁煙し,心電図は正常であったが,有意な家族歴があり,腹囲は増大し,脂質レベルは上昇していた。彼女の経験からすると,Burns 氏の年齢や背景はよいものとは思えなかった。そのような人たちはしばしば治療に抵抗し,ライフスタイルのアドバイスは「時間の無駄」であった。その日は,既往歴はなかったが広範な心筋梗塞で先週死亡した 54 歳男性の娘を先に診察していた。

Burns 氏の診療記録を見直したとき，過去3回の診察機会に有意な血圧上昇の記録があったことを彼女は発見した。彼は治療のすすめを繰り返し断っており，そのたび「先生，何か他にしてもらえることはなかったんでしょうか？」という非常に応えにくい質問をしていた。

彼女が同僚の皆で使用しているコンピュータに基づくリスクモデル・プログラムによると，やはり少なくとも意思決定は明確であった。また，新人の NP は健康的な生活に関するアドバイスを熱心に説き，高血圧外来で非常によい仕事をしていた。そういうわけで，彼女は高血圧診療に関わるすべての側面に取り組むことができた。

診療における患者側の論点と医師側の論点

Jim Burns 氏と Hilary 医師は，問題が何なのかについて非常に異なる認識を持って診療に望んでいた。診療がどのように進んだかについて見てみる前に，診療前の課題のやや詳細な点について振り返ってみよう。

> **振り返りのポイント**
> はじまろうとしている診療は，Jim Burns 氏の将来の心血管系リスクにとって非常に重要なものである。しかし，診療が実際にどのように進むかは，Hilary 医師と Burns 氏のそれぞれが診療に持ち込むものの範囲によって決定される。
> 読み進める前に，両者の異なる視点について考えてみよう。
> ここで考えを構築する1つの方法は，Burns 氏によって提示された病態と関連するリスクと治療の必要性という問題を，2人がそれぞれどのように理解するかについて，いくつかの要点を列挙することである。

このような振り返りセッションの場合，ここには絶対的な正解や間違いはない。しかし，表 10-1 に挙げたキーポイントのようなものは，真実からかけ離れてはいないだろう。これが示すように，Jim Burns 氏と Hilary 医師は，本質的にすべての点で異なる視点で診療に望んでいた。

- Jim Burns 氏にとっての**問題**は，レーシングカーの運転に関する**リスク**であった。自分の年齢での（家族や友人における）心血管系リスクに心の奥では気づいていたが，このことを彼自身の屈強な健康自己認識に結び付けようとはしなかった。そして，英国自動車レーシング・ドライバー協会役員を満足させるために治療を（しぶしぶ）受け入れなければならないことを理解した一方で，このことは仕事のプレッシャーが軽減するまでの単なる**一時的な方法**と考えた。
- Hilary 医師は対照的に，Jim Burns 氏は健康のリスクがあるためにここにいると考えていた。彼女の頭の中にある**問題**は，Burns 氏は高血圧という疾患を持っているという明白なものであり，これを治療しないで放っておくと脳卒中や心筋梗塞の**臨床的リスク**を明らかに増加させることになるので，確立されたエビデンスに基づいたガイドラインに確実に従い，降圧薬とライフスタイル・アドバイスを組み合わせた**長期間の治療**をしなければならない，ということであった。Hilary 医師にはまた，これまでの経験からコンプライアンス訳注2 が悪いと予測されている患者の診療において，これをうまく治療すること，というもう1つの問題もあった。

つまり，2つの課題がある診療である。Jim Burns 氏の課題は自分のレーシングライセンスを保持することであり，Hilary 医師の課題は EBM を実践することである。さて，事はどう進んだのだろうか？

訳注2：コンプライアンス（compliance）は医療者側が決めたことを患者がどの程度守れるかという上から目線の用語として，近年好まれなくなっている。アドヒアランス（adherence）は患者側からの治療への主体的参加やその度合を指す。コンコーダンス（concordance）は医療者が患者とパートナーシップを持って治療に対して共同意思決定することで，治療しないという考えを正当化することも可能である。

表10-1　Jim Burns 氏と総合診療医である Jane Hilary 医師の診察前の認識

	Jim Burns 氏の認識	Jane Hilary 医師の認識
問題	血圧の上昇はレーシングカー運転に脅威となる 　しかし，自分は元気であると感じており，血圧上昇はおそらく仕事のストレスによるものであり，自分の屈強な健康に自信を持っている	3回の血圧上昇の記録は臨床的に有意な高血圧を意味する 　エビデンスによると，アルコールと体重増加は寄与因子である。同僚とともによい診療を行う必要がある
リスクの認識	同僚・家族の心臓発作と脳卒中には気づいているが，このことを自分自身の屈強な健康には結び付けない	エビデンスに基づいた，コンピュータによって算出されたモデルが10年間の心血管疾患のリスクを示す
治療の必要性	血圧を下げて協会役員を喜ばせるためだけに，短期間治療を受け入れなければならないかもしれない 　しかし，血圧は，仕事のプレッシャーが少なくなればなんとか下がってくるだろう	長期間の薬物治療が明らかに必要である。最も効果的で認容性が高い治療を選択するために，エビデンスに基づくガイドラインに従う 　ライフスタイル・アドバイスが必要であり，またこれもエビデンスに基づく必要がある

Hilary 医師による診療

　Hilary 医師は「現実的な」アプローチを選択した。彼女には時間がなく，「率直に伝える」ことが Jim Burns 氏に治療の必要性を受け入れさせる最もよい方法であると感じた。そこで，いつもの気軽な挨拶の後，彼女は次のように始めた。「血圧を測ります。さて，今朝の血圧は……うーん……(真面目な様子で血圧を測り)よし，わかりました……(脈拍をチェックし，胸の音を聞いた後)……OK，上着を着てください」

　Jim Burns 氏がふたたび座ると，Hilary 医師は通常のライフスタイル要因を急いで調べはじめると同時に，心血管系リスク評価のためのコンピュータ・テンプレートを埋めはじめた。彼は5年前，兄が心臓発作を起こした後に喫煙を止めていた。(「よいことだ，1つ障害が少なくなった」と彼女は思う)しかし，体重は増えている。看護師の診療記録から彼の体重を書き込み，そして血液検査の結果を追加し，γ-GTP の上昇と軽度の赤血球の大球化を認め，「それから，アルコールはどうですか」と聞く。

　「最近は少し増えていると思います」と Burns 氏は認め，次のように続けた。「仕事のストレスが大きいもので」。彼女は，「少し」というのは過少申告であると推測するが，すぐに運動についての話題に移る。「ご冗談を。このところ時間はないです」次に食事について，「職場にサンドイッチを宅配してもらっています」

　リターンボタンを押すと，Jim Burns 氏はこの10年内に脳卒中や心臓発作を起こすリスクが明らかに高いという Hilary 医師の予想を，コンピュータ・テンプレートが確定する。彼は，高血圧治療のガイドラインに確実に適合する。診療プロトコルをチェックしながらリシノプリル[訳注3]の処方を準備しはじめ，コンピュータ画面から Burns 氏のほうに向き直る。彼女は始める。「さて，あなたの血圧は明らかに高く……」コンピュータ画面に向き直り，「……すべての検査でわかったことは，これらの数年間に心臓発作を回避したいなら，血圧を下げることが本当に重要であるということです。しかし……」Burns 氏の表情をみながら，「……心配はいりません。最近は，血圧は非常に効果的にマネジメントできるようになっています」

　Jim Burns 氏の質問に答え，治療に関する説明を，「何も大変ではなく……単にいくつ

訳注3：ACE 阻害薬の1つ。ACE 阻害薬は高血圧治療の第1選択になることが多い。

かの錠剤を朝と夕に服用するだけのことです」と続ける。そして，「……実際に役立つ自分自身でできることがいくつかあります。塩分やアルコールを減らしましょう……それから，健康によい食事をしましょう。過体重は明らかによくないので，もっと運動するようにしましょう」と，いくつかの簡潔なアドバイスを付け加える。

Jim Burns 氏は処方された薬をあまり気乗りせず受け取り，Hilary 医師は腎機能モニターの必要性について説明した。彼女の経験から，副作用について言及しすぎると不安につながったり，薬物との関連が疑わしい倦怠感や非特異的症状を訴えての受診が多くなったりすることから，彼女は副作用について多くを説明することは通常は避けていた。しかし，彼女は Burns 氏に何か疑問はないかたずね，彼はないと答えた。また，薬で何か問題が生じたら受診することをすすめた。「それでは，1カ月後に診察して，どのくらいよくなっているかみることにしましょう」といって，立ち上がってドアを開けた。

エビデンスによって価値に盲目になる

この診察では，Hilary 医師は荒っぽいように思える。検査結果が意味する心血管系リスクについて理解することはいうまでもなく，そのことについて議論する機会さえも，彼女は Jim Burns 氏に与えていない。さらに悪いことには，「心配はない」，「何も大変ではない」，「単に……」などの不適切な過小表現を繰り返し用い，そのことで Burns 氏の不安は強化される。そういうわけで，Burns 氏はその診察を幻惑されたように感じたとしても不思議ではない。

われわれの多くは，高血圧の初診を決してこのように進めたりはしないと思うだろう。降圧薬のコンプライアンスに影響を与えるさまざまな患者関連要因が，これまでにしばしば知られてきた(Benson and Britten, 2002；Gascón *et al*., 2004)。しかしながら，エビデンスは対照的である。患者の高血圧管理の評価に関する研究(Morecroft *et al*., 2006)によると，Jim Burns 氏のように，ほとんどの人は自分が高血圧であることを知ってかなり面食らうことがわかっている。この研究によると，自分自身を健康または「正常」と事前に思っていた若年者にとって，高血圧の診断は不安に導かれるものであり，一方で，高齢者では高血圧は加齢の結果であると思いやすい。

Jim Burns 氏は 56 歳であり，決して「若年」ではないが，年齢よりずっと若い屈強さを保っているというのが，彼の自己認識であった。よって，高血圧という知らせは二重の衝撃であった。それは，彼の自己イメージへの打撃であることと，若年者と同様ではなく，脳卒中と心臓発作の脅威が切迫していると思われたこと，である(「医師は何か5年間ということについていっていませんでしたか」)。Burns 氏はまた，Morecroft の研究で明らかになったものと同じような他の不安も持っていた。彼は高血圧の影響とそれが生活に及ぼす影響についての懸念をもち，すでに高血圧と診断されていた家族の記憶に思いをめぐらせた。彼が最初に思ったのは，母が脳卒中後，失意に暮れ，無力で，自制がきかなくなったことであった。

この明らかに広くはびこる高血圧診療の誤りに影響する要因は多くある(Gascón *et al*., 2004；Morecroft *et al*., 2006)。この事例では，患者にとって何が重要かという点に Hilary 医師がかかわらなかったことが失敗の大きな原因である。また，この「価値に盲目になること」については，多くの考えられる理由がある。実際，ほとんどの総合診療医と同様に，Hilary 医師は多忙であった。また，ほとんどの総合診療医と同様に，エビデンスに基づく治療を提供するというプレッシャーの下にあった(また，QOF ポイントの達成のこともあり，自分自身の信頼感は危機に瀕している，と彼女は感じていた)。

この事例で追加される要因は，Hilary 医師自身の価値である。第5章にでてくる 10 代

のニキビを治療した総合診療医である Charles Mangate 医師のように，Hilary 医師は，自分自身の価値に気づいておらず，また，その価値が Jim Burns 氏と彼女のやりとりに及ぼす影響の大きさにもほとんど気づいていなかった。彼女の（認識されていない）価値はフォローアップの診療においてより重要であることを，われわれは後に知ることになる。しかし，Hilary 医師がこの最初の診療で，Burns 氏にとって重要なことにかかわることを怠った主要な理由は，彼が提示するすべての側面（問題，リスク，治療）は確立されたエビデンスによって十分に理解されるという彼女の認識であった。この事例で，彼女が価値に盲目的であったとするなら，エビデンスによって価値に盲目的になったのである。

　ここで明記しておくが，問題は Hilary 医師がエビデンスに注意を払ったことではない。断じてそのようなことではなく，この点において診療は称賛に値するものであった。問題は，エビデンスにかかわる際に，Hilary 医師が自分自身と Jim Burns 氏における影響の大きな価値を無視したことである。

> **振り返りのポイント**
>
> 　われわれはときに，自分自身の価値にまったく盲目的となる。しかし，正当な理由をもって価値への気づきが第 1 の要素である，というメッセージを本書の議論では強調してきた。現れてくる価値（自分自身の価値と関与する他者の価値）への気づきがなければ，ことを進捗させるのは困難である。
>
> 　エビデンスのために価値に盲目的であった Hilary 医師が，ある朝目覚めて，「問題は自分自身の価値への気づきかもしれない」と思ったなら，彼女のメンターとして，妥当な価値を同定するためにどのようなアドバイスをすればよいだろうか？
>
> 　このことについては，また後で議論したい。

盲目につながる盲目

　結果はすでにおわかりのように，Jim Burns 氏は Hilary 医師の治療に黙って従っていたが，実際には深くショックを受け，彼女のいったことは明らかに少しも受け入れてはいなかった。彼はその日は 1 日中仕事に没頭し，その夜，妻がどんな具合かたずねても無口であった。最後には仕事を止めて就寝したが，ほとんど一晩中と思える間，寝返りをうっていた。

　翌朝，目覚ましが鳴って起きると，彼は最初に怒りを感じ，そして次に拒否感を抱いた。頭の中では，医師は単に自分の仕事をしたにすぎないことはわかっていた。しかし，彼は「子ども扱い」されたと感じ，今はすべてのことにまったく納得できないでいた。仕事のストレスがあることをはっきりと自覚しており，以前は正常であった血圧の上昇の原因はこれに違いないと信じていた。また，医師のところでさまざまな診察を受けたことが血圧を上げることになったに違いないとも思っていた。同様のことはレーシングライセンスのための健康診断のときにも起こった。彼は病気とは思っておらず，残りの人生の間，錠剤を飲み続けるということを考えると嫌でたまらなかった。しかし，脳卒中や心臓発作は恐怖であった。また，次の自動車レースの健康診断をなんとか通過しなければならなかった。そこで，「錠剤を試す」ことを決心した。しかし，より活動的になることに関しては，職場の「すこぶる元気だった人」がゴルフコースで心臓発作を起こし 49 歳で亡くなってしまったので，「運動はたくさんだ」と彼は思った。そして，食事やその他のことについては，「すべてうまくいっている。1 日 12 時間働いているのに，どうしろっていうんだ」と思っていた。

　自分なりに，少なくともことが落ち着くまでは薬を服用しなければならないことを，Jim Burns 氏はあきらめて受け入れることにした。早速行動に移し，職場にいく途中で処

方薬を受け取った。しかし，そこへ2度目のショックが訪れた。彼は小さな文字も読むような人物であり，このような性格によってマネージャーとして成功しているのだが，錠剤を飲む前に処方薬の小冊子を読み，副作用の長いリストがあることと，薬が腎障害を起こさないよう定期的に血液検査が必要であることを知り，即座に恐怖を感じた。

　Hilary 医師が前日にこのことを告げたときには，彼は実のところよく理解していなかった。しかし，今は，書面に記載されていることを理解し，疑念がはっきりしたように思えた。彼は，強い薬はある程度の毒性があるに違いない（「何かを服用することは自然ではない」）と信じており，常に長期服用薬には疑いを持っていた。また，薬に「つながれる」ことを心配していた。彼は治療によっては（例：睡眠薬），症状を治すために薬を飲み始めるとやめることができないことを知っていたのだ。「しかし，他にどんな方法があるんだ？」と彼は思った。そして，リシノプリルの内服を開始した。

治療 1 カ月

　Jim Burns 氏は予定より1週間早く Hilary 医師の診察を受けにきた。薬は飲み続けていたが，インポテンスになると訴え，薬の中止を希望した。血圧が上がる前から彼はときどきこの問題を感じ始めており，心配していた。処方薬の小冊子にあげられている副作用のリストに性機能障害があるのを見つけたがゆえに恐怖に陥り，また，血圧の薬はインポテンスの原因になりうるという記事を新聞の日曜版にみつけたのであった。

　Hilary 医師はこのことを大きな問題とは思っていなかった。特に，Jim Burns 氏には以前から性機能障害があったことを考えると，高血圧に関連する血管障害と，さらに重要なこととしては，飲酒がその原因として考えやすいと思っていた。さらに，リシノプリルは他の降圧薬に比べて性機能の問題を起こしにくいことを知っており，「完璧な薬」を探すという無益なことをはじめるのは気が進まないでいた。

　彼女は彼の血圧を測り，「すごくよくなっていますよ」と励ますようにいった。そして彼を座らせ，その薬が彼の問題の原因であるとは思えず，致死的になりうる状態を効果的に治療することが証明されている薬を止めるのは気がすすまない，ということを説明した。彼女は，アルコールを減量しているかどうかをたずねた。

　「いえ，あまり。仕事のプレッシャーがまだ大きいもので……」と彼は答えた。運動不足と過重労働に加え，このことがより問題であると説明し，彼女は診療所の NP の予約をとり，1カ月後に再診するようすすめた。

再診時の彼と彼女の問題

　すでに記したように，Jim Burns 氏にどのように向き合うかについて，Hilary 医師自身の価値は明らかに重要なことである。彼女の優先順位の中では，10 年間で 20％の心血管リスクに比べると，インポテンスは小さな問題であった。しかし，Burns 氏にとってはきわめて大きな問題であった。彼は深く落ちこみ，無力感を感じた。彼の自信はしだいに打撃を受け，仕事の効率も落ちていった。さらに悪いことには，彼にとって重要な結婚も危機に瀕していた。彼は 10 年前に離婚を経験しており，3 年前に 10 歳年下の Jean との大恋愛の末に再婚していた。当時は，2 人の年齢差は重要なこととは思わず，実際，同年代の男性よりも元気であるという自己イメージがあり，精力の維持も問題なかった。しかし，今はこんなことが起こってしまったのだ。Hilary 医師はこのことを最初に注意しておくべきだったのだと彼は思い，彼女のそっけない態度に怒りと失望を感じていた。カーレースを続けるかどうかは関係なく，薬をやめようと思っていた。

はじめての診察のときと同様に，インポテンスの心配を扱う際に，Hilary 医師のような鈍感な医師はいないだろうと，われわれの多くは考える。しかしまた，エビデンスはこの考えと逆である（例：Tomlinson and Wright, 2004 参照）。インポテンスが男性の自信や自尊心や職場や他の状況での機能にどれだけ大きく影響を与えるかについて，医師は過小評価しがちである。これにはさまざまな理由が考えられる。Hilary 医師の場合，彼女は男性患者の性の問題について診療することについては気まずくて，恥ずかしく感じ，通常は男性の同僚に受けもってもらっていた。この事例では，高血圧の管理を主導するうえでそれはできないと感じ，何はともあれ，20％の脳卒中と心臓発作のリスクが優先だと感じていた。

両者とも落とし穴に落ちるだろう

マタイの福音書にあるように，盲人が盲人を導くなら，両者とも落とし穴に落ちるだろう。Hilary 医師は，Jim Burns 氏にとってことがうまく運んでいないことを十分承知していた。実際，彼の血圧は下がった。しかし，体重は減少しておらず，彼が薬に見切りをつけるのではないかと疑っていた。彼女は彼の心血管系のリスクをあまり低下させていないことを振り返り，これを「もう 1 つの Hilary 医師の失敗」として憂うつに考えていた。彼女には彼が現実から目をそらしているように思えた。彼女は Burns 氏に率直な態度で臨んだにもかかわらず，このことで自分自身を責めていた。彼女は，自身がすすめる治療を受け入れず心臓発作で亡くなった 54 歳の患者のことをまた思い出していた。診療所のスタッフや同僚と患者のためにも，自信に満ちた態度をとらなければならないと感じた。しかし，診察室のドアからでていく際の Burns 氏の表情を考えたとき，一瞬，不可解にも涙が出そうになっている自分に驚いた。彼女は自分を取り戻し，次の患者を呼び入れた。

Hilary 医師が罪悪感や無力感を感じていたなら，われわれが見てきたように，Jim Burns 氏は怒りと憤慨を感じていただろう。しかし，彼の心血管系のリスクの点から考えると，なおも危険なことは，彼がさらに途方に暮れるにつれてストレスレベルが上昇していったことである。最初の頃は，彼は診断と必要な治療を受け入れることができていた。今は，彼は出口のない罠にとらわれていると感じていた。薬を内服するなら，レーシングは続けることができるが，彼の結婚は危機に瀕する。薬を止めれば結婚は大丈夫だが，レーシングは危機に瀕する。そして，それはともかく，彼が感じたのは，自分はそれでも十分に上手くやっていくことができるのかどうかと疑問に思ったことであった。レーシングは高テストステロン・スポーツであるし，職場で十分に集中することすらできなくなっていたのであった。

自分の人生はどうなってしまうのか，と怒りを覚えなら振り返り，気づくと，Jim Burns 氏はなんとなくパブに入り，ウイスキーを注文していた。彼は午後の重要な販売会議をすっぽかしてしまった。

瀬戸際からの帰還

2 カ月後，Jim Burns 氏は心血管系リスクを専門とする循環器専門医である Martin Winner 医師の予約をとった。Burns 氏の生活は短期間のうちに急速に崩れていっており，薬の服用も止めていた。しかし，これまで堕落した状態の生活を数週間送ったことと，母親に起こった心臓発作の記憶によって彼にわき起こった恐怖を感じたことにより，彼は薬を再開していた。性機能の問題は継続しており，酒をよりたくさん飲み，職場では信頼を失いつつあった。彼と妻の Jean は罵り合うようになった。これは，彼の性機能の問題の

ためではなく，何が問題なのかを彼が話したがらないことについてであった（Jean はひそかに，彼が誰かと浮気しているのではないかと心配していたのだが）。

Winner 医師への紹介

Jim Burns 氏の運命における危機と分水嶺が，会社の管理主任であり，彼のラインマネージャーである Alan Banks 氏との年 1 回の職場での評価面談の際に訪れた。Banks 氏は率直に話すのが大事だと思っていた。彼は Burns 氏のことを気に入っており，信頼できる良心的なマネージャーであると長年思ってきた。また，2 人はともにレーシングカーの運転に熱心であるという共通点もあった。そういうわけで，何が問題なのかという直接的な質問で会話をはじめるのは，彼にとっては難しいことではなかった。Burns 氏は最初，いつもの拒否的反応を示したが，「もしことが改善しないなら，われわれは何かしなければならいだろう」と避けられない言葉を投げかけられ，彼は血圧の問題があり，それが「自分を苦しめている」ことを認めた。

Alan Banks 氏は，何が悪いのかについてもっと詳細に話すよう圧力をかけることはしなかった。そのかわりに，自分が何年も前から血圧の治療を受けていることを Jim Burns 氏に話した。Banks 氏の治療は実に順調にいっており，担当医である Winner 医師に信頼をおいていた。彼は会社が委託している民間の健康維持プログラムを通じて診療を受けており，Burns 氏も Winner 医師の診察を受けることを望むのではないかと思った。Burns 氏の承諾を得て，また，これまでの Burns 氏の治療について Hilary 医師からの報告書も得て，Hilary 医師と連携する会社の産業医を通じて紹介が行われた。

Winner 医師による診察

Winner 医師は自分の医学的な肌感覚に自信を持っていた。40 代半ばであり，数々の賞を受賞しており，彼は同僚から能力の高い人物として広く知られていた。Hilary 医師からの報告書を注意深く読み，Jim Burns 氏は「リシノプリルでうまくいっている」ことを理解した。しかしながら，数年前に禁煙していたが，生活習慣のアドバイスには抵抗しており，アルコール問題が増大しているように思えた。報告書には Burns 氏の性の問題への言及はあったが，それは薬を始める前からであるとのコメントがついていた。

Hilary 医師の報告書の概要に Winner 医師は奇妙な感じを受けた。報告書はよく記載されており，簡潔だが，詳細な内容も含んでいた（経時的な血圧値とこれまでに行った検査結果が含まれていたのは，特に役立った）。しかし，Jim Burns 氏自身に関しては，産業医とは異なる印象を持った。これまで健康状態はきわめて良好であり，高い価値を持った従業員であるという産業医のコメントは，コンプライアンスの悪い患者という Hilary 医師の報告書の内容とは異なる人物像であった。Burns 氏の治療を開始するにあたり，Hilary 医師は正しいことをきちんと行ったことは明らかであった。しかし，彼の良好な就業記録からすると，Burns 氏はもっとうまくやることができる，と彼は期待した。明らかに何か他のことが進みつつあるのだ。「おそらく」，彼がこれまでに診察してきた同様の状況の中年男性のことを考えると，「その性的な問題はそれとかかわりがある」と彼は思った。

ラスト・チャンス・サロン[訳注4]

Jim Burns 氏はちょうどよい時間に予約に現れた。彼が診察室に入ってきたとき，フォーマルスーツとネクタイを身につけ，きれいに髭を剃っていることと，ケトン臭がしないことに Winner 医師は気づいた。予約の前に，Burns 氏は腹を決め，「それをすっかり打ち明ける」ことにしていた。これは難しいことである，と彼は思ってきた。しかし，Winner

訳注4：禁酒法導入前に「酒が飲める最後の場所」を意味する。19世紀の米国で使われた言葉。

医師はうまく着目するコツを持っており，このことで Burns 氏はすぐに安心できた。困難であるどころか，性の問題と，この問題が彼の人生で一生懸命働いて築いてきたすべてのものをどのように破壊する恐れがあるのかについて，包み隠さず話せてありがたいと Burns 氏は思った。

　「性の問題について話をしたいのですが……まずは血圧を測りましょう」と Winner 医師は答えた。彼は丁寧に診察し，そしてライフスタイル要因を Hilary 医師と同じようにじっくり調べた。

　「血圧についてはどう考えていますか？」と彼はたずねた。Jim Burns 氏は仕事のプレッシャーのために血圧が上がっていると思っている，と説明した。彼を否定するのではなく，Winner 医師は彼の信念を支持して彼を励ます一方で，同時に，彼を必要な治療に戻すよう導いた。「あなたはおそらく正しい。血圧はストレスで確かに上昇しています。あなたがレーシング・ドライバーであることを私は知っています」紹介状をちらっと見て，「だから，アドレナリンの急激な増加について，あなたはよく知っているでしょう」。Burns 氏は合意して微笑んだ。「しかしですよ，あなたの血圧がストレスで上がってしまうなら，常時上昇しているのと同じように悪いことである可能性があるということですから，Hilary 医師があなたのことを心配するのもまったく正しいことです」

　Jim Burns 氏はふたたびうつむいた。「でも，私に何ができるんですか，先生？ 結婚を失うよりも心臓発作のリスクのほうがよいのです。レーシングのことは喜んで諦めるという結論に達したのです」。ふたたび，このことを直接取り上げるかわりに，次のレーシングライセンスのための健診の期日はいつなのか，Winner 医師は Burns 氏にたずねた。「9 カ月弱？　よろしい，あなたはすでに上手くやり始めています。なので，私たちにどのようにやっていくのがよいかを探る時間は十分にあります。性の問題からはじめましょう……」

理解の転換点

　Winner 医師はふたたび，Jim Burns 氏はどの程度理解しているのか聞くことから始めた。今回は，勃起の持続の仕組みについてであった。高血圧の理解と同様に，Burns 氏の反応は正解に近いものではあったが，正確ではなかった。彼は血圧が直接勃起につながると信じていた。「タイヤに空気を入れるように思ってますか？」Winner 医師はたずねた。Burns 氏はうなずき，Winner 医師は続けた。「正しい理解ですが，もう少し複雑です。むしろ，こう……」Winner 医師はキーポイントを説明するために簡単な図を描き，ペニスを適切にふくらませるには，ペニスへの血管は実際には弛緩する必要があることを示した。「弁を開くようなもの……？」Jim Burns 氏は関心を持っていった。このことは彼にとっては新しい知識であったが，彼の自動車の知識からするとまったく納得のいくものであった。この時点から，情報は容易に Burns 氏に伝わるようになった。血圧は，「弁」を完全に弛緩させるのを止め，血管を硬化させるものの 1 つである（「血圧のことを知る以前から，私が問題を抱えていたのはそういう理由なんだな……」）。運動と適切な食事は血管を健康でしなやかに保つのに役立つ（「ビンテージものの E タイプのジャガーを注意深く世話するのと同じように……定期的に車を走らせるのと同じように……」）。異なる治療には異なる反応をするので，うまくその人に合うと思われる他の治療を試すことができる（「正しい車に正しいオイルを選ぶのと同じことだな……」）。

バック・トゥ・ザ・フューチャー

　問題のこの共通理解によって，本章のはじまりでWinner医師の診察室をでるときにみられた元気のよいJim Burns氏に一直線に逆戻りした。

　Winner医師は，真正面から高血圧にぶつかっていくよりも，慎重なやり方をすることに決めた。マネージャーとしてのスキルを，自己マネジメントに発展させるために必要なサポートをすることによって，Burns氏には本質的な自信がついた。この方法の第1段階は，リシノプリルを止め，ライフスタイルの改善だけでどの程度上手くいくか見てみることであった。Burns氏は，今回は残った気力を振り絞ってこれに取り組んだ。彼はすでに管理主任のAlan Banks氏と，就業時間内に酒を飲まないことを約束しており，妻Jean（彼女は彼から性的自信の喪失のことを打ち明けられていた）とは夜にはグラス2杯のワイン以上は飲まなかった（が，金曜の夜はボトル1本を空けた）。彼は職場の往復に（片道30分間）歩きはじめた。Jeanは彼のために果物とサラダのランチを毎日用意した。

　1カ月後，彼はもとのような就業状態に戻り，体重が7ポンド以上減り，脂質レベルはすでに少し改善していることが，Winner医師のフォローアップ診察時に明らかになり，さらに勇気づけられた。血圧には変化はなかった。Winner医師からは心血管系リスクはすでに有意に改善していることが説明された。Jim Burns氏がこのときに説明した唯一の「玉にきず」は，彼とJeanにはまだある問題が残っていることであった。バイアグラがよいとすすめたとき，はじめはBurns氏は渋っており，「そのようなものは一切信頼していない」といっていた。しかし，バイアグラが「弁」に及ぼす効果を持つとともに，「エンジンにガソリンが残ってればまったく不要である」ことをWinner医師が説明すると，彼は試してみることに合意した（Burns氏はWinner医師の説明図を持参していた）。このことは完全に効果的であった。

　Winner医師のマネジメントプランの第2段階は，スタチン[訳注5]をはじめることであった。スタチンが血管および勃起に重要な「弁」の弾力性を回復させるのにどのように役立つのか，という説明から始めた。Jim Burns氏はスタチン内服を継続でき，ライフスタイル改善を維持したので，次の診察のときまでには脂質の値が大幅に改善し，心血管系のリスクはかなり改善しており，彼は喜んだ。血圧は少しは低下していたが，まだ高いままであった。ただ，Burns氏は今では徹底的に心血管系リスクを改善させる試みに取り組んでおり，実際，再度薬を飲むのがよいかどうか，積極的に質問するようになっていた。

　第3段階はロサルタン[訳注6]を試みることであった。この薬は，Hilary医師が正しい方法で行ったように，リシノプリルと一緒に内服するときの通常の第2選択薬である，ということをWinner医師は説明した。予想されたJim Burns氏の性機能に関する心配については，リシノプリルとは異なり，ロサルタンは血管を弛緩させて血圧を下げるということをWinner医師は（自分で作成した図解をふたたび用いて）説明し，「性力を減退させるというよりも，むしろその助けになるはずなんですけど……しかし」，また最初の診察のように，「みんな効果には違いがあるので，あなたに合わないようなら，何か他のものにいつでも変更できます」とも説明した。

　ロサルタンはJim Burns氏に合った。3カ月後，血圧は正常範囲になり，ライフスタイル改善は維持されており，「ターボチャージ」されたBurns氏は，Winner医師との最後の診察を，世界に立ち向かう男性の勇姿で終えることになった。

訳注5：HMG-CoA還元酵素阻害薬はいずれも「──スタチン」という一般名の薬剤であり，スタチンと呼ばれることが多い。高コレステロール血症に用いられる。

訳注6：降圧薬であるアンギオテンシンII受容体拮抗薬の1つ。

彼と彼女のリスク

そういうわけで，Jim Burns氏のアウトカムは良好であった。しかし，紙一重であった。どのくらいの差か知るには，心血管系リスクを追跡しさえすればよい。

> **振り返りのポイント：ツールと，それをどのように用いたか**
> 　読み進める前に，この話の中で描かれている彼の9カ月の生活中に，Jim Burns氏の心血管系リスクがどのくらい変化したのか，大まかな理解をしておきたいと思う。
> 　心血管系リスク・ツールの臨床的な有効性は，治療するかどうかの初期判断をすることと関連が強く，血圧低下，禁煙，コレステロールの低下が個々のリスクを改善することを（理論的に）示すのに用いることができる。他の一般住民との比較による相対的リスクは絶対危険度よりも有用である（高リスク群の同定については，http://www.assign-score.com/about/beginners/ を参照）。
> 　しかしながら，抑うつに伴うリスクなど，通常のリスク・ツールに含まれていないリスクがあることを覚えておく必要がある。
> 　リスクについて話し合うことは，医療における難しいアートの1つであり，このトピックについて多くの論文が記されている。科学に価値を組み込むことは，明らかに重要なことである。

Jim Burns氏の心血管系リスクの状態

　Jim Burns氏は，心血管系イベントの最大リスクレベルにまでは達していなかったが，悪循環の中でライフスタイル要因が悪化したときには，それに近いところにまできていた。このライフスタイル要因に加え，彼の抑うつ的心理状態（結婚，職，レーシングカーの運転の少なくとも3つの喪失の危機にあった）もあり，この期間の心臓発作と脳卒中のリスクはまったく現実的なものであった。

Hilary医師のリスク状態

　アウトカムはHilary医師にとっても紙一重であった。Jim Burns氏が心臓発作か脳卒中を発症したと想像してみてほしい。彼女はどう思っただろうか。彼女と同様に当然の健康意識を持ち，リスク回避を考える患者に対しては，思いやりのある良心的な総合診療医として，彼女は多くのよい成果をあげてきた。しかし，たくさんの失敗もしてきたことに彼女は気づいていた。最近心臓発作で亡くなった患者から彼女がどのような影響を受けたか，また，Burns氏が彼女との2回目の診察を終えてでていくときに自己卑下した「もう1つのHilary医師の失敗」を思い出してほしい。ここまで，彼女は強い姿勢を維持してきたが，彼女のやる気は非常に不安定であった。

　そして，Hilary医師はJim Burns氏と同じように，Winner医師に感謝する理由があった。ここでは，もちろん，通常の言葉の定義でいうところの誤診はなかった。それどころか，彼女はエビデンスに基づいた診療を十分に行った。しかしそれでも，Burns氏がこの期間に心臓発作を起こしたなら，これは，Hilary医師が当人中心の，特に第7章で呼んだところの当人の価値中心の方法においては，高血圧管理のエビデンスに基づくガイドラインの使用に失敗したことに，少なからぬ原因があるということになるであろう。実際には，Winner医師はBurns氏の診療において，彼女のエビデンスに基づくマネジメントを採用した。そして，進捗状況を彼女に定期的に報告するというWinner医師のプロフェッショナリズムにより，Hilary医師にとっても，よい結果になったという感覚で診療は終了することができた。彼女は気づかないうちにWinner医師のやり方からいくつかを吸収

し，中年男性の高血圧管理に以前よりも自信を持ち，うまく行えるようになった。

　Hilary医師は今は患者の個人的視点を取り上げることに敏感になっているということを，この出来事は意味していた。診察がうまくいっていないという感覚を持ったら，彼女はすぐに（そう呼ぶこともなく）「価値を考える」習慣をとるようになった。彼女は，（おそらく聴診器を耳に入れ，他方を患者の胸にあてて）振り返るための瞬間をみつけ，「ここで何が起こっているのだろう？」と自問するエキスパートとなった。このこともまた，彼女自身の妥当な価値と診療の中でそれがどのように作用しているかについて，よりいっそう気づき促すことにつながった。

まとめ

　本章では，価値に基づく診療における価値への気づきの意味を，新しいレベルに引き上げた。Jim Burns氏と総合診療医であるJane Hilary医師の経験に基づき，「価値を考えること」は純粋にエビデンスに基づくように**思われる**臨床決断よりも重要であることを見てきた。

- Hilary医師は「エビデンスを考える」ことはしたが，「価値を考える」ことは怠った。われわれが述べたように，彼女はエビデンスによって価値に盲目的になっていた。Jim Burns氏のエビデンスに基づく高血圧の管理は，心血管系リスクを減らすどころか，実際には増加させる結果になった。
- Winner医師は対照的に，「エビデンスとともに価値を考えた」。Jim Burns氏にとって何が重要かからはじめることで，Hilary医師と同じエビデンスを用いた当人の価値中心の方法により，Burns氏はライフスタイル要因の自己管理プログラムを含め，治療に積極的に取り組むようになり，心血管系リスクは結果的に著しく減少することになった。

　「エビデンスとともに価値を考える」ことには，その他にも多くの理由がある。患者とともにスタッフの経験を改善することから，コンプライアンスや費用対効果のよい資源の利用まで，その他の理由を他の章で示している。しかし，Jim Burns氏の物語が最も直接的に示しているのは，再発率や死亡のリスクなどの，いわゆる「重大なアウトカム」を含むよい**臨床アウトカム**もまた，「エビデンスを考え，価値も考えよ！」を覚えているかどうかに大きく依存している可能性があるということである。

（宮田靖志）

参考文献

Benson, J. and Britten, N. (2002). Patients' decisions about whether or not to take antihypertensive drugs: qualitative study. *British Medical Journal* 325, 873.

Gascón, J.J., Sánchez-Ortuño, M., Llor, B., Skidmore, D., Saturno, P.J. and the Treatment Compliance in Hypertension Study Group (2004). Why hypertensive patients do not comply with the treatment: results from a qualitative study. *Family Practice* 21, 125–30.

Morecroft, C., Cantrill, J. and Tully, M. (2006). Patients' evaluation of the appropriateness of their hypertension management: a qualitative study. *Research in Social and Administrative Pharmacy* 2, 186–211.

NICE (2006). *Hypertension: Management of Hypertension in Adults in Primary Care*. Guideline 34 (partial update of Guideline 18). London: National Institute for Health and Clinical Excellence

Tomlinson, J. and Wright, D. (2004). Impact of erectile dysfunction and its subsequent treatment with sildenafil: a qualitative study. *British Medical Journal* 328, 1037.

■ VBPの全体図　要素「軋(きし)む車輪の原則」

共有された価値という枠組みにおける
バランスのとれた意思決定 — 到達点

パートナーシップ

二本の足の原則　軋(きし)む車輪の原則　科学主導の原則 — プロセス

当人中心の診療　　　　多職種チームワーク

気づき　推論　　　知識　コミュニケーション技法

価値の違いに対する相互の尊重 — 前提

11 説明不能な腹痛：価値と同時に エビデンスも考えよ！
VBPの要素その8：軋む車輪の原則

本章の主な内容

　本章では，軋む車輪の原則（Squeaky-wheel principle）と，この原則が教訓として示している，私たちが価値に注意を払っているときにもエビデンスから目を離さないことがいかに大事か，という点について議論を進めていく。

　他には，以下の事項が含まれる。
- 診療目標とケア：はたしてゴールは同じか？
- 「不適切な」受診と資源の乱用
- 医療通訳の利用と家族の役割
- 異文化医療と患者の多様な要望
- 第三セクター団体の役割

実践のためのメッセージ

価値（倫理的事項をはじめ，その他の関連事項）に注意を払っているときにも，エビデンスから目を離してはいけない。価値と同時にエビデンスも考えよ！

　第3章において，軋む車輪の原則と呼んだ原則は，価値というのは常に存在しその重要性に変わりはないのだが，とりわけトラブルが発生したときに目をひくものである，ということを示している。すなわち，まさに「軋む車輪には油をさされる（the squeaky wheel that gets the grease）」訳注1ということわざが示していることである。これは臨床的に重要なヒントである。なぜなら，価値が「軋む音を立て」注意を引きつけてしているときこそ，われわれはエビデンスから目が離れてしまいそうな危険な状態にあるからである。前章における臨床への要点は「エビデンスと同時に価値も考えよ！」であったが，本章における臨床への要点は「価値と同時にエビデンスも考えよ！」である。

　この「価値と同時にエビデンスも考えよ！」の重要性について，救急外来の上級看護師（senior emergency care nurse）である，Matthew Cruickshankと，英語が話せない患者，Fatima Mahmood氏に関する問題について，Cruickshank看護師のストーリーから例示していく。

臨床事例

　地域基幹病院の救急・外傷部門であるブラックストーン外傷救急センターにとってはすでに長い1日となっていた。「これを，外傷救急って呼べっていうのか？」担当看護師のMatthew Cruickshank看護師は「千客万来以上の」長い1日のシフト勤務がほぼ終わりに近づき，うんざり

訳注1：英語のことわざ。きちんと自己の主張をすることによってはじめて見返りをもらえる，という意味。多民族や多文化が共生する社会においては，はっきり自己主張しないと誰も要求を聞いてくれない，という背景を表すものであり，わが国における社会と個人の関係を示す「でる杭は打たれる」とは反対の概念を示している。

しながら診察室の片づけを始めていた。昼の勤務時間開始以降，かわいそうな子どもたちと数名の酔っ払いの外傷や骨折がごちゃまぜになった患者の中で，純粋な緊急入院はたった1人にすぎなかった。それでも，彼の気分は悪くはなかった。その夜，心待ちにしていたサッカー試合のテレビ放送があったのだ。しかしまさにそのとき，Cruickshank看護師の心がぐっと沈む瞬間がやってきた。「やめてやめて！ もうやめて頂戴！」救急室の向こうの通りから運ばれながら，ストレッチャーの上から不満たらたら叫び続ける，耳にたこができるほど聞き慣れた，Fatima Mahmood氏の大声が聞こえてきた。

今起こりつつある災難

29歳のFatima Mahmood氏は，11歳の長男，Aliに付き添われて救急車で搬送されてきた。彼女はストレッチャーのうえで，おなかを抱えて大声で叫んでいた。Aliはそのそばに付き添っていた。彼は落ち着いてはいたものの，少しおびえているようであった。一方，母親はアラビア語で叫び続け，明らかに苦痛に満ちていた。

この後，正しい診療のプロセスが行われていけば，災難が起こるようなものではない，とあなたは考えるかもしれない。後でわかるように，実際この場合のMatthew Cruickshank看護師を救ったのは正しい診療プロセスなのであった。しかし，彼とFatima Mahmood氏の災難一歩手前の事態を理解するためには，この登場人物たちについてもう少し詳しくみていく必要があるだろう。

主任看護師 Matthew Cruickshank

Matthew Cruickshank看護師はブラックストーン外傷救急センターの看護部門の主任看護師として3年前に赴任した。赴任当時の看護部門は荒れ果て，士気が低下した部門であった。ロンドンでトレーニングを受けた後，彼は生まれ育った故郷に戻ってきた。それ以降，一からこの部門を立て直すために膨大な仕事をし，そしてそれらを達成させてきた。しかし彼は疲れていた。限られた予算の中，言葉が通じず異文化問題を持つ，困難かつときに暴力的な患者たちの診療に日々奮闘していたので，自分が設定した高い水準のケアを維持するためには，多くの忍耐と献身が必要だったのだ。

病院管理者から，患者の回転率を改善するようにという継続的な圧力に加え不適切な紹介患者は「拒否せよ」との圧力がさらに加わった。そのことで，全員，すなわち診療スタッフ，患者，そして管理者のすべてが満足し続けることなど，ほとんど不可能であったのだ。

振り返りのポイント

ここまで読んで，Matthew Cruickshank看護師はふたたびFatima Mahmood氏が外傷救急室に搬送されてくるのが聞こえた時点で「管理側」からのプレッシャーをなぜそこまで大きく感じていたのか，この時点できちんと振り返ることが有用であることがわかるだろう。

特に，彼の臨床家としての優先項目と，病院管理者としての優先項目との間に存在する潜在的な乖離について考えること，そして患者にとって両方の優先項目（よい面・悪い面）の意義について考えてみよう。

彼の臨床家としての優先項目と管理者としての優先項目との間にある乖離が，Matthew Cruickshank看護師のFatima Mahmood氏への対応方法に，どのように影響しただろうか？

第 11 章　説明不能な腹痛：価値と同時にエビデンスも考えよ！

表 11-1　Matthew Cruickshank 看護師の予算の落とし穴に関する価値の地図

優先事項	優先事項の患者に与えるインパクト	
	好ましいもの	好ましくないもの
管理面 ・待ち時間を減少させる ・医療資源の乱用を制限する	・より焦点を絞ったクリニカルパス ・患者の待ち時間の減少	・スタッフの負担増加に伴う、時間のかかる事例や「不適切な」事例に対する忍耐力の低下 ・複雑な事例（言語障壁など）の場合に診療拒否の可能性 ・不適切だと見なされた場合の受け入れ拒否
臨床面 ・個別性を尊重したケアを提供する ・すべての人がアクセス可能である	・個別ケアを患者が経験可 ・「システム外」の医療提供の準備 ・価値重視の雰囲気による患者への好影響	・待ち時間が長くなる可能性 ・医療における他の優先事項への予算の転用

　以前は，Matthew Cruickshank 看護師はすべての忙しい臨床家が経験する仕事量とプレッシャーをうまく処理することができると自認し，そう振る舞ってきた。実際，対応の難しい同僚はいうまでもなく，対応の難しい患者を効果的に扱う彼の能力こそ，ブラックストーン外傷救急センターの再建を成功に導いた重要な要因であった。Cruickshank 看護師は，「管理部門」の優先項目と対立ばかりしているようなタイプの臨床家ではなかった。彼は特に記録の保管の重要性を認識していた。実際，彼自身が，患者の記録に関してはたいへん几帳面だった。また，同じことを他人にも要求した。問題は，同様の水準でケアを提供するために不可欠な予算を獲得するためには，自分自身の臨床ケアの水準を落とす必要に迫る，システムそのものの落とし穴に陥ってしまっていると感じていたことである。

予算の落とし穴

　表 11-1 は Matthew Cruickshank 看護師が陥った落とし穴の要素を，価値の地図（values map）の形式で図示している。ここに示したように，この落とし穴は，悪意に満ちた価値によってつくられたものではない。臨床家側にも管理部門側のどちらにも過誤はないのである。反対に，落とし穴の中心的な力は，患者に一流のサービスを提供するために，方向性は異なるが同様に意図の明確な優先項目の間のせめぎ合いから生じているのである。

- Matthew Cruickshank 看護師の臨床家としての優先項目は，当人中心のケアを，外傷救急室を利用する，きわめて多様な患者の幅広い層に適切に提供し，そして NHS 内でそのケアを必要とするすべての人が使えるようにすることである。
- 一方管理部門の優先項目は，待ち時間を減らすと同時に，外傷救急センターの不適切な利用によって生じる NHS 予算の乱用を可能な限り制限することである。

　表 11-1 は，双方の優先項目は潜在的には最終的に患者にとってよい結果をもたらすものであるが，重要なのはどちらもコストがゼロで得られるものではないこともまた示している。すなわち，双方の優先項目には好ましい影響とともに好ましくない影響もあるのだ。第 I 部で記したように，本質的に価値というものは，双方に緊張状態をもたらす傾向があ

るものである。この内在的な緊張状態が，BeachampとChildressの4原則の基本であり，これが生命倫理を診療現場に適応させていくうえで，「状況に応じた判断」が必要であると強調している部分である。この価値と価値の間の内在的な緊張状態は，個々の事例においてバランスのよい意思決定ができるよう支援するうえで，VBP（あるいはそれに類似するもの）に共通する基本的な必要事項となるものである。

　Matthew Cruickshank看護師が経験しているのは明らかに「価値と価値の間のせめぎ合い」である。彼の優先項目の尺度においては，外傷救急センターは，すべての対象患者が総合診療医の紹介なしに受診してくる際の，アクセス可能で質の高いケアの提供先となるべきである。しかし，彼自身，アクセスがしやすい，そして人間的なサービスの提供先をつくることに成功したことによる犠牲者でもある。つまり，その結果，外傷救急センターは，患者，そしてその多くが総合診療医の紹介状をもたずに直接来院する患者でしばしば一杯になってしまうことを意味していたのである。

　この意味において，Matthew Cruickshank看護師は待機時間を減らし，サービスの乱用を削減するために，病院管理者としての優先事項をこの時点でただ単に採用することもできるのである。しかし，病院の部門が全国あるいは地域の目標に到達し，その結果として予算を成功裏に獲得できるために参加しなければならない「ゲーム」は，Cruickshank看護師が持つ臨床家としての原則に真っ向から反するものであった。これらのゲームには，救急車での来院患者における，長くなっている待ち時間（これには共犯の意識を感じていた）や，監査期間中に新規採用される予定である外部スタッフのための管理部門の予算（拒否できないと感じていた予算）も含まれる。

人々が興じているゲーム

　仕事ができ技能の高い臨床家であると自認しているMatthew Cruickshank看護師が陥った落とし穴の特徴について，ここで明らかにしておこう。それは単に，限られた資源という現実と，オープンかつ当人中心のサービスを提供しようという彼の熱意との間でバランスをとらなければならない，ということではない。結局，これは彼の仕事の一部なのだ（Bevan and Hood, 2006）。また，Cruickshank看護師が陥った落とし穴は（単に）目標を達成するための必要事項でもないのだ。つまり，改めてここで確認するが，彼自身こそが目標設定の当事者であり，そして管理者として自分の部門を運営するうえで必要な予算を効果的に増額しようとするために，管理部門の目標達成が重要であることを認識していたのである。

　Matthew Cruickshank看護師が陥った落とし穴はこのような「ゲームへの参加」から生じていた。そもそも，これは彼自身の臨床的な価値だけでなく，誠意とフェアプレーに関する個人的な価値からみても，行き過ぎた妥協だったのである。そして次に（これが落とし穴の少し深い部分なのだが），運営している部門が予算を効果的に獲得しようとするならば，このようなゲームに参加する以外の選択肢はない，と彼が感じていたことである。問題の本質は，予算は目標を達成することを前提として全国に配分されている，というところにあり，そして国中のすべての部門がこのような類似のゲームにこぞって参加しているということを，Cruickshank看護師があまりによく知っていた，というだけのことである。それゆえに，同じルールでこのゲームに参加しなければ，他の部門にくらべ相対的に悪い成績をだしているようにみられてしまうのは避けられないことであった。この経済的悪化という救急外傷センターの新たな脅威と，この部門において97％の患者で待ち時間を4時間以下にするという指標を達成したという最近のすばらしい結果を今後も維持する必要性について，管理者を対象とした部門会議で強調されたのは，まさにこの事件が

あったその週だったのである。

「どの病院も離れ小島ではない」という Matthew Cruickshank 看護師の原則に従うことは，誰にとっても（少なくとも Cruickshank 看護師がしばしば診療している，きわめて恵まれない患者には）ほとんど利益がないものだっただろう。しかし，それと同じように，この目標達成のゲームに参加する必要性は，多くの人にとって腑に落ちないものだった。

高まる圧力

コントロールできない力によってひどくイラついたり，妥協したりさせられていると感じ，疲れ果てた彼の背後にあるこの事態をみてみることで，Matthew Cruickshank 看護師が Fatima Mahmood 氏にとった反応を理解することができる。少なくともこの時点では，Cruickshank 看護師にとってこの事態は，救急部門サービスの明確な乱用の事例のようにみえていた。

Fatima Mahmood 氏がこのように腹痛を訴え外傷救急センターにやってきたのは過去1年で10回にも及んでいた。これまでも搬送のたびに，同じ時間とお金のかかるよくわからない通訳の利用と，その都度の産婦人科や外科への紹介などに対し，同じように耐えてきたのだ。しかしいつも結果は同じで，何も問題は見つからなかった。そしてそのたびごとに，彼女の4人の子どものうち誰かを伴う数えきれない受診が発生した。さらに悪いことに，Mahmood 氏の診療は常に負荷が大きかった。彼女は英語が話せないため，特に「事務方」に対して不満を抱いていた。また，さまざまな通訳を介した彼女の答えはほとんど意味をなさず，受診のたびに内容もその都度異なっていた。Mahmood 氏が総合診療医経由で来院していたらそこまで悪いことにはならなかっただろう。しかし，彼女は総合診療医登録[訳注2]をしていなかった。そして，複数回の警告にもかかわらず，総合診療医の登録は義務で，簡便な受診先として外傷救急センターや救急車を利用してはいけないというメッセージを受け取れなかったようであった。

さらに問題があった。この総合診療医登録にかかわる事態そのものが，Matthew Cruickshank 看護師が，Fatima Mahmood 氏が不法入国者であるという疑いを持つ理由になったのだ。彼はこれまで何度か類似の経験をしてきた。適切な資源（多くの場合は社会保障）の利用に対する（当時としては）説明のつかない抵抗の末，当該の人物が突然国外退去となる，という経験である。彼は Mahmood 氏の苦痛が本物かどうかを疑っていたわけではないのだが，しかし彼女が繰り返している紹介状なしでの直接受診は「故郷へ帰されない」ための（偽りの）医学的症例をつくりあげるために演じられているものである，と思うようになってきたのである。

さてここで，Matthew Cruickshank 看護師と病院管理者が完全に1つになる状況が出来上がった。その週はじめの同じ部門会議で，彼らは「外国人患者」の治療に関する新しいガイドラインを再確認したのである。そして，管理側として，無料診療の対象にならない人々を同定し，生じた診療費を確実に請求することの重要性が強調されたのだ[訳注3]。Cruickshank 看護師は純粋な救急患者についてはこのルールには従わないようにしようと考えていた。したがって誰も「彼」の病棟に入院する前に，救急車の中で保険証を作成する必要性に直面させられるようにはならないはずだった。しかし，Fatima Mahmood 氏については，もうたくさん，といった気分だった。

ダム決壊

これらの考えは，Fatima Mahmood 氏が泣き叫ぶ声を聞いた時点で，Matthew Cruickshank 看護師の心の中に，このようによく整理され，明確に言語化されていたわ

訳注2：英国では通常 NHS（National Health Service）の医療を受けるために，総合診療医への登録を必要とする。総合診療医は専門家や病院への診療を制限する方向のプレッシャーを帯びている。

訳注3：基本的には英国では救急患者も NHS の対象であれば無料である。

けではなかった．しかしそれは彼が仕事をするうえで常にさらされ続けてきた，積もり積もったプレッシャーの焦点とまったく同一のものであった．改めていうと，Cruickshank看護師が疲れ果てた状態でなかったなら，このような対応はしなかったはずである．あたかも，ダムが決壊したかのようだった．「正義は彼のもとに」あり，臨床的でかつ管理的な立場にたって，サービスの乱用に間違いなくみえるこの事例をきっぱりと処理する機会に最終的に飛びついた．

　診察室からでていき，救急部門を後にしながら，彼は「境界線を引く」一例をどのように提示するか，心の中でリハーサルを行った．今回はFatima Mahmood氏に迎合など絶対にしない．彼は彼女を落ち着かせるために隣の部屋にとどめ，次の勤務帯のスタッフがやってきて対処するまでの30分間ほどそのままにしておく．その頃には多少事態は収束しているだろう．結局，こうするのが1番よかったんだろう，と彼は考えた．彼女の最善利益は，この心気的な行動サイクルを強化することによっては決して得られない．彼はその日の夜間帯に，これらのことを真面目に対応してくれる若手医師がいることを知っていた．その医師はそのうち彼女を手短にチェックしてくれるはずだろう．

Fatima Mahmood 氏

　Fatima Mahmood氏はあまりに長い間恐怖とともに生きてきた．ここ何カ月かの間，彼女は繰り返し下腹部痛を経験していたが，今回のエピソードは今までで1番ひどいものだった．何か本当にひどいものがこのような痛みを生じさせているに違いないと確信した．治療を求めなければ死んでしまうかもしれない，そしてそうなったら，誰が子どもたちの面倒をみてくれるのだろうか，と心配していた．

Fatima Mahmood 氏のストーリー

　もしかすると，このようにまで考えるのはあまりに神経症的にすぎる，と思うかもしれない．しかし，Fatima Mahmood氏が実際このような恐れをいだくのもいたしかたないのだ．彼女と4人の子どもは，民族紛争で出身地の町が敵対部隊に占拠され，彼女の夫は家族の目の前で殺害された．そして彼女はその4年後に英国に逃れてきたのだった．敵対部隊がその直後に彼女に何をしたのか，彼女はこれまで医師に一度も話したことがなかった（彼女は繰り返しレイプされたのだった）．しかし，そのことがそれ以来続く痛みと何らかの関連があるのではないかと考えていた．

　いくつかの点で，だんだんと彼女の周囲の事態は好転し始めていた．家族全員が，その年のはじめに（Matthew Cruickshank看護師の合理的な推測に反して）正式に難民認定を受けた．そして，子どもたちは学校に通い，そこで今はよい成績をおさめていた．しかし，たとえその他の心配事が減っていったとしても，Fatima Mahmood氏は自分の健康上の問題と死の恐怖で頭がいっぱいになっていった．彼女は親戚や多くの友人たちが近隣に住むような，関係が密な小さな田舎のコミュニティの出身だった．ここ英国ではそのような支援はほとんど得られない．孤独で，心細いと感じ，しだいに長い時間，悲しみの涙であけくれるようになっていった．

　Fatima Mahmood氏の状況は，英国の保健システムの運営方法が，彼女には理解しにくかったことでさらに複雑になった．彼女は大きな近代的病院であるブラックストーン外傷救急センターは，自分にとって最も安全な場所だと直観的に感じていた．しかし彼女の恐怖は，今やそのスタッフたちでさえ自分を助けてくれないようにみえたことでますます悪化した．さらに悪いことに，どういう症状があるのかの説明に苦労しているうちに病院

スタッフの不満はますます大きくなっていった。そして次回は診療を完全に拒絶されるのではないかという恐怖が彼女の中でふくらんでいったのだった(Olsson and Hansagi 2001)。

通訳において見失われたもの

> **振り返りのポイント**
> 　読み進めていく前に，医療における言語の障壁を通じて取り組まなければならない問題について少し振り返ってみよう。
> 　本職の医療通訳であれ，家族が通訳代わりをつとめるのであれ，医療現場では通訳が利用されることがある。しかし，通訳を介した診療には長所も短所もある。
> 　Fatima Mahmood氏に関する通訳の利用について考えてみよう。そして，あなた自身が通訳と一緒に仕事をした個人的な経験をあてはめてみよう。そして，臨床家として，そして同時にこの患者として，この問題を検証してみよう。

　医療の文脈における文化間の翻訳問題に関するエビデンスは，数多くの学術分野から蓄積しつつある。そして，それらエビデンスはMatthew Cruickshank看護師とFatima Mahmood氏がここで経験したことが，決して珍しいエピソードではない，ということを示している。Cruickshank看護師は，言語の障壁に取り組んでいかなければいけないということに関して，同じ立場にある他の多くの人々と同様，非常に不満に思っていた(Haffner 1992)。また彼は，最善の診療を行うためには，異なる疾患の説明モデルと翻訳におけるその他の文化的側面についても調整すべく働いている本職の通訳の利用が必要になる，ということについても十分に認識していた(Bhui and Bhugra, 2004)。しかし，そこには実質上，何の法律条項もなく，最大限の努力をもってしても地域のボランティア団体の中で信頼できる人的資源を見つけることができなかった(Thomas et al., 2009)。そのうえ，通訳が来るのを待つことは彼にとって貴重な時間の浪費であるようにも思えていた。かつてCruickshank看護師は，さまざまな困難を乗り越えて本職の通訳をようやく探しだしたあげく，患者にその利用を拒絶された経験があった。そして，そのような患者の1人がMahmood氏だったのである。
　そしてさらにこの事例ではジェンダーの問題も介在していた。Fatima Mahmood氏がMatthew Cruickshank看護師に心を開く気になれないのは，彼が男性である，という事実であることにCruickshank看護師は気づいていた。しかし，男性看護師として，そのようなキャリアを選択することで当然生じるこのような問題に対して，彼はこれまで何度も対峙しており，そして逆に患者がこのことに関して男性看護師や女性医師への先入観を今後持たせないようにすることが大事なことであるとすら感じていた。
　Fatima Mahmood氏の考えからすれば，彼女はブラックストーン外傷救急センターに来るたびに経験する問題の一部が，自分が英語を話せないことに由来するということは十分にわかっていた。しかし，自分のせいで起こる失敗を経験することは，ただ単に彼女のやる気をさらに失わせることに役立っていただけであった。事実，彼女は地元の大学では英語の成績は優秀だった。しかし，具合が悪くおびえた状態となっていて，さらに病院の圧倒される環境の中に身をおいているときには，せっかく身につけたそのような語学のスキルは簡単にどこかにいってしまうのだ。そのうえ，イスラム教徒の女性として，彼女は男性のスタッフ(スタッフは常に男性であるように思えた)に対して，話をすることは厳に慎まなければならないと感じていた。そして，結果として自分の症状のいくつかについて，

誰かに話そうと試みることさえもできなかった。その結果，ときどき別の受診理由を作り出して来院したし，そしてそのことが事態をさらに複雑にしていたことも彼女にはわかっていたのだった。

もちろん，病院側が通訳を用意したこともこれまでにはあった。しかし，その都度彼女はそこで起こっていることを責められているかのようにおびえ，そして話すこともできなくなってしまうのだった。彼女のために用意された前回の通訳の男性は，その名前と訛りからその人が，自分に暴力を振るい，国を捨て亡命を求める結果に追いこんだ敵対する民族グループの出身であるとすぐにわかった。彼女の息子のAliは英語を十分にしゃべることができ，そして今では日常の状況であれば何の問題もなく通訳をすることができた。しかし，彼女にとっては，自分の身の上にかつて起こったことについて，息子を通じてオープンに話すことなどができるはずがなかったのである。

災難は避けられた

臨床における災難が起きるうえで必要な要素はすべてここに提示された。サービスの甚だしい乱用だと思いひどく腹を立て，部門内を駆けまわり，疲れ果てたMatthew Cruickshank看護師，そして今や耐えられない苦痛の中にいて，救いを求める最後の望みさえも消えつつあることにおびえ，しだいにヒステリックになっていくFatima Mahmood氏。

この事態の中，Matthew Cruickshank看護師とMahmood氏はともに，しっかりとした正しい診療プロセスに救われたのだった。しかしもしもMahmood氏の息子，Aliがいなかったら災難は避けることすらできなかったもしれなかった。

Ali Mahmood

Ali Mahmoodは強かった。やせぎすの11歳の少年である彼は，自分にとっての新しい国で成長を始めるうちに，しだいにこの家族における男性の頭首，長兄としての役割について真剣に考えるようになっていた。今や彼は4年前に自分たちに起こったことを思い出すこともほとんどなくなっていた。そして，自宅での諸問題にもかかわらず，学校の成績は上々だった。彼はまた自分の文化によって助けられてもいた。彼にとっては自分が「家長」としての役割を引き受けることは自然なことだった。そして，それは彼にとって自分の新しい状況の意味を理解し，過去と決別して前へと進むための明確な環境を与えていた。信仰も新たな人生の安定と生きる目的を与えていた。彼の父は日々の祈りの習慣を彼に教えており，現地のイマーム（イスラムの宗教指導者）は彼のコーランの知識に感銘を受け，勉学を奨励していたのだった。

しっかりした臨床処置

母親が夕食の準備中に急に座りこんでしまったとき，母親の抵抗に背いて救急車を呼んだのはAliの年齢以上の成熟に負うところが大きかった。救急隊員たちは，現地到着時に，Aliの落ち着いたたたずまいに驚いていた（のちにその中の1人は，彼が「威厳に満ちていた」とも表現した）。救急隊員たちはすぐに，Aliが正しいことをしたとわかった。Fatima Mahmood氏はその時点で，発汗，起立不能，そして弱く速い脈拍といった，明らかに重篤な状態に陥っていた。救急隊はAliの通訳により，例えこれまでの経験と診療拒絶に対する恐怖があったとしても，病院に行くことが，本当に，それも今すぐに必要であると，なんとかMahmood氏を説得できた。（同じ背景を持つ）近所の住民がMahmood氏の娘たちの面倒をみることを申し出たのちに，ようやく彼女は病院にいくことに同意した。

Aliは救急車で彼女たちも来るように主張した。

Matthew Cruickshank看護師は診察室をでるのが遅れていた。そして他の患者からの呼びだしのため，ストレッチャーを追いかけて遅れて診察室に入ってきた。彼がその現場に到着するまでに，救急入院を迅速に処理するために必要な臨床的対応はすでに全開で進められていた。Mahmood氏は専門職に引き継がれ，そしてショック状態の患者に必要な蘇生処置がすでに始められていた。Cruickshank看護師は，整然と進む活動の環のふちで，少しためらった。そして，きびすを返すと，彼は静かにその場を立ち去ったのだった。

診　断

その夜遅く，Matthew Cruickshank看護師は婦人科病棟に電話をかけ，Fatima Mahmood氏の具合はどうかとたずねた。彼女は大丈夫だった。しかし，破裂した卵巣嚢胞に加え，広範囲にわたる会陰の瘢痕形成と会陰瘻孔があることがわかった。それは，おそらく英国に来る前に彼女を苦しめた数々の暴力とそれに引き続いて生じた感染によって生じたものであった。

先へ進む

Matthew Cruickshank看護師は，誰しもが臨床家として立ちうる場所にいた。危ういところでひどい誤診を避けることができた幸運に感謝し，そして患者からまた1つ大切な教えを受けたことに感謝する，という場所である。

Fatima Mahmood氏に関するトラブルはこれで終わりというわけではない。しかし何か「本当に悪いこと」があると病院のスタッフが見つけた事実によって，Mahmood氏は自分自身をふたたび信じていくように導かれた。「神経症的」とカルテに書き殴られるよりは，重篤な身体疾患のほうがまだましである。退院前に，1人のイマーム（Aliが事情を話しておいた）が見舞いに来て，自分たちのモスクに結成された新しい婦人グループに入ることをすすめてくれた。彼女の自信はこのようにして回復し，社会的ネットワークが再構築され，彼女は，過去から決別し，彼女自身と家族の新しい生活に向けて最終的に歩みだす道の第一歩を踏みだしたのだった。

まとめ

本章は，医療において価値（この場合は特に倫理的価値）が強く働いているときに，エビデンスから注意を反らされてしまう危険性について述べた訓話を提供している。NHS予算の明らかに不適切な利用によって生じた，外傷救急センターの主任看護師であるMatthew Cruickshank看護師の強い（非特異的としても）倫理観の発動が，説明不能な腹痛の事例に対して純粋に緊急事態にある患者を見逃すリスクへと彼をさらしたのだ。

臨床的には，本章のメッセージは前章のメッセージを補足するものである。
- VBPにおける二本の足の原則を適用した第10章では，価値を犠牲にしてエビデンスに焦点をあてることの危険性について述べた。したがってそこでのメッセージは「エビデンスと同時に価値も考えよ！」であった。
- VBPにおける軋む車輪の原則を適用した本章では，臨床上でエビデンスを犠牲にして価値に焦点をあてることの，同様でかつ逆向きの危険性について述べた。したがって，ここでの対抗的なメッセージは「価値と同時にエビデンスも考えよ！」である。

双方を合わせて考えると，これらの2つの原則は医療におけるすべての分野で価値とエビデンスとの間のポジティブな相互作用を保つことの重要性を反映している。これは異

文化医療では自明のことである。Matthew Cruickshank 看護師と Fatima Mahmood 氏の話は，英国の精神科医でありかつ異文化医療(cultural medicine)のエキスパートである Kamaldeep Bhui がかつて(個人的な会話において)「初期設定での価値は自動的な行動と見逃しを引き起こす」と述べたように，思い込みや固定概念に依存するよりも，むしろエビデンスを注視することの根本的な重要性を示している。

　価値とエビデンスの相互作用の重要性を認識することによって，異文化医療(intercultural medicine)はその他の医療分野よりも，価値に基づくアプローチとエビデンスに基づくアプローチの両者を束ねることにおいて先進的である。Bhui らは，実際に異文化場面における診察を支援する実践的なツールを開発しており，それらのツールはさらに広い分野に応用できるものであると，われわれも心から思っている(本章の「参照ウェブサイト」を参照)。次章では，価値とエビデンスの間の相互作用は，高度先進医療の処置によって提供されるまったく異なる問題点と関連させても，決して重要性を損なわないものである，ということが明らかになるであろう。

(松村真司)

参考文献

Bevan, G. and Hood, C. (2006). Have targets improved performance in the English NHS? *British Medical Journal* 332, 419–21.

Bhui, K.S. and Bhugra, D. (2004). Communication with patients from other cultures: the place of explanatory models. *Advances in Psychiatric Treatment* 10, 474–8.

Haffner, L. (1992). Translation is not enough: interpreting in a medical setting. *Western Journal of Medicine* 157, 255–9.

National Institute for Mental Health in England (NIMHE) and the Care Services Improvement Partnership (2008). *3 Keys to a Shared Approach in Mental Health Assessment*. London: Department of Health.

Olsson, M. and Hansagi, H. (2001). Repeated use of the emergency department: a qualitative study of the patient's perspective. *Journal of Emergency Medicine* 18, 430–4.

Thomas, P., Shah, A. and Thornton, T. (2009). Language, games and the role of interpreters in psychiatric diagnosis: a Wittgensteinian thought experiment. *Medical Humanities* 35, 13–18.

参照ウェブサイト

- 異文化医療に関するより広い情報を提供してくれるウェブサイト：国際保健教育と難民・亡命希望者の健康情報→ www.medact.org.uk
多文化の保健・医療を求める難民・亡命者の英国における情報 "HARPWEB" → www.harpweb.org.uk
- Kamaldeep Bhui らによって開発された異文化場面における診察を支援するための教材(本文参照)は www.culturalconsultation.orf-if で入手可能。
- 通訳や異文化医療に関する類似の困難を助ける場面におけるイマームや他の現地指導者，ボランティア団体によって果たされる多くの重要な役割の実践例は，保健省(Department of Health)のメンタル・ヘルスにおけるアセスメントのための3つの鍵(3 Keys to Assessment in Mental Health)イングランド国立精神保健研究所(National Institute for Mental Health in England：NIMHE)で入手可能である。また，ケアサービス改善パートナーシップ(The Care Service Improvement Partnership, 2008)は，本書シリーズに関するウェブサイトから PDF ファイルでダウンロード可能。

■ VBPの全体図　要素「科学主導の原則」

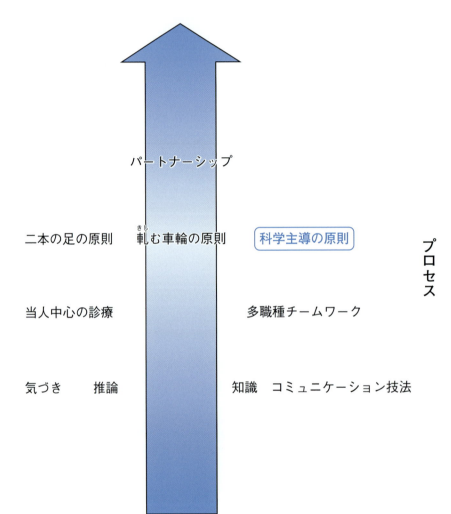

12 選択的生殖医療：高度先進医療を考え，エビデンスと価値の両方を考えよ！

VBPの要素その9：科学主導の原則

> **本章の主な内容**
>
> 科学主導の原則，すなわちEBMと同様に，VBPでも医学と医療技術の進歩は新たなニーズを喚起するということを，不妊治療を模索する夫婦の経験を通じて描写していく。
>
> 他には，以下の事項が含まれる。
> - 患者が経験する不妊治療
> - 臨床家が経験する不妊治療
> - NICEガイドライン
> - スピリチュアル・ディレクション^{訳注1}
> - 拡大多職種チームの重要性

> **実践のためのメッセージ**
>
> 体外受精（IVF^{訳注2}）のような高度先進医療の領域では，「価値とエビデンス」のバランスがとれたアプローチ方法がとりわけ重要となる。すなわち，「高度先進医療を考え，エビデンスと価値の両方を考えよ！」

　臓器移植，義肢義足，レーザー手術，試験管受精。これらは，ここ数十年間の医学と医療技術の未曽有の発達により増え続ける，日常診療で利用可能となった一連のハイテク技術のほんの一部にすぎない。これらの進歩の歩調が緩む気配はない。例えば遺伝子治療は，20年以上前に次世代の一大技術革新として紹介され，まさに実用化され始めた技術であるが，今なお猛烈な勢いで進歩し続けている。

高度先進医療の2つの課題

　高度先進医療の進歩は，確実に患者への多大な恩恵をもたらす。しかしその進歩は同時に，科学的にも倫理的にも多くの課題を臨床家にもたらす。医学的には最新のエビデンスについていくことの困難さがある。これについては，EBMガイドラインが有益な情報源となる。施設ごとのものであれ全国的なものであれ，ガイドラインとして合意された制限は，少なくとも共通の選択肢の範囲を設定している。

　しかしさらに厄介なのは倫理的な側面であり，われわれの人間として根源的な道徳的信条に対して高度先進医療がつきつける課題である。哲学者であり倫理学者でもあるBaroness Warnockは，米国の医療倫理学者であるLeon Kassの言葉を引用し，これを「嫌悪感因

訳注1：通常宗教的背景を持つ指導者が，困っている人たちのスピリチュアルな側面に触れるようなやりとりをしつつ，その人たちの成長を支援するようなセッション。

訳注2：*in vitro* fertilization

子(yuk factor)」と呼んだ(Jasanoff, 2005)。「嫌悪感因子」が時間とともに軽減していくことは事実である。1978年に英国での最初の試験管ベビーである Louise Brown について Robert Edwards と Patrick Steptoe が発表したり，さらにさかのぼって，1967年にケープタウンの Groote Schuur 病院で最初の心臓移植の成功を Christian Barnard が発表したときの道徳上の大混乱を思い出すことは，今となっては難しい。

倫理から価値へ

これら2つの進歩は，もちろん，患者への恩恵に関しては賞賛をもって迎えられた(Robert Edwards は最終的に2010年のノーベル生理学医学賞を受賞した)。そこで葛藤が生じる。高度先進医療の進歩は，そのままわれわれを科学の恩恵と道徳上の要求が対立する領域へとつれていく。

これについての対応方法の1つは規制である。Baroness Warnock は，政府調査委員会の議長であったときに，彼女は「嫌悪感因子」について言及しており，それは，最終的に英国ヒト受精・胚機構(Human Fertilisation and Embryology Authority：HFEA)訳注3 の設立に結び付いた。しかし第I部でみたように，規制だけでは，臨床でそれぞれの患者と臨床家が直面する多様な状況をカバーすることは決してできない。そして，いったん科学と道徳の対立が臨床の場に持ち込まれると，患者が最終的に激しい葛藤にさらされることになる。ともかくも，それが Hilary と Bob の Swann 夫妻が経験したものだったのである。

臨床事例

Swann 夫妻は，ぎごちなく手をつなぎ，不安そうな面持ちで地元の地方病院の不妊外来に座っていた。それまで担当していた Barry Winterbottom 医師は不在で，彼の研修医である Kathy Millar 医師が担当とされていた。夫妻はそのことについて複雑な思いであった。「自分たち自身の不妊問題」について対処するだけで十分困難なことなのに，さらに初対面の人と会わなければならないのだ。2人は昨晩，私設診療所の受診，あるいは治療を諦めることまでも話しあっていた。しかし夫婦はすでに病院におり，少なくとも Millar 医師の話を聞こうとしていた。

登場人物が変われば物語も変わる

本章ではこれまでの手順を変えて，登場人物である Hilary と Bob の Swann 夫妻，夫妻の友人や家族，そして担当医についての背景をさらに説明する前に，振り返りのポイントに進もう。

ここでの振り返りのポイントは，VBP は，人それぞれの個別の価値から始まることを確認しておくことである。ここで，第2章で記した David Sackett らによる EBM の定義が，最善の研究エビデンスを患者それぞれの個別の価値と統合することであったことを思い出してもらいたい〔Sackett et al.(2000)が述べた，患者らの「……個別の選好，心配そして期待……」〕。本章のメッセージは，(これも Sackett が述べたように)われわれの意思決定が「患者に役立つ」ものであるためには，高度先進医療ではとりわけ，エビデンスと価値との統合が重要となる，ということである。

さて，続いての振り返りでは，あなた自身による背景となる物語，つまり，あなた自身のオリジナルの個性的な「Hilary と Bob」や，医療専門職，そしてその他の関係する人たちを描写してみてほしい。登場人物各自の簡単なプロフィールを書きだしてもいいかもしれない。そうすれば，本章の以降の部分でその人たちがどのような展開にいたったかについて想像する際に，プロフィールを振り返って参照できるだろう。

訳注3：英国で1990年に生殖補助医療およびヒト胚研究等，体外におけるヒト胚の作成，取扱いおよび関連する行為を規制する法律として「ヒト受精および胚研究法(Human Fertilisation and Embryology Act 1990)」を制定した。HFEA は同法に基づく規制機関。

第 12 章　選択的生殖医療：高度先進医療を考え，エビデンスと価値の両方を考えよ！

> **振り返りのポイント**
> 　読み進める前に，Millar 医師のカウンセリングを待つ間，Hilary と Bob の感情の裏側に何が隠されていたのかを想像してほしい。つまり，登場した人物たちと，その人たちが経験してきたことについてできれば具体的に考えてほしい（例：登場人物の年齢など）。自由に想像してほしいが，自分自身の経歴や経験（個人的なものでも専門職としてのものでもよい）と，不妊治療についてあなたが知る限りの，患者や臨床家としての経験をもとに，しかし「絵空事にならないよう」考えてほしい。

　これから先のセクションでは，われわれが実際に経験した Hilary と Bob の Swann 夫妻，そして脇役である友人や医療専門職に導かれながら，2 人が不妊治療の初期段階をたどる過程での経験について紹介する。のちにみていくが，地元の NHS の不妊外来で，担当している専門医である Barry Winterbottom 医師と彼の研修医である Kathy Millar 医師がそれぞれ象徴する，明らかに対立する科学と倫理の原則に，夫婦は一時的に引き裂かれそうになる。

　この事例の Hilary と Bob のストーリーは，2 人が実際の IVF 治療を開始する前までで終わり，（とりあえずの）ハッピーエンドとなる。他の多くの人たち〔この 2 人のストーリーは HFEA のウェブサイト（章末を参照）で確認してほしい〕も最終的にはどうすればよいかの意思決定にたどりつき，その絆は実際に強いものとなっている（Wilkes *et al*., 2009）。しかしここで重要なのは，のちにわかるように，科学主導の原則と矛盾せず，エビデンスと価値が対等でバランスよく完全に統合され，おのおのの役割を果たすようなアプローチである。本章の最後のセクションでは，高度先進医療の領域では，なぜ何よりも「エビデンス＋価値」のアプローチが重要なのかを，実際にそれが不可欠であった Swann 夫妻のストーリーを通して考察する。

質の悪い精子

Hilary と Bob

　Hilary と Bob の Swann 夫妻は 2 人とも 30 代半ばであった。一緒に暮らして 5 年，結婚してから 3 年になる。Hilary は小学校の教師で，Bob は地方自治体に勤務する IT 技術者であった。避妊をやめた 2 年半前には，すぐに子どもができると思っていた。2 人は地元の教会にも熱心に通い，自分たちの子どもを持ち家庭を築くことは生活や結婚の目的として不可欠であると信じていた。信徒の集会は若い家族であふれていた。Hilary は日曜学校をもう何年も主催しており，自分の子どもたちをそこにつれていくことを，時折待ち遠しく思ったりもした。

　当初，2 人は妊娠しないことをストレスのせいにした。2 人とも忙しく働いていたので，しばらく「様子をみる」ことにした。しかし，Hilary はずっと妊娠できないままだったため，夫婦は総合診療医である Chandra 医師をたずねることに決めた。

Chandra 医師

　Chandra 医師は理解があるようにみえたが，彼の机には 4 人の子どもたちの笑顔の写真が飾られており，彼自身には不妊の経験はないことを物語っていた。不妊は一般的な問題であり多くのカップルは援助を求めに来ることさえない，と彼は 2 人に語った。彼は手始めの検査をいくつか指示し，再診を予定した。

　検査は診療所の看護師がとりしきり，すぐさま実行に移された。Bob は，前に夫婦で

209

読んだ不妊治療の本を通して，自分の精子のサンプルを提出しなければならないことを知っていた。しかしそれでも，その一連のプロセスは驚くほどストレスが多いものであった。彼は，同じ状況におかれた他の多くの男性が感じたように，自分の男性性が試されているように感じ（Carmeli and Birenbaum-Carmeli, 1994），次の外来で Chandra 医師から，提出された検体の「精子の質が悪い」と伝えられたとき，それがまるで自身の人格の欠陥でもあるかのように，とても打ちのめされた。

> **振り返りのポイント**
>
> ここは Hilary と Bob の不妊治療初期段階の経験において，明らかに重要なポイントである。
> どのように 2 人は反応しただろうか？ そして，例えば総合診療医である Chandra 医師，そして家族や友人といった，2 人に影響を与える周囲の人々の反応はどのようなものだっただろうか？
> ここで提示した Swann 夫妻について考えたのち，あなた自身が本章はじめの振り返りのポイントで設定した登場人物ではどのような経過となったか（同様かそれとも異なっていたか）を想像してみてほしい。

ここでも，Chandra 医師は共感的であり，2 人に選択肢や次のステップについてゆっくり話し合う時間を与えた。彼は，子どもを諦めるべき要因は何も見つからなかったという朗報を強調した。自然経過で妊娠する可能性はあるが，地元の不妊診療所は順番待ちが長いため（その地域では 1～2 年），まずは紹介の手続きを進めることを提案した。その間に 2 人ができることは何かあるだろうか？ 深刻にならないようにと Chandra 医師はアドバイスし，ふつうの性交渉を続けること，排卵検出キットの使用は余計に不安になるだけなので避けることを伝えた。また，地元診療所が作成した不妊とその治療についてのパンフレットを手渡した。

友人と家族

1 年後，Swann 夫妻は不妊外来の Winterbottom 医師との 2 週間後の診察予約を受け取った。夫妻の気持ちは複雑だった。予約は 2 人が想像していたよりも早く取れ，待ち時間が過ぎ去ったことは喜ばしかった。しかしこの 1 年間，すべてのことに疑念を感じていた。2 人はこの約束を先延ばししたら，また順番待ちの最後尾になってしまうことを恐れたが，しかし同時に，この正念場を迎えるには，たった 2 週間前の通知は短すぎるようにも思えた。

Chandra 医師が夫妻に渡した不妊に関するパンフレットやその他の資料からたどりついたウェブサイトでの情報に目を通し始めたあたりから，2 人の不安は生じてきた（教師と IT 技術者である 2 人は，インターネット情報源を使いこなしていた）。NICE ガイドラインなどの公的な情報源（患者向け追加資料を含む）と，HFEA ホームページ（多くの患者のストーリーを含む）は情報にあふれていた。しかしそれらの情報からは，一連の治療過程は信じられないくらい困難なもののように思われた。緊張下におかれる人間関係，ジェットコースターのように浮き沈みする感情，薬物による多くの副作用，そして恐ろしげな治療手技（「卵巣穿刺」とはいったい何なのか？）。私設の診療所は何百万円もかかるという情報も知った。

現実を理解し始めると，逆に自然な妊娠へのプレッシャーが増すこととなった。Chandra 医師の忠告にもかかわらず，夫妻は薬局で排卵検出キットを購入した。しかしそれはセッ

クスをまるで科学的な作業のような，お互いにまったく楽しめないものにしてしまった。性的な満足感を失ってしまった自覚は，Hilary が妊娠するチャンスをさらに減少させることにつながり，それが夫妻の不安をいっそう煽った。

　友人や家族は，この状況ではまったく助けにならなかった。どちらかというと内気な2人は，妊娠の困難さと不妊治療を受けるプランについて，誰にも話さないことに決めていた。しかし，Hilary の3人の姉妹は皆，自分たちの子育てに忙しく，また彼女の姉妹や友人が1人また1人と妊娠を公表するたびに，Hilary はだんだんと，純粋に喜べなくなってきていることに気づいた。双方の両親とも，孫の数が増えることを楽しみにしており，2人がいつ子どもを持つつもりなのか，遠回しに探りを入れ始めた。Hilary の母親は，彼女に何度も「母さんはあなたのお父さんを見つめただけで妊娠しちゃったのよ」と語った。Bob はサッカー仲間から，「空打ち（男性不妊の隠語）」とからかわれたりした。質の悪い精子のことをずっと気に病んでいたため，彼は大いに動揺し，その場で真実を告白することはできなかった。

疑念と葛藤

　夫妻の疑念は，数日前，Hilary の職場の同僚が職員室で，率直かつ悪びれずに自分の人工妊娠中絶について，キャリア上「まずいタイミング」だった，と語り始めたときに怒りの頂点に達した。Swann 夫妻は原理主義的なキリスト教徒ではなかった。しかし不妊と知る以前から，夫妻はどちらかといえば中絶反対派であり，子どもの命を終わらせることに対するそのような無頓着な態度（2人の目にはそう映った）には新たな衝撃を受けた。勤勉で思いやりのある教師として尊敬していた相手の発言であったので，Hilary にはなおさら受け入れがたかった。そしてその夜，日中の出来事が話題に出たとき，彼らは IVF に不可避である予備胚との間に，嫌な関連を見いだしてしまった[訳注4]。

　夫妻はもちろん，すでに IVF のこのような側面をよく知っていた。しかし Hilary の同僚の中絶についての話で，なぜかそのことを実感したのだった。実際には，夫妻の状況はそれとは異なっていた。Hilary の同僚は，自身のキャリアのために子どもを犠牲にした。予備胚（皮肉だが「予備」という語は2人には意味をなさなかった）は，子どもに命を与えるための犠牲である。しかし教会を通じての友人の中には，着床しなかったために胎児を「殺す」ことは，道徳的に中絶と違わないと信じている人たちもいた。このことが，自分たちの問題を牧師や，集会で他のメンバーに打ち明けずにいた理由の1つだったことに2人は気がついた。

　以前に話し合ったことはなかったが，集会で自分たちのプランを他人に語ることが憚られたのは，2人ともずっと不安を感じてきたからだ，ということに思い至ったのだ。実際には，この教会の信徒たちは，常に公平で中立的なやり方でサポートすることを主義としており，事実そうやってお互いや周囲の地域を援助してきた（メンバーが「シングルマザー」をどんなに熱心に援助したかに目を向けてみるといい）。メンバー内にも意見の違いはあるが，誰も（特に Benedict Brown 牧師は）道徳的に高潔であることを主張しようとしたりはしなかった。そしてそれは，この夫妻がとりわけこの教会にひかれた理由の1つであった。つまり，「問題」は自身の葛藤だということを，いまや2人は自覚したのだ。これは神の与えた試練なのだろうか？　はたしてこれでよいのだろうか？　2人は子どもがとても欲しかった。しかしそれは本当に必死でキャリアを望むことよりもよいことなのだろうか？　誰がそれを判断できるのだろう？　そしてふたたび「判断」という言葉が現れる。

訳注4：最も一般的である IVF-ET（IVF and Embryo Transfer）ならば，複数の卵子を卵巣から採取し，受精させた後に受精卵（胚）を子宮内に移植する。移植する胚は HFEA 基準では年齢に応じて1〜3個，日本産婦人科医学会の取り決めでは原則として1個である。その際余剰胚は予備胚として凍結保存されることが少なくない。

Barry Winterbottom 医師

2週間後に会ったWinterbottom医師の，プロフェッショナルかつ実務的な物腰に，2人ともまずは安心した。EdwardsとSteptoeがLouise Brownの誕生を宣言したとき，Winterbottom医師はロンドンの教育病院の医学生であり，そのまま彼はまだ黎明期であったIVFの研究の道に進んだ。そして現在でも産婦人科の専門医兼指導医として，さらに臨床研究者としても現役を続けており，依然として急速に進歩し続けているこの分野での科学的発展の最先端にあり続けていた。彼の技術的な内容に関する正確な把握力と，IVFについてのさらに高度な内容の説明で，Swann夫妻はすぐに，彼ならば安心だという確信を得た。

Barry Winterbottom医師の研究への熱意と貢献にも感銘を受けた。夫妻はすでに（HFEAのウェブサイトから）その病院では待ち時間も成功率も，常に国内平均よりも高い水準を保っていることを知っていた。彼こそが適任だと，2人は感じた。

しかし結局，夫妻はどうするか決めないまま面談を終えた。Barry Winterbottom医師の技術的な面については確信がもてたが，夫妻の疑念や心配については，彼からの励ましはあまり得られなかった。着床目的で最大3つの胚までしか移植しないのに，なぜいくつもの胚を作成する必要があるのかという，「予備胚」について次第に強くなっていく疑問への答えを2人が求めたとき，彼は困惑しているようにみえ，またおそらく少しイラついているようにさえみえた。

「実は」，とBarry Winterbottom医師は，夫妻の不安を技術的な情報についてのリクエストととらえて答えた。「この病院では単一胚による移植をめざしています」。そして，多胎妊娠の感情面と費用面でのコスト，医学的なリスク（彼は卵巣過剰刺激症候群[訳注5]の共同研究にかかわっていた），そしてその領域の研究者間では，複数胚移植は妊娠成功率に大きく貢献しないことを確信しつつあることを，最新のエビデンスを用いて詳細に説明し始めた。「結局のところ」と，話は脇道にそれた。「自然妊娠の過半数が自然流産しているのです」と彼は会話を切りあげた。

振り返りのポイント

ここは，Swann夫妻の物語の次なるキーポイントであり，ここでSwann夫妻の反応とあなた自身が設定した（本章はじめの振り返りのポイントにおける）登場人物の反応と比較をしてほしい。

Barry Winterbottom医師はBobとHilaryが持ち出そうとした問題をうまくはぐらかした。これは意識的なプロセスではなかった。しかし単一胚移植のミニレクチャーの最後に，彼が自然流産のことを持ち出したことは，単なる履き違えというより，彼が無意識に2人の懸念を回避したことを示唆している。

この夫妻（もしくはあなたの頭に浮かんでいる登場人物）は明らかな言い逃れに対してどのように反応するだろうか？

緊張下の関係

Swann夫妻はBarry Winterbottom医師との診察の後で仕事に戻ったが，その晩に彼の発言について振り返る時間があった。彼の熱心な単一胚移植についてのレクチャーには2人とも感銘を受けなかった。もちろん彼は専門職であるし，2人はその方法の潜在的な利点について，それほどの強弁ではないものの，似たような考えをインターネットでみかけたことがあった。しかし単一の胚だけを移植しても妊娠の成功率はあまり違わないとい

訳注5：排卵誘発剤の利用が主原因とされる。胚を1回に複数個移植すると排卵誘発剤の利用も増えるという論理。

う医師の主張は，2人からみる限り，予備胚についての懸念とは噛み合わなかった。

　この不一致は，Winterbottom 医師について非常に好意的であった第一印象をいくらか損ねた。しかしここで，どうするべきかの意見が夫婦間で乖離し始めた。IVFは果たして正しい選択かという懸念をその時点まで2人は共有していた。Winterbottom 医師が単一胚移植について語った内容は，実際は夫妻の懸念に対して適切な回答であったが，そのことが，しだいに Hilary と Bob を互いに大きく異なる方向へと向かわせた。

- Hilary は「やってみよう」と決心した。Barry Winterbottom 医師の発言（そして彼が熱心に語ったこと）への彼女の最初の反応は，治療（単一胚移植）へと「誘導される」という感覚であり，それは（Winterbottom 医師の保証が信じられるとすれば）恐らく大きな違いではないが，彼女の妊娠が成功するチャンスを減らすものであった。しかし彼女は30代半ばであり（彼らは予約面談の待機期間にさらなる1年を失っていた），NHSが認めているのは3サイクルのみであったため^{訳注6}，彼女は少しの機会も無駄にすることはできなかった。そしてこの状況で誰もが考えるように，にわかに（危険はともかくも）2人以上の子どもを授かるチャンスはボーナスのように思えてきたのであった。そして彼女はふと，自分がそのような方向で考えていることに気づき，道徳的な葛藤や，医学的なリスクはさておき，安心感を得たのであった。彼女はそれほどに子どもが欲しかった。必要とあれば，貯金をはたいてでも私設診療所に行っただろう。
- それとは対照的に，Bob は治療から撤退するべきだと考えた。質の悪い精子という結果にまだ影響され，彼も好むと好まざるによらず，最終的には成功率がいくぶん低い治療（Barry Winterbottom 医師による単一胚移植）を受けることになりそうだった。
- やる価値があるのか？　多胎妊娠による Hilary の健康へのリスクは，彼にとって現実的なものに感じられた。しかし単一胚移植は，挙児のための治療としてはたぶん成功しないことを意味し（今では，彼には一層そう思えた），夫妻は最終的に「予備胚」についての責任だけを負うことになる。

　Swann 夫妻はこの時点では実際に言い争っていたわけではない。しかしはじめての深刻な不一致は，今までとても親密だった2人にとって，非常にショックな出来事であった。そんな気持ちになったことは今までになかったし，子どもをもてるのか心配するのと同じくらいに2人の関係も案じられたため，彼らは Kathy Millar 医師の診察を受けるつもりになった。

Kathy Millar 医師

　Millar 医師は軽率にもいっそう事態を悪化させた。Barry Winterbottom 医師は，参加を依頼されていた単一胚移植の多施設ランダム化試験に Swann 夫妻が参加する意思があるかどうか確認するよう，Millar 医師に頼んでいた。研究志向の拠点施設としての地位を保つため，彼自身の病院はそのプロジェクトの共同研究施設に含まれるべきだと Winterbottom 医師は強く思っていた。そうすれば待ち時間をさらに縮めるのに役立つし，追加の資金も得られるはずであった。

　Millar 医師は，提案した研究の技術的な側面については，Swann 夫妻の質問に有能な専門職らしく対応した。しかし，単一胚移植について賛成かという Bob の率直な質問に対し，彼女は自分が意図していたよりも自身の個人的な感情を露わにしてしまった。実際この方法にふさわしい状況は存在します，と彼女はいった。しかし彼女は，単一胚移植が最近すすめられているのは，純粋に臨床的な配慮ではなく，たぶんに多胎妊娠（多子出産）による補助金（その時点では子ども手当は上限なしに1人あたりで支払われていた）への負担に対する懸念からだと感じずにはいられなかった。結局のところ基礎科学に大きな変

訳注6：不妊カップルはNHSにおける上限3サイクルのIVFを無料で受けることができる。

化はなく，新しい技術も採用されておらず，多胎妊娠のリスクについてのデータはほぼ当初から存在していた。

「もちろん」，と彼女は続けた。Millar 医師は中絶を行う診療所に勤務した経験から，最近の世論は中絶の是非についてあまり関心がないということは身をもって知っている……でも。彼女は Bob の顔色を見ながら急ぎ付け加えるように言う。それは*私の*考えとは違う，と……。

振り返りのポイント
　なぜ Millar 医師はこのように反応したのか？　彼女がそのような自己開示をした背後にあるものは何か？
　あなたが Millar 医師の人物像を先に書き出していたとすれば，Bob の質問に対して，あなたの想定する Millar 医師はどのように対応しただろうか？

　Millar 医師は，自身の多くの職務の 1 つとして不妊外来で勤務する産婦人科研修医であった。この仕事にやりがいを感じており，また職場が高水準の医療を提供していることについて，チームの一員としての誇りも感じていた。まだ独身であったが，将来自分の子どもを持ちたいと思っており，他のカップルがそれを達成するのを手助けできることを嬉しく思っていた。多くのカップルには何年にもわたる，妊娠への長く必死な努力の歴史があることを認識しており，女性として，患者たちがなぜそんなに不安で涙もろくなりがちなのか，おそらく彼女の指導医よりもよく理解していると思っていた。

　彼女はいわゆる「社会的産科(social gynecology)」の診療所を受けもたなければならないに，あまり乗り気ではなかった。婉曲表現を用いなければならないこと自体にすべてが現れている，と彼女は感じていた。そして 2 つの対照的な診療所を掛けもちすること，特に両者が同じ部屋で背中合わせのように開設されている状況を，しだいに耐えがたいと感じるようになっていた。午前中は妊娠することに必死なカップルを助け，午後には子どもを堕ろすことに必死なカップルを助けた。理屈上は，彼女は中絶を扱うことを免除されることもできた。しかし彼女は(ローマカトリック教徒の友人がそうしたように)宗教的理由を主張することはできなかったし，そうすることは，現時点では非の打ちどころのない自分の経歴に(事実上)大きなクエスチョンマークをつけてしまう。そして単一胚移植の新たな研究にかかわるプランで，彼女の懸念はさらに複雑なものとなった。

　同じ領域に親しい友人もいないため，彼女はこの新たな不満を誰とも共有できなかった。彼女はこれまで指導医からほとんど指導を受けておらず，この感情を共感できるような十分な人間関係を築いていないことは確かだった。Winterbottom 医師は問題外だった。お互いそれなりに上手くやっていたが，相互理解という視点はほとんどなかった。配属が決まったとき，Millar 医師は著名な不妊治療領域の専門職とともに働ける機会を得られたことを喜んだ。しかし，結果として彼はあまりに男性的すぎた。「彼は外部での仕事が多すぎる」と，彼女は友人に語ったことがあった。

　Winterbottom 医師も，自分と同じく研究にも熱心な一流の医師を採用できたと思って喜んでいたが，Millar 医師の真面目すぎる様子にちょっと腰が引けていた。「冗談はいえないな」というのが心中での彼女についての総括だった。そしてまた，最新の研究(単一胚の臨床試験)に対する彼女のあからさまな興味のなさ(と彼はみていた)には失望していた。

患者の中に自らを投影する

　それゆえ，彼女にとってはBob Swann氏の質問が，自分の不安をこのカップルと共有できると思い込ませるものだったため，ほっとする出来事だった。しかしWinterbottom医師と同様，彼女もこの点に関しては自らの先入観にとらわれてしまっていた。Winterbottom医師は，Swann夫妻が単一胚移植についての懸念を伝えようとしたとき，さらなる**技術的な情報**への要求とみなして対応してしまった（彼は科学としての不妊治療に情熱をもやしていた）。Millar医師は，Bobの直接的な質問を，彼女が長い間封印してきた自らの**道徳的な懸念**をSwann夫妻が共有しているサインととらえたのであり，この若い医師が最終的にしゃべりすぎてしまったのも，たぶん驚くべきことではないだろう。

頂点に達した関係性

　Millar医師もWinterbottom医師と同じく，特定のイデオロギーとは無縁であった。また両者ともSwann夫妻に（**科学的にも道徳的にも**）責められる点もなかった。しかし，Winterbottom医師の不妊治療科学に対するありあまる熱意が（はからずも）BobとHilaryの不仲のきっかけとなってしまった。そして，Millar医師が道徳的な疑念を軽率に打ち明けたことで（もちろん，これも意図せずだが），さらにその亀裂は広がった。

　2種類の臨床現場（不妊と「社会的産科」）の対比と，そして同じ部屋にそのどちらもがあることに気づいたことは，Bob Swann氏にとって十分にひどいことであった。実際，とても献身的なMillar医師が，（Bobの表現を借りるなら）ほんの少し前に中絶を行い，ちょっとコーヒー休憩でもしただけで，すぐ不妊外来に従事する事実こそは，彼が負った道徳的な疑念の傷口に，大量の塩をすりこむようなものであった。最もこたえたのはこの冷酷さなのであった。これが社会というものなのか？　と彼は思った。聡明でとても優しい若い医師が，どうしてそんなに簡単に良心に背くようなことをしなければならないのか……魔が差したわけでも強制されたわけでもなく，計画的かつ納得のうえで？

　そして，それだけではない。多くの自然妊娠が自然流産に終わることを理由に計画的な人工中絶を正当化しようとする人はいない。反対に，中絶に道徳的な疑問をもたらすのは，**計画的である**というまさにその点である。それならば，同じように計画的に「予備胚」を作成することは，どうしたら自然流産が高率に起こるのと同様なことだと正当化できるのだろう？　彼は，意図的であるというIVFの性質が，道徳的な意味でも生物学的な意味でも，**不自然さをもたらしている**，ということを自覚して気まずく思った。

　しかし，Bobの道徳的な疑念が先鋭化する一方で，Hiralyの子どもが欲しいという決意はさらに必死なものとなった。2人は，どうするかについて語りあうことさえ困難になりつつあることに気づいた。そして数日後の晩に，それは頂点に達した。一瞬激昂して，「それなら，君のためにやってやろうじゃないか」，とBobは（2人の関係にとって）致命的となるかもしれない一言を放ってしまった。「でも，**私たちの子どもなのよ！**」と彼女は涙を浮かべながら言い返し……2人は次の言葉を失った。

（とりあえずの）ハッピーエンド

　本章の最初に，われわれの物語は（とりあえずの）ハッピーエンドになると約束した。どうやってBobとHilaryの夫妻は，2人の関係性を危うくするこの不幸で行き詰まった局面から，IVF治療の次の段階に進むかどうかについて共同意思決定に進むことができたのだろうか？　HFEAのウェブサイト上に掲載された患者のストーリーが示すように，多くのカップルがIVFの試練や苦難によりいろいろなストレスにさらされる。しかしそれら

のストーリーは，多くの場合，問題を一緒に乗り越えていく過程で，結果的にその関係性が深まったことも示している。詳細は事例ごとに異なる。しかしカップルらの差し迫った関係には，その思いを共有できる外部の誰かを必要とする，という共通のテーマが存在する。場合によっては友人や家族がその役割を担うが，たいていの場合は，それはカップルの私的な関係を超えた誰かとなる。カウンセラーや患者支援団体はこの領域に属する。

Swann 夫妻が紹介された不妊外来には，関連する患者団体もカウンセリングサービスも存在しなかった。NICE ガイドラインによりカウンセリングを受けられる体制が推奨されていることを考えると，それはたぶんかなりの怠慢ではあった。

その不備は，Winterbottom 医師が基礎科学的な側面に特別な関心を向けていたことを反映しているかもしれない。折に触れ不妊外来の看護師チームがサポートグループを設けることを提案していたが，往々にしてそのような取り組みが圧力団体にとって代わられてしまうことを恐れて，彼はそれに首を縦には振らなかった。彼はまた，「自助」は科学的ではないと感じていた（どんなに勉強したとしても，どうやったら患者団体が，彼の 30 年間の研究と臨床経験に匹敵できるというのだ）。Winterbottom 医師の視点からは，カウンセリングサービスはまだ信頼できる選択肢であったが，最前線の臨床施設の，必要かつ次第に限られてきた資源をかなり割いてしまうものであった（待機リストを 1 年以内に保ち続けることは決して安上がりにはできない）。いずれにせよ，Swann 夫妻は，自ら前進する道を探すしかなかった。

振り返りのポイント

この夫婦がどうやってそれをなしとげたか想像してみよう。Bob と Hilary は，どうやって IVF についての，この行き詰まった状況から共同意思決定にたどりついたのだろうか？

当然，あなた自身が設定した Swann 夫妻は，おそらくこの時点でまったく異なった到達点に至っているだろう。われわれは，もう少しで Hilary と Bob のストーリー（この事例そのもの）から離れる。なので，あなた自身のストーリーを完成させてから，なぜ，どのようにして本章でのそのような相違が生じたのかも考えつつ読み進めてもらいたい。

本章の最後のセクションで，なぜ高度先進領域の医療行為では価値とエビデンスの統合がそれほど重要かを考える際に，まさにストーリーの多様性が重要となるのである。

Benedict Brown 牧師

前述したように，カップルは皆それぞれ異なる。われわれの Hilary と Bob 夫妻の場合，信仰と，牧師である Benedict Brown が，2 人を前進させた。夫妻は 2 人とも援助なしではやっていけないことを認識していた。友人や家族は問題外であった。Chandra 医師ならばカウンセラーをすすめていたかもしれないが，2 人は，深刻な精神疾患でない限り，予約をとるまで何カ月もかかることを周囲の人達から聞いて知っていた。そして診療所を通じてのカウンセリングや自助グループの援助は提供されなかった。いずれにせよ，2 人は自分たちの IVF についての気持ちを本当に理解してもらえるかわからない誰かに会うという賭けにでる気にはならなかった。

それゆえ，夫妻にとって牧師は当然の選択肢であった。独身であり，また夫妻より少し年下ではあったが，Benedict Brown は優しく思慮深い人物であり，彼なら少なくとも Bob の IVF に関する道徳的な葛藤について理解してもらえると 2 人は感じていた。結果として予想どおり，彼は本当に公正な人物であった。彼はまた，2 人の視点からすれば意外にも，まったく非指示的であった。彼は注意深く夫妻の懸念を傾聴し，それが「2 人を離れ離れにしてしまうのではないか」という不安について率直に話しあうよう勇気づけ，

しかし静かにそしてきっぱりと道徳的な問題に入り込むことを拒んだ。

一方で，彼は夫妻に宗教的な保証を与えた（彼は神学博士であった）。キリスト教では，（キリストがいつでも信徒の健康と幸福に目を向けたの同じように）身体への配慮は魂への配慮と切り離せないと念を押した。彼は，2人が問題について深く話し合うようにすすめ，1週間後にまた会う約束をした。

スピリチュアル・ディレクション

1週間後に再会したとき，Benedict Brown は夫妻の道徳に関する議論について，自身のやり方を守り，どちらか一方の立場につくことを拒んだ。そうやって彼は，Bob と Hilary 夫妻に，IVF についての意見の相違により，2人が今どこにいて，これからどこへ向かうべきなのか検討するための場を作り出した。Benedict Brown はそれをカウンセリングとは考えていなかった。彼はむしろ，カウンセリングの「発明」に先立つこと 2,000 年の，キリスト教の深い起源に根ざした荒野の教父にさかのぼる，スピリチュアル・ディレクションを用いたのだった。カウンセリングに似ているが，しかし，あまりにありふれた宗教的イデオロギーへの固定観念とは対照的に，スピリチュアル・ディレクション（Atwell and Fulford, 2006）の（そしてその他，主要な宗教内の類似の伝統の）主目的は，「指示」ではなく，当人が，自らにとって正しい道を選びとっていくための，安全かつ批判的でない環境を提供することである。

2回目のセッションの最後に，Benedict Brown は，Hilary と Bob に Phillip Sheldrake の "*Befriending our Desires*"（1998）を貸すことを提案した。IVF の善悪について，2人の間に生じつつある亀裂は，意外なことに科学的な事実と完全にかけ離れたものであることに彼は気づいていた。知識は明らかに十分であったにもかかわらず，夫妻は予備胚を自身が将来的に利用するために凍結したり，誰かへ提供できる機会が増えることには気づいていない（そしてもちろん言及していない）ようであった。それはまた別の葛藤を引き起こすことは間違いないが，しかし少なくとも IVF と中絶の類似性に，まったく違った光をあてる。彼は，まだ言及されていない要因，おそらく夫婦がまだ気づいていない，結論への合意を妨げている何らかの要因があるのではないかと思った。

その可能性を直接取り上げることもできた。しかし彼は（事実上の）熟練したカウンセラーとして，自分が正しかったとしても，否定や防衛が影響する可能性を増加させてしまうリスクを認識していた。Phillip Sheldrake の本を読んでもらうという提案は，それゆえに，否定や防衛の可能性が（危険なまま解決できない）実際のものとなってしまわないよう，2人の視点を変え，本当の課題と手段にたどりついてもらうことを目指していた。彼は夫妻をよく知っており，2人の絆が強いままであることを確信していた。それが結局，この引っ込み思案のカップルが秘密を打ち明け援助を求める原動力となったのだ。この夫婦には，道徳的に自分たちを傷つけるのをやめ，個人としてもカップルとしても自らの価値を再確認する必要があるのだと彼は感じた。この本は，キリスト教的伝統における世界的な権威として広く尊敬されている神学者による著作であるため，ちょうど夫妻に役立ちそうであった。"*Befriending our Desires*" には，個人の信念と価値の多様性を認め，尊重することについてのメッセージが込められているのである。

分別

Bob と Hilary は "*Befriending our Desires*" を，最初は必要な宿題として読み始めた。しかし，Benedict Brown との次回の面談までには，2人とも本の最初から最後まですっかり読み込んでいた。本のタイトルのキーワードである "*Befriending*" は，2人が必要と

していた命綱であった。突然に夫妻の子どもを持つことへの切望は「利己的」なことではなくなり（なぜそんな必要があったのだろう？）2人が共有できるものへと変化した。そして，2つめのキーワード「分別（discernment）」により，夫妻は（比喩を拡大すれば）命綱をのぼることを許されたのだった。

振り返りのポイント
　読み進める前に，「分別」が，この文脈で何を意味しており，なぜSwann夫妻にとって手助けとなったのか考えてみよう。
　あなたの設定では，Benedict BrownはSwann夫妻を助けることはできただろうか？そして「分別」により夫妻は何を理解したのだろう？

　スピリチュアル・ディレクションの伝統における分別とは，「何でもあり」の課題に対する回答と考えられる。第1章で考えたように，「何でもあり」は，自由主義的で包括的なアプローチ，とりわけVBPが満たすべき課題なのである。スピリチュアル・ディレクションの伝統における専門用語としての「分別」は，欲求がわれわれをどこにつれていくのか，つまり，われわれが従うべき欲求か抗うべき欲求かについて考察するプロセスのことである。
　Swann夫妻にとって，そのような考察は，自家移植前の凍結胚の保存について新しい「登録制度」が開始されたという，偶然目にした大手新聞の記事とともに，2人を基礎科学の現実に引き戻した。なるほど，胚の一部分は失われるかもしれないが（自然に起こるのと同様に，とWinterbottom医師が指摘したのを2人は思い出した），しかしIVFにより，自分たちだけでなく他の人も助けられるなら，子どもを持つという欲求を味方につけることができる。この明白だが今まで気づかなかった洞察により，2人は確信に基づいて，IVFを不幸なもの（もしくはBobがそう思い込むに至った道徳的に疑わしいもの）としてでなく，肯定的な選択肢として考えられるようになった。夫妻のすべてのアプローチはこのようにして，気がかりな心配事から積極的な関与へと移っていき，それに伴って成功の可能性も増えていった。
　Bobにとっては，考察のプロセス，そして2人が夫婦として，より打ちとけて現実的な雰囲気をもてたことは，付加的とはいえ同様に重要なアウトカムだった。IVFに気乗りがしない背後にあるのは，本当は道徳的な疑念ではなく，単純な恐れであり，質の悪い精子という結果とそれにより呼び起こされた感情は，彼を想像以上に傷つけていたことに気づいたのだ。それは，彼は心の奥底で気づかないうちに，妊娠することについてのあらゆる失敗（彼は，実際に妊娠するのに多くの失敗があるだろうと知っていた）を，**彼自身の失敗**として恐れるようになっていたということだった。
　そのような恐れによくあるように，それは，名づけることで手なずけることができた。3回目の（そして最後となった）Benedict Brownとの面談で，夫妻は前進する方法を見つけた。道徳的な議論に変化はなかった。秩序だった数学的な方法により，Bobは彼の心の目で自分たちを明確に俯瞰することができた。しかし，ありのままに自分たちをとらえることで，彼らは自らを支配していたもの，自身の失敗への恐れに対する防衛と決別した。Hilaryも異なる方法で，彼女の欲望と「和解」した。Brownからの神学という権威ある保証を得て，彼女は自らの子どもへの希望を，もはや道徳上の妥協と感じる必要はなく，ただ防衛的なだけの戦いを余儀なくされることはなくなった。Swann夫妻は2人とも，妊娠の成功は保証されたものでないことを十分に知っていた。しかしこのような和解により，夫妻はふたたび仲のよい2人に戻った。

個人と，個人の物語

　独身でSwann夫妻より少し年下の牧師であるBenedict Brownは，IVFに関するストーリーのヒーローにはなりがたいように感じられるかもしれない。科学や医学のコミュニティからの反対はともかく，宗教を問わず，「教会」はRobert EdwardsやPatrick Steptoeの初期の業績にとって最大の敵の1つであった。そしてこれらの研究初期にはその研究費のほとんどを個人的に捻出しなければならなかったのである。しかしBenedict Brownは教会区の牧師の職を得るまえに，中世から続く主要な観想修道会で何年かをすごしており，最初にスピリチュアル・ディレクションに関するスキルを学んでいた。彼自身の中にも倒さなければならない狡猾な悪魔が住んでいた。しかしそれらは科学主義や道徳主義の悪魔ではなかったのである。

　あなたが設定したSwann夫妻のストーリーでは，おそらくとても異なる登場人物により，大きく異なる内容が展開してきたと思われる。それは重要なことである。個人のストーリーがその人独自のものであることこそが，VBPの真髄なのである。

- ストーリーによっては，診療所の看護師がSwann夫妻に必要なサポートを提供したかもしれない。HFEAのウェブサイトで示されている患者のストーリーのように，一般にIVFが開始されると，病歴聴取や経過のフォローアップの大半を行うIVF診療所の看護師が，カップルがそのストレスフルな過程を経験するあいだに是が非にも必要とする理解と援助を提供することが少なくない。
- また別のストーリーでは，EdwardsやSteptoeとともに不妊の科学のため戦うことが，若き日のWinterbottom医師にとって何を意味したのかを，Millar医師が理解するようになっていたかもしれない。彼が勝ち残らなければならなかった初期の道徳的，法的な闘争は，彼のキャリアにとって決して小さなリスクではなかったのだ。
- しかしまた別のストーリーでは，Winterbottom医師が，Millar医師の道徳的なエネルギーをより生産的なやり方，例えば彼女に患者の支援グループやカウンセリングサービス（NICEガイドラインが発足のための基本的な情報源となっただろう）の立ち上げを任せる，といったことでいかす方法を見つけていたかもしれない。そうしたらMillar医師の感情が危険なほどに鬱屈せず，Swann夫妻の診察を誤りに導いてしまう可能性も低かったと考えられる。

　物語の可能性は，人間が1人ひとり異なるようにさまざまなのである。

科学……そして価値？

　次章に進む前に，Swann夫妻の物語を例に，科学主導の原則に照らして考察するべきだろう。第3章を思い出せば，医学と医療技術の進歩は，EBMと同様，VBPへのニーズも牽引するということを科学主導の原則は述べている。しかし，なぜそうなるのかという問いについての答えは，ここでは保留しておく。

> **振り返りのポイント**
> 　読み進める前に，この質問についてあなた自身で考えてみることも有用だろう。
> 　医学と医療技術の進歩は，（後から振り返れば）今現在には自明と思われることについての倫理的な議論の必要性を呼び起こす。Baroness Warnockの（本章で前述した）「嫌悪感因子」は，なぜ科学が倫理を牽引するのかの説明として十分である。
> 　VBPは，一般に思われているよりも，より価値を中心としている。そのためここでの

問いは，一般に VBP が意味する価値の創出と，医学・医療技術の進歩のあいだにどんな関係があるか，ということである。

科学，選択，そして価値

　この質問に対する簡便な答えは**選択**である。医学と医療技術の進歩は，患者にも臨床家にも幅広い範囲の選択肢をもたらす。そしてその多様な選択肢は多様な価値を産出するのである。

　生殖医療は，科学と技術がどのように新たな選択肢とより広い価値を臨床上の意思決定にもたらすかの好例である。Robert Edwards と Patric Steptoe による Louise Brown の成功以前には，明らかな原因の除外以外に，不妊カップルに対し医療ができることはほとんどなかった。Louise Brown 以降には状況はまったく別のものとなった。

- Louise Brown 以前にも，価値は役割を持ち，不妊は広い範囲でとてもネガティブに評価されていた（もちろん普遍的とはいわないが）。それが，なぜ活発にこの分野の研究が行われ，今も行われ続けているかの理由である。しかし，そのような価値は存在したものの，不妊に対する有効な治療が存在しない状況では，その臨床上の意思決定についての影響は，どちらかといえば単純なものだった。
- Louise Brown 以降，そして後の生殖補助への科学技術の急速な進歩により，より広い選択が可能となり，生殖医療の選択肢は実際に（Swann 夫妻のストーリーにあるように）次第に広がってきた。

　選択肢がこのように広がったため，このストーリーの関係者によって描写されたように，個人の価値の多様性は臨床上の意思決定に影響するようになった。そしてこの多様性とともに VBP が必要になってきたのである。

まとめ

　本章の Swann 夫妻のストーリーで描写されたように，医療の高度先進分野では，患者は二極化した「倫理 対 科学」という図式にさらされる。ここでみてきたように，Millar 医師と彼女の指導医である Winterbottom 医師は極端な理想主義者では全くなかった。さらに両者は思いやりのある熟練した医師であった。しかしそれぞれの関心事である倫理と科学のはざまで，両者は Bob と Hilary を引き裂きかけた。

　われわれが設定した Swann 夫妻のストーリーでは，夫妻の牧師である Benedict Brown が救済に駆けつけた。しかし，ここで示したのは，「可能性の世界」の一例である。異なる人たち（患者はもちろん，臨床家も）は，異なる価値により異なる選択をし，別のストーリーと結末を招いていたであろう。HFEA や他のウェブサイトでは，多様な個人のストーリーがふんだんに描かれている。科学主導の原則が再認識させるように，多様性をもたらすのは**科学**であり，この場合の科学は Robert Edwards と Patrick Steptoe の卓越した技術的成果と 1970 年の Louise Brown の誕生である。

　それゆえ，本章からの重要な忠告は，「高度先進医療を考え，エビデンスと価値の両方を考えよ！」である。次章では，「エビデンスを考え，そして価値を考える」ことが，高度先進医療の関与しない死という事象において，本章で高度先進医療の技術を利用しての出産で証明されたと同じくらいに重要であると気づくことになるだろう。

（森　朋有）

参考文献

Atwell, R. and Fulford, K. W. M.(2006). The Christian tradition of spiritual direction as a sketch for a strong theology of diversity. In J. Cox, A. V. Campbell, and K. W. M. Fulford, eds, *Medicine of the Person: Faith, Science and Values in Health Care Provision*. London: Jessica Kingsley Publishers. pp. 83–95.

Carmeli, Y. S. and Birenbaum-Carmeli, D.(1994). The predicament of masculinity: towards understanding the male's experience of infertility treatments. *Sex Roles* 30, 663–7.

Jasanoff, S.(2005). *Designs on Nature: Science and Democracy in Europe and the United States*. New Jersey: Princeton University Press.

National Collaborating Centre for Women's and Children's Health(commissioned by the National Institute for Clinical Excellence)(2004). *Fertility: Assessment and Treatment for People with Fertility Problems*. London: RCOG Press at the Royal College of Obstetricians and Gynaecologists.

Sheldrake, P.(1994). *Befriending our Desires*. London: Darton, Longman & Todd.

Sackett, D.L. Straus, S.E., Scott Richardson, W., Rosenberg, W. and Haynes, R.B.(2000). *Evidence-based Medicine: How to Practice and Teach EBM*, 2nd edn. Edinburgh and London: Churchill Livingstone.

Wilkes, S., Hall, N., Crosland, A., Murdoch, A. and Rubin, G.(2009). Patient experience of infertility management in primary care: an in-depth study. *Family Practice* 26, 309–16.

参照ウェブサイト

- HFEA ウェブサイトでは IVF のあらゆる側面についての詳細な情報を提供するとともに，不妊治療の各段階での経験について，多くのカップルの物語を収載している。http://www.hfea.gov.uk/
- NICE 不妊治療への臨床ガイドラインは，国立総合母子保健センター(National Collaborating Centre for Women's and Children's Health)(2004)によって作成された。選択的単一胚移植についての情報を http://www.oneatatime.org.uk で閲覧できる。

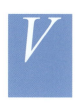

すべての人々の意見をまとめる
第V部の序論

　本書の第Ⅱ部〜第Ⅳ部でみてきたように，VBPの各要素はそれぞれがよい診療を支えるうえで有用である。しかし，それぞれをうまく統合して利用すれば，相乗作用的な効果が得られる。本書の最後の2章では，この相乗作用的な効果を別々の形で示している。

- 第13章：VBPの要素を臨床現場で統合する方法の1つは，VBPプロセスの10番目の要素であるディセンサスを通じてである。本章では第2章でのVBPを振り返りながら，ディセンサスの概念と，より一般的な概念であるコンセンサスとの違いを紹介する。要約は以下の通りである。
    - コンセンサスに基づく意思決定では，異なる価値は融合される（これが「コンセンサスにいたる」ことを意味する）。
    - ディセンサスに基づく意思決定では，異なる価値は融合されることなく，個々の事例における特定の状況に応じた，バランスのとれた意思決定を行ううえでの資源として利用される。

　本章では，Joe Monaghan氏という死にゆく男性のストーリーにおいて，前向きなディセンサスに基づく過程をVBPの各要素がどのように支援するかをみていく。また，彼とその家族が，緩和ケア医であるEmma Barnes医師や他の多職種チームとのパートナーシップのもとに行った意思決定をみていく。

- 第14章：VBPの要素が臨床の場で統合されるもう1つの方法は，共有された価値という枠組みの発展を通じてである。この枠組みについては，第2章のメンタルヘルスケアの事例から以下のような2つの例を挙げる。
    - NIMHEの価値に関するフレームワーク（NIMHE Values Framework）は，最初の英国精神保健サービスフレームワーク（National Service Framework for Mental Health）の政策実施におけるバランスのとれた意思決定を支援するために発展した。
    - 基本原則（Guiding Principles）の「円卓」モデルの枠組みは，精神保健法（Mental Health Act 2007）のもと，強制的な治療についてのバランスのとれた意思決定をするために発展した。

　本章では第Ⅰ部のGulati医師の事例に戻り，彼女が共有された価値という枠組みを発展させるために，同僚や地域の患者フォーラムとともに価値に基づくアプローチを利用した様子をみていく。事の発端は患者であるRoy Walker氏からの不適切な休業診断書の要求にどう応えるかに関する彼女の未解決のジレンマであったことを思い出してほしい。しかし，関係者の間に共有された価値という枠組みが発展することによって，これが臨床において生じる価値に関連した複雑な問題の数々〔最近発表された総合診療委託システム（GP Commissioning）訳注1を含む〕に対する資源となるのである。

訳注1：以前プライマリ・ケア・トラスト（PCT）と呼ばれた医療の質，医療費の地方分権システムは2013年4月よりGP Commissioningという新しいシステムに生まれかわった。NHS委託理事会（NHS Commissioning Board）が支援し，患者団体，自治体との関係，民間医療施設との公平な競争などについても謳われている。

緩和ケアと総合診療というテーマを扱う前述の2章においてVBPの要素に注目することで，意思決定を支援する他のツールの重要な働きを無視していたことに気づくかもしれない。これはわれわれの意図するところではない。第Ⅰ部で強調したとおり，VBPは統合して使われるにせよ個別に使われるにせよ，医療における価値のツールの1つにすぎないのである。現代の臨床においてますます複雑性を増している困難に適切に対応しようとするなら，そういったツールはすべて利用できるようにしておかなければならない。

■ VBPの全体図　要素「パートナーシップ」

到達点

共有された価値という枠組みにおける
バランスのとれた意思決定

↑
パートナーシップ

プロセス

二本の足の原則　　軋(きし)む車輪の原則　　科学主導の原則

当人中心の診療　　　　　　　多職種チームワーク

気づき　　推論　　　　　知識　コミュニケーション技法

前提

価値の違いに対する相互の尊重

13 いかにしてよい死を迎えるか：終末期のケアにおける意見の多様性

VBPの要素その10：意思決定におけるパートナーシップ

> **本章の主な内容**
>
> 意思決定におけるパートナーシップを支えるためのVBPの要素をとりまとめる際の，コンセンサスとならぶディセンサスの役割を緩和医療の事例によって描いている。他には，以下の事項が含まれる。
> - 多職種チームによるがんケア
> - 英国治療結果・死亡匿名調査機構(National Confidential Enquiry into Patient Outcomes and Death：NCEPOD)
> - 手術による治癒から緩和ケアへ目標が変わるとき
> - スピリチュアルな，そして宗教上の信念
> - 終末期ケアにおけるアドバンス・ケア・プランニング(advance care planning：ACP)
> - EBMにおけるコンセンサスと，VBPにおけるディセンサス
> - VBPのそれぞれの要素の復習(VBPの復習)

> **実践のためのメッセージ**
>
> ディセンサスに基づく意思決定は，他のチームメンバー，患者やその家族との誠実なパートナーシップを構築するために役立つ。

　意思決定におけるステークホルダー間のパートナーシップはVBPの第10の要素であるが，最後にくるからといって決して重要が低いわけではない。本章をとおして，第10の要素であるパートナーシップが，VBPの各要素をまとめ，それらを結果として支えるものであるということをみていこう。

　価値に基づく意思決定におけるパートナーシップの重要性を，Joe Monaghan氏の事例をもとに考えていこう。Monaghan氏は69歳，急性腹症で緊急入院したところ大腸がんによる腹膜播種と判明した。このようなとき，しばしば「よい死とは？」についての議論がなされる。しかし，外科医やMonaghan氏の家族は，「よい死とは？」についてMonaghan氏自身とはまったく別の意味にとらえていた。このような場合，それぞれが最善と考える相反する意向に振り回されてしまう危険性がしばしばみられる。

意思決定におけるコンセンサス，ディセンサス，パートナーシップ

　このJoe Monaghan氏の事例のように対立が生じそうな状況を解決する方法の1つは，何をするかの意思決定をする際に，誰の価値を最も尊重するか，あらかじめ見解を統一し

ておく（コンセンサスにいたる）ことである。第8章で当人中心のケアについて触れたように，最近の方針や実践は伝統的な「医師が最もよく知っている」（医師の価値が最も優先される）から，「患者が最もよく知っている」（患者の価値が最も優先される）という方向へ大きくシフトし，これが広く浸透しつつある。

「医師が最もよく知っている」とか「患者が最もよく知っている」のどちらで得られたコンセンサスも，関係者間のパートナーシップの基盤にはならない。第3章で簡単に触れたように，ある意思決定を行う状況において，誠実なパートナーシップには，誰かの価値が他の誰かの価値よりも優位に立つのではなく，関係者の価値がバランスのとれた状態であり続けるようなディセンサスに基づいたモデルを必要とする（後述するように，コンセンサスも意思決定におけるパートナーシップにとって重要だが，EBMにおいてより果たす役割が大きい）。

ディセンサス，VBP，そして緩和ケア

本章のJoe Monaghan氏の事例が進むにつれて，ディセンサスに基づくケアプランをみていくことになる。このような場合にVBPのさまざまな要素をいかに立ち上げ，それぞれの考えを集約するかを個々の要素ごとにこれまでの章で触れてきた。今回の事例では，Monaghan氏やその家族とのかかわりの中で，さまざまな要素を改めてみつめ直してみたい（VBPの復習とでも呼ぼう）。

これまでの章と同様，緩和ケアに関するJoe Monaghan氏の事例においてVBPの要素がベストな診療を反映し，構築していく。第Ⅰ部で強調したとおり，VBPは（EBMと同じく）全体としてベストな診療を反映し構築していく。緩和ケアは，特に伝統的にVBPアプローチとEBMアプローチが共存してきた領域である（Chochinov, 2002；Schattner, 2009）。しかし，その緩和ケアにおいてさえ，後述するように，意思決定に際しては患者と臨床家の誠実なパートナーシップのために，さらに踏みこんだVBPが存在する。

臨床における3つの場面

本章はJoe Monaghan氏へのがんの初期マネジメントにおける3つの重要な局面に従って，3つの場面に分けられる。がん診療多職種チーム（multidisciplinary team：MDT）による最初のミーティング，緩和ケアへのコンサルテーション，そして2回目のMDTミーティングである。

- 場面1ではがん診療MDTによる最初のミーティングを提示する。外科医と他のチームメンバーの視点がまったく異なっていること，その視点の違いが臨床所見や病理所見に対する各自の解釈，Joe Monaghan氏のケアにどのように影響したかを確認してほしい。
- 場面2では緩和ケア医とのコンサルテーションが行われる。Emma Barnes医師は最初にMonaghan氏自身が何を望んでいるかを知るために彼のもとに足を運んだ。同時に家族の見解，そして彼にかかわる医療スタッフの見解も確認した。
- 場面3では，Monaghan氏が入院している病棟のスタッフを交えて行われた，2回目のMDTミーティングを示す。Barnes医師は，Monaghan氏自身の意向に焦点をあてつつ，家族や彼にかかわる医療スタッフが必要としたり懸念に思っていることなどを提示し，これから迎える困難な状況に向けて，全員が誠実なパートナーシップを築くための礎となるディセンサスを提供した。

最後の短いまとめのセクションでは，Barns医師らによるMonaghan氏やその家族とのかかわり方によって示されるVBPの要素を，このディセンサスに基づくケアプラン（われわれはこう呼びたい）がどのように用いているかについて示す。

臨床事例

　午後4時，James Chadwick 地域総合病院。外科専門医の Charlie Bennett 医師は，下部消化管がんの MDT によるミーティングに満足していた。患者は Joe Monaghan 氏，69歳。Bennett 医師のチームが待機していた2週間前の夜中に，総合診療医の紹介で緊急入院となった。急性の腹痛で最近便秘がちだったという。閉塞した大腸が穿孔していたため緊急手術となり，その際に大腸がんと診断された。すでに局所リンパ節転移と肝転移があった（精査のCT検査で初期の肺転移も明らかとなった）。技術的に困難な手術であったが，Bennett 医師は原発巣を切除し，人工肛門造設術を行った。

　目下の問題は，次々入院してくる他の患者のために，一般外科病棟に入院している Joe Monaghan 氏を何とかしなくてはいけないが，その方針に行き詰まっていることである。医学的な見地からは Monaghan 氏の術後経過は良好だったが，妻は退院をためらっていた。自宅介護の状況が不十分であるという作業療法士による評価も彼女の不安をかき立てた（特に1階にトイレがないこと）。しかし，いい知らせもあった。腫瘍専門医の Watts 医師が，化学療法の適応を評価するために Monaghan 氏とその妻の診察を引き受けてくれることになったのだ。唯一の潜在的な玉にキズは，Watts 医師が緩和ケアチームにも依頼をしようとしているようにみえたことだ。いつもならば歓迎するところだが，今回の事例に関しては疑問を覚えていた。

場面1：がん診療のための MDT による最初のミーティング

　臓器別のがん診療のための MDT ミーティングは今日広く行われており，がん患者に対するケアの計画を立てる過程で非常に重要である。このミーティングでは，診断を確定し，推奨される治療を決定し，患者を適切な科に紹介することが議題の中心となる。しかし以下に述べる Joe Monaghan 氏のように，さらに検討が必要な患者の場合，2回目のミーティングで再検討が行われることもある。

　がん診療 MDT が特に重視するのは，リスクとベネフィットのバランスに基づき，化学療法の必要性をみきわめることである。推奨される治療を受けるか受けないかの判断は患者自身（あるいは小児の場合は親）にゆだねられている。

多職種チームの価値

　上に概略を提示した Joe Monaghan 氏の事例検討 MDT ミーティング（ここでは「下部消化管 MDT ミーティング」）は，きわめて通常どおりに進行した。前述のとおり，この段階で Monaghan 氏の主治医であった外科医の Charlie Bennett 医師，腫瘍医の Watts 医師，放射線科医，病理医が出席していた。消化管専門看護師である Gina Morris 看護師も，外科病棟の看護スタッフである Clancy 師長から情報を得て出席していた。Monaghan 氏と彼の妻はその場に居合わせなかったが，当然誰もが Monaghan 氏とその家族のことを考えて出席していた。

VBP の復習

　第1章で，医療における価値に関して3つの重要な背景を挙げた。読み進める前に，それがどのようなものだったか考えてみよう。それらは Joe Monaghan 氏のがん診療 MDT ミーティングにどのように影響を与えるだろうか。

ここでは，第1章で取り上げた医療における価値の3つのキーポイントすべてが明らかに関連している。価値とは，倫理よりも幅広い概念で，常につき従っているもので，（エビデンスと同様に）その人の行動規範となっている。

1. **価値は倫理よりも幅広い**：今回の事例で取り上げる問題は倫理的なものではなく，関係者らのニーズ，期待，好み，その他の価値を含む。
2. **価値はあらゆる場面に存在する**：これはすべての医療スタッフ（Bennett医師，看護チーム，腫瘍医など），患者（Joe Monaghan氏）とその家族のすべてにあてはまることである。価値には前景にあるものもあれば，重要でありながら背景にあるものもある。このような価値は，地方や国の施策のガイドラインや財源に関する問題など，さらに広い価値のネットワークの一部になっている。
3. **価値はアクションを導く**：ここまでみたように，MDTミーティングの明確な論点は臨床的，病理学的エビデンスと，Monaghan氏への治療オプションの適応の有無であり，化学療法の要否は特に問題となった。しかし，ここでMonaghan氏の事例にエビデンスを適用するMDTのアクションを決める際に働いているのは，（前述したとおり「リスクとベネフィットのバランス」という）価値である。

　第2章で事例における臨床判断を導くために，エビデンスと価値をともに用いる絞り込み（squaring down）というプロセスについて述べた。このセクションの以降の部分では，Monaghan氏の事例において何をすべきかについて「絞り込み」をする際に，まずはエビデンス，次いで価値がMDTをどのように導くかについてみていこう。

MDTミーティングでのエビデンス

　MDTミーティングの参加者に示された入手可能なエビデンスにより，ジレンマが生じた。大腸がんは一般的に化学療法に感受性があるものの，Joe Monaghan氏の場合，病理学的診断に加え，がんはすでにリンパ節，肝臓，肺に広範に転移しているという事実があるため，化学療法による恩恵はせいぜい一時的なものにとどまることが示唆された。一方で，Monaghan氏は術前の機能は比較的高く，英国治療結果・死亡匿名調査機構（National Confidential Enquiry into Patient Outcomes and Death：NCEPOD）の報告書（NCEPOD, 2008）によれば，化学療法の恩恵を受けられる可能性があると考えられた。

　結局，エビデンスに基づく観点からは，Joe Monaghan氏に化学療法をすすめるべきかどうかの結論はでなかった。ここでのエビデンスは不明瞭だった。がんのタイプや病期を考えると化学療法を積極的に推奨することはできなかったが，術前のMonaghan氏の機能が高かったことを考えると化学療法が望ましいようにも思えた。

　しかし，MDTミーティングでも作用しているように，Monaghan氏の事例において，チームがどのように「絞り込み」を行うかに影響しうる複雑な価値の基盤が出席者らの異なる視点に反映されている。次に異なる価値の視点についてみていく。

外科医であるBennett医師の視点での価値

　Joe Monaghan氏はBennett医師の患者であり，MDTミーティングで彼の価値が前面にでていることは驚くに値しない。冒頭の事例において述べたように，彼と外科チームは病床を稼働させるために患者を何とかしたいと思っていた。人工肛門造設術を終えて病状が安定しているMonaghan氏に自分たちがこれ以上できることはないと考えており，病床稼働というプレッシャーもかかっていた。

　Bennett医師が何を考えていたのかを少しさかのぼってみてみよう（とはいえ，これが彼の視点に深い影響を与えていたのだが）。Joe Monaghan氏は明らかに予後不良であり，

第 13 章　いかにしてよい死を迎えるか：終末期のケアにおける意見の多様性

　終末期患者の対応は自分のよく知らない世界だと彼自身がよくわかっていた。外科医として優れた技術を発揮して Monaghan 氏のためになった自信はあった。隣接臓器に浸潤していたために困難であった原発巣の切除を成功させ，機能面に問題のない人工肛門造設術を施行できたことを彼は誇りに思っていた。
　しかし本来の彼の専門領域は，腹腔鏡下のヘルニア修復術と肛門括約筋機能不全の手術である。彼はこれらの難しい手術の手技を習得するのが楽しく，外科医が自らの手で治癒をもたらすことができるのが生きがいであった。彼の視点で重大だったことは，各患者が希望を持っていて，病棟の雰囲気が明るいことであった。非常に困難な臨床的緊急事態のときにさえ，常に冷静さを保ち，ユーモアを忘れない看護チームを彼は最大限称賛していた。自分自身が「即断即決」を旨とする彼にとって，Joe Monaghan 氏の妻，Brenda が「Joe はこれまでどんな困難でも乗り越えてきたの」，そして「今度も決してがんになんて負けないわ」と言ったとき，彼女のいわんとすることは痛いほどわかった。あと 2, 3 週間の時間しか残されていないと悟りながら（と Bennett 医師は確信している），孫に会うためにはじめてのオーストラリア旅行の計画を練っていたのをみて，その勇気に畏敬の念さえ覚えた。
　いろいろと事情はあったが，Bennett 医師は腫瘍医の Watts 医師が Joe Monaghan 氏の今後の治療について診察を引き受けてくれそうで何よりだと思っていた。その Watts 医師が緩和ケアチームの参加を提案したとき，いつもなら喜ぶところだが，このような病期にある本事例に対し，その選択肢は好ましいものとは思えなかった。緩和ケアチームが加わることで，Monaghan 氏やその家族に間違ったメッセージを伝えることになり，Watts 医師への紹介が遅れてしまう可能性も考えられた。
　一方で，彼は消化管専門看護師である Gina Morris から，今日では緩和ケアの依頼は早期から気軽に行われていると聞いて安心した。そういえば外科病棟の Clancy 師長も，夜勤看護師が疼痛コントロールで困っているという話をしていたのを思い出した。誰も不要な痛みで苦しむべきではなく，Joe Monaghan 氏も例外ではない。その観点からは，緩和ケアへの紹介はよいアイデアかもしれないと思った。

Charlie Bennett 医師と VBP

> **VBP の復習**
> 　がん診療のための MDT ミーティングにおける Bennett 医師の視点には，VBP に関する大切なポイントが多く含まれている。
> 　読み進める前に，ここまでの章を踏まえて，彼の視点を簡潔にまとめてみるとよいだろう。
> 　価値に基づくアプローチという観点から，Bennett 医師の視点のどのような点が有用であり，どのような点が問題となりうるだろうか？

　Bennett 医師の視点の特徴は，VBP の観点からは確かに当人中心である（第 8 章，VBP の第 5 の要素を参照）。Bennett 医師の，外科手術急性期の患者のためにベッドを稼働させなければならないという焦りと，自分が終末期患者に接することに関する個人的な迷いのため，緩和ケアへの紹介について考えるのは先でいいだろうと考えることもできた。しかし実際には，看護チームの懸念を真摯に受け止め，Joe Monaghan 氏に差しあたって必要な疼痛コントロールをはかろうと考えた。これは当人中心（第 8 章で患者の「当人の価値中心」とも呼んだもの）である。後にこの行為が Monaghan 氏のケアにおいて Bennett 医師や外科チームが本来期待した以外の形で重大であったことが明らかになる。
　一方，VBP の観点から Bennett 医師の視点がより問題だったのは，彼の「同じという幻

想」(第4章の用語を参照)である．Joe Monaghan 氏同様，即断即決を旨とする Bennett 医師の価値では，問題に取り組むときには，先手を打ち，断定的に対応しようとする．これまでの彼のプロフェッショナルとしての人生の中で，この価値が彼自身，チーム，そして患者を支えてきた．大きな問題ではないが，彼は Monaghan 氏の妻の Brenda のいうファイティングスピリットを文字どおりに受け止めた．以降でみていくように，この際の，Monaghan 氏も同様の視点を持っているだろうという「同じという幻想」が問題となったのである．

看護師チームの視点

　Clancy 師長は（通常どおり）Joe Monaghan 氏の MDT ミーティングに出席していなかった．しかし Bennett 医師と以前から彼のことを話し合ってきた．Bennett 医師より 10 歳ほど年配の彼女は，実は陸軍の外科看護師として最前線にも立った経歴があった．統制のとれた外科チームは彼女の性格に合っていたし，彼女も同僚らも Bennett 医師の「即断即決」という前向きなアプローチを好意的に感じていた．優れた手術成績を残し，緊急時にも冷静な判断を下せる最高の外科チームとして機能するためには，価値を共有し，お互いを尊敬し合うということはとても重要なものである．Bennett 医師と同じく，Clancy 師長も看護チームも Monaghan 氏のために病床がうまく稼働しないことが気がかりであった．

　しかし，Bennett 医師と彼女の視点には異なる点もあった．それは日々病棟で看護チームとしてケアをしている彼女ならではの視点によるものだった．看護チームと Bennett 医師の視点の違いにより，自然と業務の分担がなされていった．看護チームは難しいコミュニケーションや人間関係に対応し，そのおかげで Bennett 医師はより技術的な問題点を解決するのに専念できたのだ．

> **VBP の復習**
> 　Bennett 医師と看護チームの業務分担から，VBP のどの要素を思い出すだろうか？
> 　Joe Monaghan 氏の事例の場合，この業務分担はどのように機能するのだろうか？

　Bennett 医師と看護チームの間で行われていたような業務の分担は，第9章で述べたような「拡大多職種チーム」には異なるスキルと同時に異なる視点が必要であることを反映しているといえる．この事例では看護チームのほうが Bennett 医師よりも Joe Monaghan 氏やその家族に接することが多く，結果としてその葛藤にも気づいていた．確かに，作業療法士は，Monaghan 氏の自宅テラスハウスの階段は急であるし，2階にあるトイレも何らかの改修を行わなければ在宅で生活できない，と語った．しかし，看護チームは Brenda がどちらにしても夫を家につれて帰れないし，つれて帰ったところで自分ではどうにも対処できないと決めこんでいる様子が気になっていた．

　この1，2日の間にさらに重要な出来事があった．当初 Joe Monaghan 氏は確かに術後経過は良好にみえたが，明らかに衰弱し始めており，夜間の疼痛コントロールが困難になってきていることに看護チームは気づいた．病棟回診は役に立たなかった．Bennett 医師は術後の創治癒と人工肛門の状態に気をとられ，看護師たちの心配をとり上げることに気乗りがしない様子だった．看護師たちは，思っていたよりも Monaghan 氏が明らかに重症だと気づいた．Bennett 医師は Monaghan 夫妻に手術直後に説明をした．しかし看護師たちは，家族同士がすごす時間が必要で，ここ数週間のすごし方について率直に話し合うべきだ，という思いがどんどん強くなっていった．

　腫瘍医の Watts 医師の視点を語るときに再度触れるが，看護チームがよく家族を観察

していたことで，MDT が化学療法に関する重要な問題に対しバランスのとれた意見を出すのに大きな貢献をすることになる。

Clancy 師長と VBP

　看護チームが内心で家族を心配しているのと同時に，Clancy 師長はなんとか Monaghan 夫妻と重要なことを率直に話す機会をつくりたいと考えていた。チャンスが来た。夫妻が，自分と同じローマカトリック教信者だとわかったのだ。あるとき Joe Monaghan 氏の手術創のケアに向かった（准看護師の 1 人が，このとき彼は涙ぐんでいたと記録している）。ちょうど Brenda も付き添っており，おしゃべりをしているうちに，陸軍で勤務をしていたという Monaghan 氏との共通点が判明した。Monaghan 氏は青年時代に英国陸軍工兵隊員として国民軍役を果たした（そこで電気技術者としての知識を身につけたのだった）。さらに Clancy 師長もよく知っているローマカトリック教の陸軍従軍牧師のもとで夫妻は結ばれたのだった。

　このとき Clancy 師長は，同僚が気にかけていながら話すことができなかった大切なことを率直に話し始めるのは今しかないと感じた。死を目前にした多くの人のスピリチュアルあるいは宗教的な信念に関する価値について報告した文献（Gilbert, 2011）のとおり，お互いが同じローマカトリック教信者であるという背景があることで，死や臨死期について率直に話し合う力強い味方を得ていると感じた。徐々に話題をこの方向に転じながら，彼女は Monaghan 夫妻に対し，このような時こそ信仰が大きな助けとなります，と語った。しかしこのやりとりを始めるどころか，Brenda は上品に，しかし一方的に，オーストラリア旅行の予定を話し始めた。

　Clancy 師長は Brenda が病棟から帰る際に，病院のチャプレンか教区司祭に会うことをすすめ，再度この話題に触れようとした。しかし彼女はぶっきらぼうにこの提案を拒否した。Clancy 師長が「いつもあなた方のことを祈っています」と伝えると，腹立たしそうに踵を返して立ち去った。

信仰と VBP

> **VBP の復習**
>
> 　日々 Joe Monaghan 氏とその家族に接するため，看護チームはこの家族が実際にどう考えているのかが「手にとるように」わかるようになるものである。先に述べたように，これは VBP に携わる「拡大多職種チーム」には異なるスキルと同時に異なる視点が必要であることを反映しているといえる。
>
> 　それではなぜ，大事な話を始めようとした Clancy 師長の試みは Brenda に拒絶されてしまったのだろうか？
>
> 　明らかにいくつかの理由がある。本書でこれまで学んできた VBP の要素の中で，思い浮かぶものがあるだろうか？（ヒント：第IV部でエビデンスと価値をどちらも自分の中で等しく維持するための臨床上の 3 つの「赤信号」について特に考えてみよう）。

　Clancy 師長が見逃した赤信号は，第 11 章で述べた「価値と同時にエビデンスも考えよ！」ということである。第 11 章では熟練したごくふつうの看護師 Matthew Cruickshank が「エビデンスを考える」のをやめるほど，（彼には似つかわしくないほど感情的になり）「価値しか考え」られなくなり，危うく急性腹症を見逃すところだった。Joe Monaghan 氏の事例でも，Clancy 師長が「価値しか考えなかった」ことがポイントである（今回の事例では

宗教的な価値である)。「価値を考える」こと自体にもちろん問題はない。ある意味ではそのことがVBPそのものともいえる。宗教的な価値，スピリチュアルな価値は慎重に用いられれば，緩和ケアにおいてきわめて大きな役割を果たす(Walter et al., 2002)。Clancy師長の問題点は，第11章のCruickshank看護師と同じく，「価値を考える」あまりエビデンスへの配慮を怠ったことだ。

　Clancy師長はこれまで，同じような状況で前述のように信仰を用い，彼女と似た考えを持つ多くの患者とうまくやりとりしてきた。したがって，宗教的な背景が一致したことがわかった際に，丁寧に話を切りだしたその行為は適切である。Clancy師長が見逃した警告は，Brendaが(そしておそらくMonaghan氏も)彼女の発した提案に気づかなかったのみか，強固に無視した点である(Brendaはオーストラリア旅行の計画を話し始めた)。ここがClancy師長とMonaghan夫妻の価値の間に決定的な溝がある明確なエビデンスである(実際にはMonaghan夫妻はカトリックの信仰を棄てていた)。

　Clancy師長の注意がエビデンスにも払われていれば，最初の拒絶に気づいていったん撤退し，夫妻のほうから申し出る余地を残す，という別の手段もとれたかもしれない。実際には，Brendaに対する「いつもあなた方のことを祈っている」，という決定的な一言で完全に関係は崩壊してしまい，大切な話をする機会はなくなってしまった。

腫瘍医であるWatts医師の視点

　最初のMDTミーティングの際，腫瘍医であるWatts医師はまだJoe Monaghan氏を診察していなかったが，その病理組織やCTを含む検査所見には目をとおしていた。物静かで，学者然とした彼は，少しばかり派手な(彼にはそうみえていた)同僚，Bennett医師とは一緒に働いたことがあり，その外科医としてのスキルについては一目をおいていた。

　しかし，Watts医師はBennett医師が述べるJoe Monaghan氏に対する化学療法のメリットに納得がいかなかった。確かにMonaghan氏は術前は非常に体力があったようだ。しかし，がんはすでにあちこちに転移しているし，病理組織からみても化学療法で有意に術後の安定した状態を保てるとは思えなかった。実際，Clancy師長はBennett医師ほど楽観視はしていなかったし，Watts医師はより身近に接している看護チームの価値からみた，患者がどう考えているかについての情報を得ていた。ただ，Watts医師はがんケアの不確実性をよく知っていた(Christiakis, 1999)。つまり，化学療法を始めてしまったら悲惨なことになってしまうかもしれないが，著効する可能性もあるのだ。もし，Joe Monaghan氏やその家族が，いわれるがままに化学療法を受けようと思っているならばこの決断は難しいものになるだろう。

　そのような経緯を踏まえて，腫瘍内科医として以降のマネジメントを外科チームから引き受けるのは，いずれにせよよいタイミングであった。しかし，彼はこの早い段階から緩和ケアチームが介入することを主張した。確かに疼痛コントロールは重要だが，早期に緩和ケアが介入することで，終末期の重要な問題により適切に対応できることが明らかになっていたからだ(NCEPOD, 2008)。ここまでの行間を読んだWatts医師は，この事例は単に，非現実的な選択肢が，患者からみてよくない決定に結びつく一例なのかもしれないな，と思った。

Watts 医師と EBM

> **EBM の復習**
> 　これまでに Watts 医師の視点について説明する中で使用した，「より適切に」とか「よくない」という表現をどう思うだろうか？
> 　明らかにこれらは価値に重きをおいた表現である。しかし第Ⅰ部で取り上げた David Sackett らが築きあげた EBM の定義から，Watts 医師の心の中にはどのような思いがあったのか考えてみよう。
> 　そしてなぜこの定義が，本章の主題である意思決定の際のパートナーシップにおいて重要なのだろうか？

　Watts 医師について説明した文章で，あえて価値を重視する言葉(「より適切に」とか「よくない」)は，すべて David Sackett による EBM の定義における 3 つの要素にあてはまる。十分に裏づけられたエビデンス，臨床経験，そして患者の価値である。

- **ベストな研究によるエビデンス**：Watts 医師は価値に関する優れた論文をたびたび目にしてきていた。そこで述べられているのは，臨床家による決定では，もっとも深く関与しているはずの患者や家族の価値に十分に対応できないことがほとんどである，ということであった。例えば，在宅死を希望している患者は，実際に在宅で死を迎える患者よりもはるかに多かった。もっと悲惨なことに，(Joe Monaghan 氏より術前の PS が悪い状態で入院した)患者の 19％は，実際には化学療法関連の合併症で想定より早く死亡していた(NCEPOD, 2008)。
- **臨床経験**：腫瘍医として，Watts 医師はさまざまながん終末期の意思決定に関与してきたが，それぞれの化学療法のリスクとベネフィットについて現実的な理解を確立することはとても困難なものだった。誰でも危機に瀕するとそうなる傾向があるが，患者や家族と同様に臨床家も，誰もが自分の聞きたいものを聞こうとする傾向がある。
- **患者の価値**：Watts 医師はいまだ Joe Monaghan 氏やその家族と言葉を交わしていない。しかし，彼は自身の経験と最近のガイドラインから，早期の緩和ケアチームの介入によって，可能な治療選択肢だけでなく，(推測ではなく)実際に Monaghan 氏とその家族が大事にしている物事についての現実的な理解を基盤としたケアプランの作成が可能となるだろうと考えていた(National End of Life Care Programme, 2010)。

　Sackett らによるこれらの EBM の 3 つの要素は，意思決定のパートナーシップできわめて重要である。なぜならば，この定義が述べるように，「これらの 3 つの要素が統合されるとき，診断と治療に関する臨床家と患者との同盟が形成されるのであり，臨床上のアウトカムや QOL は最善のものとなる」からだ。

　次は Watts 医師が主張して依頼をかけた緩和ケアチームにおいて最近コンサルテーションの依頼を受け始めた Emma Barnes 医師の番だ。

場面 2：緩和ケア医への紹介

　Barnes 医師は数日後に外科病棟を訪れた。Bennett 医師と外科チームからのはじめての依頼で，彼女は時間を調整し，あらかじめ Joe Monaghan 氏と会う前にチームのメンバーと話をした。チームは彼女を歓迎した。看護チームのメンバーは，Monaghan 氏が何があっても感情を表に出さずに対応すること，家族が彼のファイティングスピリットをサポートしていることを熱心に述べた。退院が適当かどうかの疑問，また夜勤のスタッフ

が疼痛コントロールが困難であることなどを訴えた。

　Barnes医師はJoe Monaghan氏とその家族に，自分の診察についてどのように伝わっているか，そして誰と話をすればよいかを確認した。Bennett医師は，Brendaには直接伝えていないが，Monaghan氏にはBarnes医師が術後のケアを手伝ってくれる人の1人だと伝えてあると答えた。Clancy師長は，Brendaと面識があるが，看護チームと話をしたくはないようだ，と答えた。Monaghan氏の娘の1人(Monaghan氏はMollyと呼んでいた)が面会に来たときに顔を会わせたことはある。しかし彼女が望まなかったので，だれも彼女と会話を交わすことはなかった。Barnes医師はJoe Monaghan氏の診察の後，もう1度チームのメンバーと話し合いたいと提案し，これはチームのメンバーの望むところでもあった。

> **振り返りのポイント**
> 　Barnes医師について，読み進める前に少し考えてみよう。
> 　彼女はいったいどんな人物なのか？　緩和ケアのコンサルテーションを受ける医師の視点は，外科チームのメンバーとどのように違うのだろうか？　彼女のJoe Monaghan氏との出会いは，どのような影響をもたらすのだろうか？
> 　これまでの質問同様，緩和ケアに関して模範解答をする必要はない。今のあなた自身の背景，経験から答えてほしい。

治癒からケアへ

　Barnes医師は駆けだしの医師の頃，自分の能力が患者の一般的な治療目的以外に向いていると感じた。一部は，次のようなことである。彼女のスキルは，技術的な面よりも共感的で人間的な面で秀でていた(Bennett医師に「手術室では役立たずでした」と冗談まじりに語っている)。しかしこれは価値の問題でもあった。Bennett医師やその看護チームにとって，楽観的な「治癒という価値」と行動志向は，急性期の外科チームとして重要なものであった。同じように，Barnes医師にとってオープンであること，そして物事にじっくり取り組むという「ケアという価値」は，緩和ケア医として熟成していくうえで不可欠なものだった。

　では，前述した振り返りにある2つめの質問を考えてみよう。Barnes医師と外科チームがそれぞれJoe Monaghan氏とその家族に関与するうえで，前述のような価値の違いはどのような影響をもたらしただろうか？　第9章でみたように，チームで業務する際は注意を払う必要がある。これは図13-1からも明らかである。図中の言葉は，異なる背景を持つ緩和ケア従事者から聴取したものである。各自が考える緩和ケアについての価値を最も的確に反映する語を「3, 4語で表現してください」いう依頼に対し得られた答えである。

```
・複雑，多様，個別，意味のある
・個別，全人的ケア，共感，オープンであること
・ケア，思いやり，無害性，誠実さ
・パートナーシップ，全人的，個別化された
```

図13-1　緩和ケアの価値：セミナーの要点の抜粋(本文を参照のこと)

第13章 いかにしてよい死を迎えるか：終末期のケアにおける意見の多様性

> **振り返りのポイント：VBP の復習**
> 第9章のチームワークに関する価値のポイントのうち，どれが外科チームと Barnes 医師の，Joe Monaghan 氏やその家族を理解していく過程に影響を与えたのだろうか？

効果的なチームワークを築くうえで価値がどのように接近し，支援するのかを理解するうえで，次の2点が重要であることが第9章では特に強調された。

1. **家族的類似性（family resemblances）**[訳注1]：第9章で取り上げたとおり，ここで示したチームの4つの価値は，いわば「家族的類似性」でつながっている。価値の項目は，ある部分で結合していたり，重複していたりするところがある。価値の項目は Barnes 医師のそれとも共通している。しかし家族的類似性にもかかわらず，実際の項目はすべて異なる。

    緩和ケアにおいて，これで十分，という項目は存在しない。共有された価値は確かに存在する（共有された価値の重要性については次章で言及する）が，同時に個人間での違いは必ず生じる。そして繰り返しになるが，家族のように，ここに擦り合わせの余地がある。記憶にあるように Clancy 師長は外科看護師として一流であるとともに，Joe Monaghan 氏と家族がまだ口にしない事柄をも敏感に考慮することができたが，その内容は彼女の価値に影響を受けたものだった。

2. **隠れた価値と明らかな価値**：看護チームと Bennett 医師の価値は「治癒」であったが，もしも少しでも「ケア」という価値があれば，緩和ケアチームの介入を拒否する余地はなかっただろう。繰り返しになるが，第8章でみてきたようにわれわれが認識している価値とは異なった，しばしば気がつかない価値によって実際のアクションは引き起こされている。

    この明らかな価値と隠れた価値は，これまでにも繰り返し協調してきたように重要である。明らかな価値を共有したとき，それは相互理解となる（VBP の大前提が，「相互の尊重」であったことを思い出してほしい）。隠れた価値の違いは，実際のわれわれのアクションを別の方向に導き，異なった状況，異なった環境である程度バランスのとれたアプローチをする手助けとなる。こういった意味で，Barnes 医師と外科チームの間には（事例の中で明らかであるように）相互の尊重はなかったので，今までパートナーシップをとることができなかったのである。外科チームの中の隠れたケアの価値と対立する治癒させるという価値が，苛立たせられるような化学療法に関する検討も含め，むしろ次のステップへとバランスのよい判断をしていく後押しする原動力となったのである。

Barnes 医師のケアに関する隠れた価値は，Joe Monaghan 氏に会う前の外科チームとのミーティングですでに明らかであった。緩和ケア領域での経験，そして文献などで得た知識から，終末期で死に直面した人々は，しばしば現実を告げられておらず，そのために十分な対応をされていないことを知っていた。

彼女は外科チームが温かい雰囲気を持ちあわせているにもかかわらず，Joe Monaghan 氏の妻や娘とほとんど接触を持てていないことから，本事例もその例に該当するのではないかと感じていた。家族と接触できていないことについては，部分的には理解できた。外科チームにとっては患者を治癒させることが優先する。しかし Monaghan 氏はすでに治癒は期待できない状態であった。この時点で彼に必要なのはケアであり，その時点その時点の現実をみきわめた判断であった。しかし，このチームの前向きなアプローチと，Monaghan 氏の妻・娘との接触の少なさにみられる乖離は，病棟スタッフを含めたすべての関係者において，治癒からケアへの移行という状況に問題が生じていることを示唆し

訳注1：言語学や認知心理学で定義される概念である。例えば「鳥」という言葉は羽を持って飛ぶことができる動物などと定義してしまうと，ダチョウやペンギンなどの例外が生じてしまう。ゆるい共通的特徴のつながりの中に概念が既定されているという考え方といえる。

ていた。

　こうした状況でBarnes医師はJoe Monaghan氏とはじめて語り合う際，家族が「ファイティングスピリット」と表現したその背景や，退院に向けて問題となる点，疼痛コントロールなどの問題点を明らかにしようとした。それに加えて，彼女がこの時に特に心がけたのは，その他にどのような事実があるのか傾聴しようという点であった。

Barnes医師とJoe Monaghan氏の会話

　Barnes医師はJoe Monaghan氏に，Bennett医師があらかじめ話したように自分が緩和ケア医であることは告げず「医師のBarnesです」と切りだした。ベッドサイドに腰掛けると，Monaghan氏は微笑みながら，「ホスピスから来られたのですか？」と述べた。Barnes医師が想像していたよりもMonaghan氏は自分の現状をはるかに理解しており，彼の問いかけに「そうです」と答えると，逆上するどころか安堵した様子をみせ，「調子はどうですか」と話しかけると，これに快く応じた。彼は次のように語った。

　彼の回想は，麻酔から目覚めて自分の腹部の中央に大きな人工肛門造設されたのをみたときのことから始まった。彼が現実に引き戻された直後，最初に耳にしたのは看護師からの手術についての楽観的な話だったが，その日の夜遅く病状の説明を妻とともに聞いたとき，彼は予想した最悪の状況に間違いないことを確信した。外科医は，進行した大腸がんですでに広範に転移していること，原発巣は切除したこと，閉塞部位に対する処置として人工肛門造設術を行ったこと，しかしがんの悪性度は高く進行する可能性が高いことを告げた。肝転移と肺転移の可能性についてもこの時に告げられた。

　Joe Monaghan氏はBarnes医師に，妻のBrendaについて大いに語った。結婚してから49年。リバプールの幼なじみで，4人の子どもと11人の孫に恵まれ，まもなく新たに2人の孫が生まれる予定である。自分はずっと自営の電気技術者で，3年前に定年を迎えた。仕事を辞めたら妻と第2の人生を謳歌しようと夫婦で楽しみにしていた。Brendaは小学校の給食係として働き，非常に愛されていたが，この仕事を5年ほど前に辞めたところだった。何年も苦労してきたが，その甲斐があったとようやく実感できるようになっていた。若い頃には旅行する余裕もなかったが，今では満喫できる。フロリダ，グランド・キャニオン，南アフリカに昨年は出かけた。次は金婚式をかねて，半年以内にオーストラリアにいる末っ子のBrendanとその妻，そして孫たちに会いに行く計画を立てていた。Brendanは最近オーストラリアに移民し，この息子一家に生まれた3番目の孫には，Monaghan夫妻はまだ会っていなかったのである。

　Joe Monaghan氏は，Brendaも自分がまもなく死ぬ運命にあると分かっているとは思いつつ，その話題を口にすれば彼女が身も世もなく動揺することを知っていて，話ができずにいた。結婚してからこれまで，さまざまな苦難にともに立ち向かってきたから，妻は今回も同じように闘うべきだと腹を決めているようだった。妻と娘のMollyは希望を失わずにいるためにオーストラリア旅行の計画を立てているように，彼には思えた。外科医もその計画に賛同していた。しかし，Monaghan氏自身は現実的にそれが可能とはとても思えなかった。がんがわかる以前から，とても疲れやすいのを自覚していた。家族の前では元気なそぶりをしてきたが，実際には長距離飛行をずっと恐れていた。そして今，手術のあと，看護師は術後経過を喜んでいるようにみえたが，彼自身は自分にかつての体力が残っていないのがわかっていた。

　結局，彼はとても孤独だった。手術チームは非常に優しく思いやりがあったが，なるべく早く病棟から送り出したがっていることもわかっていた。家族はしょっちゅう訪ねてくれたが，昨夜のTV番組についてのおしゃべりから，オーストラリア旅行の話にいたるま

で，その会話は自分とはかけ離れているように感じた。病院で死ぬことが怖かった。我が家に帰り，懐かしい人々のところに戻りたいと思ったが，それを口にすると「諦めたとBrendaに思われる」と思うと怖くて切り出せなかった。

この面接の締めくくりとしてBarnes医師は，Monaghan氏の妻と娘に自分が話をし，それから全員でこれからどうするかを話し合うのはどうだろうかと提案した。「ええ，それがいいですね」とMonaghan氏は答えた。

Barnes医師とそのVBPのスキル

> **VPBの復習**
> Joe Monaghan氏とBarnes医師のはじめての面接だったにもかかわらず，Monaghan氏は快く本心を打ち明けてくれている。
> 彼女が他の誰よりも多くの情報を得られたのはなぜだろうか？
> VBPのどのスキルをBarnes医師は使ったのだろうか（第Ⅱ部参照）。

Joe Monaghan氏がBarnes医師に率直に語った理由の一部としては，それまでの背景がある。Monaghan氏は彼女がホスピスの医師に違いないと思っていた。外科医は彼女がどのような目的でやってくるのかをはっきり説明しなかったことが十分それを物語っていた。これまでもMonaghan氏と妻は難関を2人で解決してきた。しかし，彼は愚かではない。自分に何が起ころうとしているかはっきりと理解できていた。ただ家族のことを考えると，手術が終わった後の自分の本当の気持ちを秘密にしておくしかなかった。誰かに本心を打ち明けられて，ようやくホッとできたのだった。

以上のような背景があったが，Barnes医師はVBPの4つのスキルを用いて，Joe Monaghan氏がいつか誰かに告げたいと思っていたことを率直に話せる機会を最大限に利用した。そのスキルを簡潔にみていく。

価値への気づき（VBPの第1の要素）

第4章のメンタルヘルスケアの事例を通じて，気づきの促しが根本的に重要であることをみてきた。本事例におけるBarnes医師のアプローチは，周囲の人だけでなくJoe Monaghan氏自身が，自分が本当に大事にしていることが何なのかを理解し，知るようにするものであった。

Barnes医師のアプローチはさらに，第4章で強調した価値への気づきにおける2つの視点を反映している。

1. 治療と同様に診断における価値の重要性：Joe Monaghan氏に関して（彼自身が何を望んでいるか，例えば家で死にたいと思っているかどうか）は，問題は依頼された疼痛コントロールとは別のところにあることが明らかとなった。実際，Barnes医師が行った質問（手術後快適にすごせているか，眠れているか）に対して，Monaghan氏は疼痛コントロールについてはまったく問題として取り上げていない。
2. 強さ（StAR価値）の重要性：繰り返しになるが，Barnes医師のアプローチは強さのアセスメントにおいて鍵となる視点として，患者の志〔StARのA(aspirations)〕が重要であることを反映したものである（Joe Monaghan氏の「家で死にたい」という願望）。もちろん，彼自身や周囲の人々はこの状況に対応するべく，その他のさまざまな強さを持ち寄っていた。

推論スキル（VBPの第2の要素）

　Barnes医師のアプローチには，これまでの経験が一部に反映されている。この事例の場合，（Watts医師が最初のMDTミーティングで行ったように）第4章で触れた，事例に基づく推論または事例検討を用いている。

　第5章では，総合診療医であるMangate医師が10代のニキビで悩む患者の相談を受けた事例を提示した。その際，2例の診察を例示したのを思い出してほしい。振り返りを行い過去の事例を思い出した例と，その機会のなかった例である。前者の例で，このアプローチが用いられている。Barnes医師はWatts医師と同じように事例に基づく推論を用いた。その方法はWatts医師に比べて間接的であったが，効果は決して小さくなかった。実際，第5章に述べたように，暗黙的な事例に基づく推論は，臨床家が現場に持ち込む臨床経験の1つの側面であり，これが無視された場合は致命的となる。Sackettの定義したEBMをもう1度振り返ってみると，臨床経験は科学（十分に検証された研究エビデンス）とかかわる人々（およびその人々の価値）の橋渡しをするうえで不可欠なものであることを気づかせてくれる。

価値の知識（VBPの第3の要素）

　前述のとおり，Barnes医師は臨床経験に加え，研究論文（これもWatts医師と同じく）から，Joe Monaghan氏とその家族に関しては，チームがそれまでにとらえていた以上の何か重要な問題がひそんでいると考えた。

　そのため，Joe Monaghan氏が語ったなかで，Barnes医師にとって完全に想定外という内容はなかった。例えば，臨床家が情報に対する患者のニーズを過小評価するということはよく知られている（Fallowfield et al., 2002）。また，コミュニケーションの欠落が，終末期ケアを困難にさせている最も大きな要因である（Lo, 1999）。そしてJoe Monaghan氏の「できるだけ早く自宅に帰りたい」という希望は，前述のとおり，終末期ケアにおける大きな課題として近年注目されつつあるものである。

コミュニケーション技法（VBPの第4の要素）

　Barnes医師はさらに，第7章で触れたVBPのコミュニケーション技法のうち，重要な2つを使用している。つまり，価値を引き出し，対立を解消するスキルである。価値を引き出すスキルとしては，Barnes医師は身振りや仕草といった非言語的なメッセージを用いるだけで，Joe Monaghan氏が率直に話すことを促進している。彼女がベッドサイドに立ったままではなくベッドサイドに腰掛けたこと，そして彼が何を語ろうとしているかに注意深く耳を傾け，その言葉を心に刻みながら追っていったことを思い出してほしい。このように，予測される特定の問題（Monaghan氏の疼痛コントロールなど）に的を絞るアプローチよりも，時間をかけて患者の話を傾聴するアプローチのほうが緩和ケアにおいては望ましいことがよく知られている（Lo et al., 1999）。

　Barnes医師のJoe Monaghan氏との最初の診察では明らかな対立の解消はみられなかった。しかしこれは，彼女が病棟を訪れ，「専門家」ぶることなく（彼女がBennett医師に，自分が外科医としては役立たずであると冗談を飛ばしたのを覚えているだろうか）看護チームとBennett医師の話に注意深く耳を傾け，外科チームとの関係を築くという下地を作ったためである。

　外科チームと会話を交わした時間はそれほど長くない（たかだか20分程度である）が，介入初期の重要な段階でこのような時間をとって関係性を深めておくことは，後々さまざまな点で実を結ぶ（結局は時間が節約できることになることも含めた）先行投資なのだ。

第13章　いかにしてよい死を迎えるか：終末期のケアにおける意見の多様性

Barnes医師の「時間の先行投資」は外科チームとのよりよい関係性をもたらし，Joe Monaghan氏とその家族を支えようとする中できわめて重要であった。Barnes医師が対立を解消する際に用いたスキルを簡単に振り返ってみる。

臨床スキルと関係性

　当然ながら，ここで述べたようなことは何もないところから突然生じたわけではない。前述したように，Bennett医師と看護チームの当人中心のアプローチ（VBPの第5の要素）や，熟達した多職種チームワーク（VBPの第6の要素）がなければ，Barnes医師とJoe Monaghan氏が顔を合わせる機会もなかったかもしれない。

Barnes医師とMolly Monaghanの会話

　Joe Monaghan氏との面接を終えて病棟を立ち去る際，Barnes医師はナースステーションに立ち寄り，Brendaとも話がしたいので後でもう一度やってくると伝えようとしていた。ちょうどその時，若い女性が病棟を訪れた。Barnes医師の話を耳にし，自分はJoe Monaghanの娘Mollyで，少し話がしたいと話しかけてきた。看護師が面談室を用意した。

　Molly Monaghanは非常に不安げだった。彼女は，この先どうなっていくのかを知りたいと思い，あたりにいる看護師や若い医師たちを問い詰めたが，満足のいく答えは返ってこなかった。彼女は父親がそう長くは生きられないと思い，オーストラリアにいる弟Brendanにメールで知らせたところ，Brendanは「希望の灯火を消す」ことを責める返信を送ってきた。Brendanは両親に何としてもオーストラリアに来させようと決心しているようだった。その後に交わしたメールの中で，彼はそれ以外に何事にも触れようとしなかった。

　MollyはこれまでもずっとBrendanよりも父親の気持ちがわかるような気がしてきていた。自分と父親は物静かなのに対し，Brendanと母親は何事にも積極的だった。Mollyは，本当は父親が「戦い続けたい」とは思っておらず，化学療法の副作用を恐れているのではないかと思っていた。しかし，隠れてコソコソやっているとBrendanや母親に思われたくなくて，父親と率直に語ることができずにいた。「希望の灯火を消す」ことを責めるメールが届いたのは，そんな最中だったのである。MollyはBarnes医師が母親と会う際に自分が話したことを黙っていてくれるよう希望したが，Barnes医師の同席のもとで家族が話し合う機会を持つことについては快諾した。

Barnes医師とBrenda Monaghanの会話

　その日の夕方，Barnes医師はBrendaからも同様の話を聞くことができた。この2週間は一家にとって悪夢だった。今から思えば，夫の体調はよくなかったのだと思いあたる節があるし，もしかすると夫自身は何か重大なことが起こっているとわかっていながら，それを無視してきたのではないかと考えていた。ここ数カ月でずいぶん体重が減ってしまったし，自宅の新しい貯蔵庫の片づけをなかなか終わらせられないことについて，しょっちゅう言い訳をしていた。相当につらかったのだろうと，今は思っていた。

　手術の後，家族は夫婦を中心に結束した。今も地元に住んでいるMollyはBrendaと同じように毎日病院を訪れてくれた。オーストラリアにいる息子のBrendanは連日のようにメールをくれた。Brendaは状況が思わしくないことはわかっていたのだという。しかし，Bennett医師の楽観的な態度と，実際に手術はとても上手くいったと告げられたことが心の支えとなっていた。人工肛門が「すばらしく機能している」とBennett医師は述べていた。

　Brendaはどうすることが最善なのかわからなかった。夫の前では気丈に明るく振る舞

わなくてはならないと感じていた。Brendan は両親がオーストラリアにいる孫に会いに来る計画を守ることを熱望していた。正直なところ，Monaghan 夫妻は自分たちの望みがどうやら叶いそうもないということから，騙されたという思いを強く感じていた。Molly は多くは語らず，Brenda は娘が気を悪くしているのだろうかと心配していた。このようなわけで，病室で顔を合わせても，どこかよそよそしく居心地が悪く，会話は弾まなかった。しかし「死を口にしない」というのが，ずっとこの家族を支えてきた信念であった。

対立とその解消

　Barnes 医師はこうして Joe Monaghan 氏やその娘 Molly の側（Monaghan 氏に死期が近づいていることを受け止め，その中でできることを探そうとする立場）と，妻 Brenda と（間接的にではあるが）オーストラリアにいる息子 Brendan（戦い続けるべきだと考える立場）のそれぞれの考えの「作用・反作用」を確認することができた。それぞれが違った方法ではあったが，お互いにつらくならないよう不安を表面に出すまいという考えでは一致していたのだ。

　このような状況は実際に緩和ケアではよく遭遇するが，適切に対応しなければ関係者の間に深刻な対立を生じる。英国終末期医療プログラム（National End of Life Care Programme；2010, p.6）では，緩和ケアに従事する臨床家は，このような問題に直面したときに最も対応が困難と感じることが指摘されている。「終末期に同居家族の思いと親戚の思いの間に生じた対立は，鍵となる課題の1つである。初期から親戚と深い関係性を築けていればこそ，このような状況は解決できる」

　Barnes 医師は関与する人々と深い関係性を築くことで対立を解消するというスキルを示してくれた。Joe Monaghan 氏自身とも，さらに娘の Molly，さらには Brenda とも同じことを行った。急かさずに，時間をかけて全員の本当の懸念を聞き出した。ケアを望む Molly の立場，治癒を望む（決して「死を口にしない」）Brenda の立場のどちらかに立ったならば，本当の意味でのパートナーシップを築くための労力は想像を絶するものになっただろう。Barnes 医師は Brenda と話し始めてすぐ，彼女の「戦い続ける」動機が Bennett 医師のそれと相通じるものがあることに気づいた。2人とも Monaghan 氏の病状はすでに治癒が望める状態でなく，奇跡が起こることを期待する余地もないことは十分に理解していたが，彼が希望を失わないように明るく前向きに振るまうことが大切だと考えていた。

　Barnes 医師は外科チームとの間でも同じスキルを用いて関係性を深めた。対立は現実的なものというよりも，Bennett 医師にとってベッド回転率が気になるというような潜在的なものだった。したがってこの事例は対立の解消というよりも，対立の回避と考えるべきかもしれない。いずれにせよ Barnes 医師はこの問題に実にうまく対応した。ここまでみてきたように，病棟を訪れ Bennett 医師や看護師たちと話をする時間をつくり，傾聴し，自身と外科チームのスキルの違い（ゆえにお互いが補完されること）を，ユーモアを交えて紹介した。そのような状況で行われた建設的な2回目の MDT ミーティングをみてみよう。

場面 3：（病棟における）がん診療のための 2 回目の MDT ミーティング

　Barnes 医師は数日後の病棟回診の後，Joe Monaghan 氏，Brenda，Molly が彼女に話した内容を，Bennett 医師や外科看護チームと議論した。それまでの間に彼女は作業療法士とも情報を共有し，在宅看護でどのようなサービスが必要となり，実際にその地方で提供が可能かということを確認していた。Clancy 師長は，Monaghan 氏はよく眠れるようになったようだが，日中の倦怠感は強い様子であること，Molly が病棟スタッフに挨拶を

するようになったことを報告した。

2回目の MDT ミーティングが必要と誰もが合意した。今回は Watts 医師や消化管専門看護師 Gina Morris, Clancy 師長, 作業療法士など, 化学療法の是非について意思決定するために関与するさまざまなスタッフが参加すべきということになった。日程は次の週のはじめになった。

本章の残りの部分では, 2回目の MDT ミーティングの結果がどうだったかをみていこう。そして VBP の要素を駆使したプロセスを通じて, 緩和ケアにおける ACP がいかに反映されながらこの結論が導きだされたかをみていく。本章の最後のセクションで, これから残された数カ月間に山積された非常に難しい問題と向き合う中で, 医療スタッフ, Joe Monaghan 氏, その家族の間で強固なパートナーシップを築くために, このようなプロセスが必要であったことがわかる。

2回目の MDT ミーティングの結果

2回目の MDT ミーティングは短時間で終わった。化学療法は治療オプションとして残っていたものの, 次のステップは, 今後の鍵となる場面におけるケアプランについて Joe Monaghan 氏と面接を行い, 希望があれば家族にもその場に同席してもらうこと（彼はそれを希望していることを暗に示していた）であった。

1. **利用可能オプションに対する Joe Monaghan 氏と家族にとっての優先事項や好み**：Barnes 医師には, Joe Monaghan 氏が少しでも早く家に帰りたいと願っていることがわかっていた（このことは結果的に, 外科チームが懸念していた病床の回転が滞っているという価値に一致するものであった）。

   Barnes 医師は在宅作業療法士からの情報として, 2階へのエレベーターを設置するのではなく, ポータブルトイレと病院用のベッドを1階に設置するという代替案を示した。日中は地域看護師として訪問看護を行い, 夜勤もカバーしてくれる看護師 Marie Curie も来る可能性はあり, もしこれを利用できれば Brenda が Monaghan 氏を介護する負担はかなり減ることが期待された。一方, 家族がエレベーター設置にこだわった場合（これまでの暮らしには近いが）, 費用もかかり, 環境が整って自宅に帰るまでにもかなりの時間がかかると考えられた。

2. **Joe Monaghan 氏の生命予後に照らした治療オプションの選択**：Barnes 医師は Joe Monaghan 氏も Brenda も Molly も, 治療のオプションについて率直に現実的に話し合うことには異論がないだろうという確信があった（すべての事例がそうとはかぎらない）。ここで大切なことは, 化学療法に乗り出すかどうか, そしてそれがオーストラリアにいる家族と新しい孫に会うという Monaghan 氏の希望の助けとなるのか妨げとなるのか, という点であった。Monaghan 氏の体調が低下しており, オーストラリアに行くだけでなく, 帰ってくるまで無事であることを目標として考えると, 化学療法はどちらかというとあまり強く推奨されなかった。

   これらの情報は今後家族と Watts 医師が話し合っていくうえで重要な情報だ。このステージで推奨できるのは, 治癒よりも症状コントロールを目指す, 低容量の「緩和的化学療法」のレジメンである。このようなレジメンでは副作用は少なく, 治療関連死も少ない（NCEPOD, 2008）。

3. **今後についての話し合い**：Joe Monaghan 氏と Molly が「治癒からケア」に移行しようと考えているのに対し, Brenda とおそらくその息子の Brendan は, その切り替えに難色を示すのではないかという点が MDT ミーティングで懸念された。

   したがって, 家族と話し合ううえで, この家族が必要に応じて利用できる情報源と

サポートが必要と考えられた。Barnes 医師はこれまでの経験から，患者と家族が専門的で，かつ詳細な情報を求めていることを知っていた。オーストラリアにいる Brendan にはメールに NCEPOD 報告書(NCEPOD, 2008)のホームページのリンクを張って送ろうと考えていた。メールでしかコミュニケーションがとれない Brendan は，本事例においては非常に難しい立ち位置にいた(その後，Brendan は NCEPOD 報告書で不適切な化学療法による治療関連死が非常に多いことに言及されているのを読んで，化学療法を受けてオーストラリアに来ることを両親に強いるのではなく，自分の家族を英国に帰国させようと考えを改めた)。

　Barnes 医師は Joe Monaghan 氏とその家族とともに詳細なケアプランを立て，これを(すでに Bennett 医師の診療情報提供書を受け取っている)総合診療医と共有することになった。関係者が協力し，数日間でこれらは実行に移せるだろう。こうすることで，総合診療医と緩和ケアチーム(24 時間の相談窓口を設置した)とのコミュニケーションが十分にとれるようになる。将来，Monaghan 氏が意思表示をすることが不可能とになった際に，誰がどのように代理意思を表示するかを明文化しておくかも，この際には大切なことであろう。

ACP

　英国の緩和ケアの場に従事するものなら誰でも，この 2 回目の MDT ミーティング以降に話し合われたことが，いわゆる ACP であることに気づくだろう。英国国民保健サービスの最近の出版物(NHS End of Life Care Programme, 2007, p.4)には ACP について次のように記載されている。

　ACP とは，将来のケアに関して当事者とそのケア提供者(分野を問わない)の間で交わされる，自発的な意思決定に関する話し合いの過程である。当事者自身が望めば，家族や友人をここに加えてもよい。当事者の合意の下で話し合いの内容は文書化し，繰り返し見直し，ケアにあたるキーパーソンに伝えることが推奨される。ACP で話し合う内容には，以下が含まれる：
- 当事者自身の心配や願望
- 大切にしている価値やケアのゴール
- 自分の病や予後をどのように理解しているか
- 将来利益をもたらす可能性があるケアや治療に対する好みや希望，それらの利用可能性

　これらの言葉から，ACP とはすべて価値についてのことであるとわかる。まず ACP の第 1 の構成要素であるケアプラン(前述)は Joe Monaghan 氏の価値を反映したものである。しかしながら，意思決定を行う際のパートナーシップの基礎にある，いくつかの重要な価値がここでは触れられていない。

> **VBP の復習**
> 　読み進める前に，ACP の定義の根底にある価値について少し考えてほしい。
> 　価値を明確に表す単語やフレーズ，婉曲的に表す単語やフレーズを，それぞれ異なる色で強調してみるのが 1 つの方法だ(第 I 部で Gulati 医師が慢性の腰背部痛の「黄信号」について価値に基づいて考える際に，強調したり目立たせるために，文字に青の蛍光ペンを用いたり，下線を引いていたのを思い出してほしい。第 2 章を参照のこと)。
> 　このようにマーキングすることで，言葉に隠された価値が際立って理解しやすくなる。しかし，そこに含まれていない価値についても考えてみてほしい。

図13-2に前述のACPにわれわれが手を加えたものを掲載する。これまでにも述べたように，ACPで言及していることは，緩和ケアの計画を立てる際の価値の重要性である。文章全体が青の蛍光ペンと下線だらけである！　しかし，われわれが手を加えたものからわかることは，明確に表現された価値(青の蛍光ペンで強調)はすべて**患者**自身の価値によるもの，ということだ。介護者やスタッフの価値は対照的に，表現されたとしても暗黙なものにとどまっている(「……ケアにあたるキーパーソン」のように下線を引いた部位)。

　患者の価値を他の価値とともに重視することは，通常の医療行為の中では珍しいことではない。SackettによるEBMの定義を第2章で取り上げたが，ここで述べたACPの声明のように価値の重要性を述べている。これは患者自身の価値に他ならない。繰り返し強調してきたように，ケアが臨床家や介護者の視点ではなく当人中心のものとなり，患者本人の価値が重視されつつあることを反映している。しかし，介護者にも，当然臨床家にも，それぞれ価値はある。その価値を無視してはパートナーシップは成立しない。

ディスセンサスに基づくケアプラン

　よって，意思決定における誠実なパートナーシップにとって必要なことは，誰かの視点を除外することではなく，さまざまな視点の**バランス**，すなわち，「ディスセンサス」である。前述したケアプランにたどり着いたのも，こういったディスセンサスのバランスによる。ACPの価値基盤は常に，自宅にいるというJoe Monaghan氏の願望に焦点をあてていた。次の点を取り入れたからこそ，このようなバランスのとれたアプローチにいたった。

- 主たる介護者であるBrendaの心配(Marie Curie看護師やその他スタッフのサポート内容を検討するために)。
- 外科チームの心配(トイレを1階に準備し，なるべく早く退院させるために)。

　化学療法の件に関しては，Barnes医師が，Joe Monaghan氏とその家族，そして専門職たちの間に入ってコミュニケーションを促したことでバランスのとれたアプローチをとることができた。ここでは特に，EBMによる情報源が重要であり，VBPを補完する役割を果たした。

　ACPとは，将来のケアに関して患者本人とそのケア提供者の間で交わされる，自発的な意思決定の過程である。そこに決まった形はない。患者自身が希望すれば，家族や友人もここに加わってもよい。可能ならば文書化し，折に触れて繰り返し見直し，ケアにあたるキーパーソンと十分に話し合い，お互いに納得しておくことが望ましい。ACPで話し合う内容は，以下のとおり：

・患者自身の心配事や気がかりなこと
・大切にしたいと考えている価値やケアのゴール
・自分の病状や予後をどのように理解しているか
・将来的に有効となるケアや治療に際する優先事項や希望，それらの利用可能性
　除外された価値も含められた価値と同様に意思決定における価値に基づくパートナーシップにとって効果的である

図13-2　ACPの要約において表現されている価値(青の蛍光ペンは明確な価値，下線部は暗黙の価値)

ディセンサスとコンセンサス

> **振り返りのポイント**
> 本書を通して，EBMとVBPが多くの類似点を持つことを紹介してきた。Barnes医師がJoe Monaghan氏とその家族，そして臨床チームと関わるうえで，それらのいずれもが重要であったことがわかる。
> しかしここで，意思決定のパートナーシップを支える際にEBMとVBPに異なる側面がある。少しそこについて考えてみてほしい。

一言でいえばEBMはコンセンサスを重視するものであり，VBPはディセンサスを重視するものである。つまり，EBMにおいてはある状況に影響を与えるエビデンスの観点から，違いが生じる余地を徹底的に除外してコンセンサスが導かれる。このようなコンセンサスに基づくモデルでの意思決定におけるパートナーシップは，問題となっているエビデンスに関するさまざまな視点のうちどれがベストかということについて，関係するさまざまな人々が合意にいたることに依存する（EBMでの「ベスト・エビデンス」とは，コンセンサスの概念である）。VBPでは対照的に，ある状況に影響をあたえる価値の観点から，その違いを排除することなく**そのまま残して**，問題となっている状況に応じてバランスのとれた意思決定をすることを重視する。

コンセンサスとディセンサスは，ここで要約したように完全に異なるものではない。実際にはこれらは協調して機能する。第3章において，英国精神保健法（Mental Health Act 2007）の基本原則の枠組みの中で，VBPがバランスのとれた意思決定をしていく方法を例示した。この基本原則は，個々の事例に応じたバランスのとれた決定を行うための，価値の「円卓」とわれわれは呼んだもの（図3-1）を提供している。したがって意思決定の過程は**ディセンサス**に基づく（基本原則で価値と表現されているものが残っている状態）が，枠組みは**コンセンサス**の枠組みの中で行われる（基本原則がすべてのステークホルダーによって共有された価値を包含することを思い出してほしい）。

共同意思決定（shared decision-making）におけるディセンサス，そしてディセンサス的なプロセスとコンセンサスのプロセスが相互にどう関与しているかについての議論は本書シリーズのウェブサイトにゆずる。次章のGulati医師の事例では，休業のための診断書を書くという問題をどのように解決したのかをみていくとともに，共有された価値という枠組みがどう機能するかを探索していく。この章の最後に，2回目のMDTミーティングで，ディセンサスに基づくケアプランが形成されるのにVBPのどのような要素が機能したかを紹介したい。

2回目のMDTミーティングとVBPの要素

Barnes医師が1回目に外科病棟を訪れた時点では，異なる価値が気づかれないまま対立しており，そのしわ寄せを受けていたのはJoe Monaghan氏に他ならなかった。

- アクション志向の外科チームは最善を尽くしていたが，「一刻も早く」病床を確保しなくてはならない，というプレッシャーが増大していた。
- 2つめに，外科チームにはJoe Monaghan氏やその家族が望むようなケアを提供できていない，という不満もあった（看護師の言及する疼痛コントロールで象徴的だが，それ以外のところでも）。
- 3つめに，Joe Monaghan氏と妻，その息子には，「何と戦うのか」についての家族内での対立が潜んでいた。

しかし前述のとおり，2回目のMDTミーティングまでに，それぞれ関係者の異なる視点のバランスをとりながらケアプランを作成することは，対立ではなくパートナーシップの礎となった。

> **振り返りのポイント：VBPの復習**
> 　この最後のVBPの復習では，本事例の関係者の対立ではなくパートナーシップの礎を築くうえで，Joe Monaghan氏のストーリーにおいて実践されたVBPのどの要素が重要であったか考えてみよう。
> 　本章のここまでで，VBPの復習においてさまざまな要素に触れてきた。読み返してみて，前述の点についてどの要素が重要であったかを考えてみよう。もちろん，ここまでで言及していない他の要素についても気がついたことはないか考えてみてほしい。
> 　ここであなたの考えをまとめるために，VBPの要素をチェックリストに書きとめ，それぞれJoe Monaghan氏の事例のどこでどのような役割を果たしたか振り返ってみよう。

　われわれ自身が作成したチェックリストを表13-1に示した。ここに示されているように，正解はない。この最後のVBPの復習の結論は，VBPのすべての要素が何らかの形で，さまざまな登場人物をとおして今回の事例に貢献しているということである。これまで深くは触れていない第7の要素(二本の足の原則)，第9の要素(科学主導の原則)さえも，ここには顔をだしている。表13-1からわかるように，この2つの要素は本事例の表面的なポイントではないが，背景で重要な役割を果たしている。

VBPの前提と目的

　Joe Monaghan氏の事例においては，VBPの過程における各要素と同時に，表13-1では触れなかったものの，第2章で述べたVBPの要素の前提と目的が重要である。異なる価値に対する相互尊重というVBPの前提がなければ，ディセンサスに基づく意思決定は生まれない。そしてVBPの目的は，バランスのとれた意思決定に他ならない。

コンセンサス，ディセンサス，そして「ほどほどによい」死

　この「ほどほどによい」死，という考え方は，一見するとひどい妥協にみえるかもしれない。確かに，死を迎えようとするものにとっての望みは「最善」以外にない，という考え方もあるかもしれない。Winnicottの「よい」母親の概念では，最善の母親ではなく，赤ん坊が自分で物事をコントロールできる余地を残した「ほどほどによい」母親の重要性を強調している(Winnicott, 1953)。同様に，死を迎えようとする人々にとっても，このコントロール感から受ける恩恵は大きい。死を迎えようとする人にとって「最善」とは，他に選択の余地のない響きを与える。

　本章で伝えたかった問題点は，Joe Monaghan氏がおかれていたような複雑な状況では，誰の価値が最善かに対しては決してコンセンサスは得られないということだ。「最善」をめざそうとすることが(患者本人であれ)誰か個人の価値のみに焦点をあてることならば，そのほかの人々の価値を無視する結果となり，「最善」が関係者にパートナーシップではなく対立を生み出す結果になってしまう。

　それゆえ必要なことは，われわれが示唆したように，患者を中心に置きつつも，家族，スタッフなど関係者すべての価値も配慮した，バランスのとれたアプローチが必要になる。本事例の2回目のMDTミーティングでディセンサスに基づくケアプランを生み出すのに一役買ったのが，このバランスのとれたアプローチである。異なる視点のバランスを保

表 13-1 Joe Monghan 氏の事例に，VBP の 10 の要素を落としこんだもの

VBP の要素	本章において（誰によって）どのように反映されているか
1. 価値とその多様性への気づき	Barnes 医師（緩和ケア医）：（ⅰ）強さ（StAR 価値，特に Joe Monaghan 氏の志），（ⅱ）価値の対立の可能性（外科チームと Joe Monaghan 氏の家族との間，家族間）という，2 つの問題がどう理解されているか（診断）と，いかに解決していくべきか（治療）への気づき
2. 価値の推論スキル	Watts 医師（腫瘍医）：事例検討―これまで外科チームから紹介された患者の経験を踏まえて，早めに緩和ケアチームに紹介することを示唆した。Barnes 医師も同様の事例に基づく推論を用いた
3. 価値の知識	Watts 医師：これまでの臨床経験や研究論文から，Joe Monaghan 氏が家族のために気丈に振る舞っていることが手にとるように理解できた。Barnes 医師もそうである
4. 特異的なコミュニケーション技法（価値の聴取と対立の解消）	Barnes 医師：（ⅰ）価値を引き出す（Joe Monaghan 氏の話を傾聴し，残された数カ月ををどのようにすごしたいかを彼自身が認識し，受け入れるきっかけを与えた）。（ⅱ）対立の解消（外科チーム，そして Monaghan 氏の家族間の意見の食い違いを解消した）
5. 当人の価値中心の診療	Bennett 医師（外科医）：病床の回転に遅れを生じさせる可能性（彼自身の価値）もあったが，疼痛コントロールのために緩和ケア医への紹介に同意した（Joe Monaghan 氏の価値） Clancy 師長と外科チーム：疼痛コントロールに懸念を持つとともに，温かく接し，傾聴を忘れなかった（Joe Monaghan 氏とその家族の価値）
6. 拡大多職種チーム	外科チーム，Watts 医師，Barnes 医師：それぞれ専門とする異なるスキルとともに，異なる観点を持っていた。そのため，2 回目の MDT ミーティングでディセンサスに基づくバランスのとれたケアプランが得られた
7. 二本の足の原則（「エビデンスと同時に価値も考えよ！」）	1 回目の MDT ミーティングから 2 回目のミーティングまで：1 回目の MDT ミーティングの結果は，主にエビデンスを重視したものだった（広範に転移した大腸がん患者における一般的な経過や予後，Joe Monaghan 氏の状況についての臨床所見および各種検査の報告，家族の希望について（「ファイティングスピリット」という言葉を使ったという報告）など）。2 回目の MDT ミーティングでは対照的に，「エビデンスを考えること」と同時に「価値を考えること」に焦点があてられた（Monaghan 氏が本当に望んでいること）
8. 軋む車輪の原則（「価値と同時にエビデンスも考えよ！」）	Clancy 師長：Joe Monaghan 氏，Brenda との信仰に関するやりとりの中で，「（宗教上の）価値を考える」際に「エビデンスを考えること」がおろそかになってしまった
9. 科学主導の原則（「高度先進医療を考え，エビデンスと価値の両方を考えよ！」）	Barnes 医師：彼女が示した VBP の暗黙のスキルは，緩和ケアにおいてエビデンスとともに価値を重視することが慣習となっていることを反映している。医療における科学や技術の進歩により終末期の新たな選択肢が広がってきたことにより，この原則へのニーズは高まっている
10. 意思決定における（ディセンサスに基づく）パートナーシップ	Barnes 医師：暗黙の VBP のスキルを用いて，Joe Monaghan 氏，その家族，外科チーム，Watts 医師という，関係者全員の価値のバランスをとった，ディセンサスに基づくケアプランを作成した。これを基盤に，Joe Monaghan 氏のケアに際して対立ではなくパートナーシップを築いた

つことを重視した結果，このディセンサスに基づくケアプランは特定の関係者の視点に偏ったものにはならず，「最善」でもない。しかし，まさに関係者すべての価値をバランスよく取り入れた結果，このケアプランは関係者に真の意味でのパートナーシップを芽生えさせた。このような経緯をたどって迎えられる死は，よい死ではないにしても，「ほどほどによい死」といえるだろう。

Bennett 医師の振り返り

帰宅の道中，Bennett 医師は 2 回目の MDT ミーティングのことを思い出していた。当初，緩和ケアチームへの紹介は早すぎたかと心配していたが，振り返ってみれば驚くほどに効果的だった。病棟スタッフも満足していたし，Joe Monaghan 氏とその家族に適切なケアプランができた（そして外科病棟のベッドも空けることができそうだ）。誰かに責められることもない！ 次回からは，躊躇せずにすぐ緩和ケアチームに紹介するだろう。

まとめ（表 13-1 も参照のこと）

本章の Joe Monaghan 氏の事例で，いかにして VBP の各要素を持ち寄り，意思決定におけるパートナーシップを築くうえでバランスのとれたディセンサスに基づく基盤を提供するかをみてきた。VBP の各要素についてはここまでの章ですでに個別に触れたが，本章で特に重要であったものは以下のとおりである。

- **臨床スキル**（VBP の第 1～第 4 の要素）。緩和ケア医の Barnes 医師，腫瘍医の Watts 医師にそれらをみることができる。Barnes 医師は，関係者の異なる価値への**気づきを促した**（第 1 の要素）。Barnes 医師と Watts 医師は，その臨床経験から個々の事例に基づく**推論**を行っており，あらかじめ Joe Monaghan 氏にとって何が重要となりそうかについての知識を持っていた（VBP の第 2, 3 の要素）。Barnes 医師は卓越した**コミュニケーション技法**で価値を聞き出し，対立を解消した（VBP の第 4 の要素）。
- **関係性**（VBP の第 5, 6 の要素）。関係者のなかで，**当人中心であること**（第 5 の要素）と**多職種の働きかけがあること**（第 6 の要素）という VBP の 2 つの重要な要素が欠けていれば，Barnes 医師の臨床スキルも十分に発揮されなかっただろう。関係者の対立はあったとはいえ，外科チームは常に Joe Monaghan 氏のことを第 1 に考えていた。そして Barnes 医師の助言のもとで，治癒をめざす（外科的な）価値から，ケアをめざす（緩和ケア的な）価値に多職種のかかわり方をシフトしていった。
- **EBM との連携**（VBP の第 7～第 9 の要素）。EBM と VBP を結び付ける 3 つの原則もここでは重要であった。「エビデンスと同時に価値も考えよ！」というメッセージを思い出させる「二本の足の原則」は，最初の MDT ミーティング時に，（その多くは気づかれていない）価値によりエビデンスの見方が異なっていたことにあらわれている。「軋む車輪の原則」とは，「価値と同時にエビデンスも考えよ！」ということであるが，ここでは Clancy 師長を思い出してほしい。彼女は（この状況で）過度に自分の宗教的な価値を押しつけてしまった。「科学主導の原則」は，「高度先進医療を考え，エビデンスと価値の両方を考えよ！」ということであるが，これは本事例の背景に常にみられる。医科学と医療技術の進歩によって広がった選択肢は終末期の可能性を開いた。これが緩和ケア領域での EBM と VBP の発展を活性化したのである。
- **ディセンサス**（VBP の第 10 の要素）。ここまで述べた要素に基づき，2 回目の MDT ミーティングでは，Joe Monaghan 氏が必要としていることや優先したいと考えていることに焦点があてられると同時に，その家族やスタッフにも焦点があてられ，その結果，

参加者の間には意思決定を行ううえでのパートナーシップを築くための，**ディスセンサスに基づく基盤**が確立された。

Joe Monaghan 氏の事例で，VBP の異なる要素が自然と連鎖していったことは，本章の冒頭に述べたように，緩和ケア領域は他の医療領域に比べ，価値がエビデンスと同様に重要であると認識されて長いことを反映している。ACP が価値に強く焦点を当てているということから，緩和ケア領域においてすら，価値に基づいてなすべきことがさらにあることがわかる。それと同時に，緩和ケア領域は実質上，VBP の例を見つけやすい領域でもある。つまり，緩和ケア領域は本書で示したメンタルヘルスやプライマリケアといった領域と同様に，EBM と VBP が手を取り合って発展しており，科学と人々を結ぶ道に通じているといえる。

次章では第 I 部で登場した Gulati 医師の話に戻る。休業診断書を書くという，今回の事例よりは（明らかに）切迫していない状況で，意思決定のためのパートナーシップを築くために，VBP をどのように用いればよいかをみていく。

（大中俊宏）

参考文献

Chochinov, H. M. (2002). Dignity-conserving care-a new model for palliative care. *Journal of the American Medical Association* 287, 2253-60.

Christiakis, N. A. (1999). *Death Foretold: Prophecy and Prognosis in Medical Care*. Chicago: University of Chicago Press.

Fallowlleld, L. J., Jenkins, V. A. and Beveridge H. A. (2002). Truth may hurt, but deceit hurts more: communication in palliative care. *Palliative Medicine* 16, 297.

Gilbert, P. (ed.) (2011) *Spirituality and Mental Health*. Brighton: Pavilion.

Lo, B., Quill, T. and Tulsky, J. (1999). Discussing palliative care with patients. ACP-ASIM End-of-Life Care Consensus Panel. American College of Physicians-American Society of Internal Medicine. *Annals of Internal Medicine* 130, 744-9.

National End of Life Care Programme (2010). *The Route to Success in End of Life Care - Achieving Quality in Care Homes*. London: National Health Service.

NCEPOD (2008). *For Better, for Worse? A Review of the Care of Patients Who Died Within 30 Days of Receiving Systemic Anti-cancer Therapy*. London: National Confidential Enquiry into Patient Outcomes and Death.

Schattner, A. (2009). The silent dimension: expressing humanism in each medical encounter. *Archives of Internal Medicine* 169, 1095-9.

The NHS End of Life Care Program (2007). *Advance Care Planning: a Guide for Health and Social Care Staff* (revised 2008). London: Department of Health.

Walter, T. (2002). Spirituality in palliative care: opportunity or burden? *Palliative Medicine* 16, 133-9.

Winnicott, D. (1953). Transitional objects and transitional phenomena, *International Journal of Psychoanalysis* 34, 89-97.

■ VBPの全体図　要素「共有された価値という枠組み」

| 共有された価値という枠組み |
| におけるバランスのとれた意思決定 |

到達点

　　　　　　　パートナーシップ

二本の足の原則　　軋む車輪の原則　　科学主導の原則

プロセス

当人中心の診療　　　　　多職種チームワーク

気づき　推論　　　　知識　コミュニケーション技法

| 価値の違いに対する相互の尊重 |

前提

14 先生，俺の腰が問題なんだよ！（エピソード3）
VBPのための共有された価値という枠組みをつくる

本章の主な内容

本章では，バランスのとれた臨床上の意思決定を支援するために，共有された価値という枠組みの中でVBPの各要素をどのように結び付けるかについて記述する。

他には，以下の事項が含まれる。
- 慢性腰痛のマネジメント
- 慢性化とコンプライアンス
- 確保された学習時間
- 効率と効果
- 診療方針
- 価値に基づく業務委託

実践のためのメッセージ

臨床家，患者，介護者や管理者で形作る共有された価値という枠組みは，議論となっている問題に対して，バランスのとれた意思決定の基盤を提供する。

本章では，第1章のGulati医師のストーリーに戻り，ここまでの章で別々に提示されてきたVBPの各構成要素がどのように統合され，患者であるRoy Walker氏の休業診断書の要求にどのように対処するか，という彼女の葛藤の解決に役立ったのかをみていく。

責任は私がとる

Gulati医師の振り返りにより，彼女の葛藤の内容がはっきりしてきた。重要な副次的な問題が存在する。それは，彼女の個人的かつ職業的なAustin医師への義務と，Roy Walker氏の家族への心配であった。しかし彼女の葛藤の本質は，よい診療に必要な2つの重要な側面が対立し，その間で板挟みになっていることであった。彼女は当人中心の診療の側面から，患者の自律性を支持したいと思っていた。しかしその一方で，休業診断書の社会的な責任だけでなく，慢性化や腰痛について確立したエビデンスに基づき臨床的な最善の利益に従うというRoy Walker氏への責任もあった。

しかし，Gulati医師の振り返りで用いた，診療規範，倫理，決断分析，そしてEBMのどんな方法も，彼女の問題を**解決**する手段とはならなかった。実際，Roy Walker氏が月曜日に診察に戻ってきたとき彼女にはっきりわかっていたことは，さまざまな情報源から知識を得たけれども，最終的にどうするべきかは彼女自身の臨床判断にかかっているということであった。

ルートマップ（経路図）

　VBPの各要素を統合する場合，本章では必然的に多くの領域を扱うことになるが，Gulati 医師の Roy Walker 氏への診療は，短期と長期の2フェーズに分けて考えることができる。

- 短期的な Roy Walker 氏の診療マネジメントに関しては，Gulati 医師は，VBP についてのすでに十分身についた臨床スキルに従って，彼の休業診断書の要求に対し，あからさまな拒絶と単なる盲従の中間のコースに舵をとった。そうしたことで，のちにわかるように，医師と患者とが，Roy Walker 氏のみならず彼の家族への援助の基礎にもなる相互の信頼関係を形成できるようになった。
- より長期的には，Gulati 医師は，地元の患者フォーラム（Patients' Forum）を含め，診療所の同僚や他の関係者とともに，価値という共有された枠組みを築くよう働きかけた。それは，第3章で述べた枠組みのように，医療資源の管理や業務委託など，他の困難な領域についてのバランスのとれた意思決定のためにも用いることができた。

　共有された価値という枠組みを築いていくためには，関係者の並々ならぬ時間と努力が要求される。それは当然のことではある。第1章の最後で述べたように，VBP は，複雑で対立しあう価値に働きかけるための，既成かつ万能の「解決策」とはならない。むしろそれは，臨床上の意思決定の領域の個別の状況に合わせて展開，適応させる必要がある。しかし，Gulati 医師と同僚が見つけたように，その利点は，いったん必要な先行投資が行われたら，価値が錯綜する広範な領域における臨床上の意思決定に利用できることである。

臨床事例

　Roy Walker 氏との初診での困難な状況を和らげるために，Gulati 医師はちゃんと問題に対処する時間をとれるよう，1週間後の再診予約を提案した。Gulati 医師は，受付係から Walker 氏が再診したことを聞き（彼は Austin 医師を待つのではないかと彼女は思っていたので，これはよい徴候だった），彼をこれから呼び入れようとしていた。Gulati 医師はどうすべきかまだ確信していなかったが，先週1週間かけて検討したため，少なくとも可能な行動方針は立ったと考えていた。

> **振り返りのポイント**
> 　読み進める前に，あなたが Gulati 医師の立場だったらどうするか考えてみよう。
> 　あなた自身の視点からこの問題を考えてみよう。Roy Walker 氏があなたの患者なら，彼との相談にどのように対応し，どうするのか？

Roy Walker 氏が入ってくるのを待ちながら

　もちろん Roy Walker 氏の事例に唯一の正解があるわけではない。腰痛と慢性化についての明確なエビデンスはある。コンプライアンスについての詳細な文献も存在する。しかし，第2章での David Sackett らの指摘のように，それらのエビデンスを個々の事例にそのまま適応できるかは，臨床家の専門性や患者の独自の価値をも含む，事例に特異的な要素に依存する。「患者の独自の価値」については，第Ⅰ部で Gulati 医師の経験を示したように，**臨床家の独自の価値**だけでなく，さらに，それ以外の関係者の独自の価値も加味しなければならない。

患者の価値，および臨床家の価値

　これが前述の振り返りのポイントで，Roy Walker氏の事例を（「このような場合どうすべき」という）一般論ではなく，また（「Gulati医師はどうすべき」という）Gulati医師の視点でもなく，（「自分ならどうする」という）**あなた自身**の視点から，どうするか考えることを強調した理由である。

　ここでふたたび，Sackettの3つの要素，すなわち研究エビデンス，臨床的専門性，そして価値が重要となる。**エビデンス**についての視点が異なる可能性がある（この事例では腰痛と慢性化についての関連するエビデンスは問題とはならないが）。**臨床的背景**や**専門性**についての違いもありうる。過去の事例とともに経験を引き出せることが，臨床でもそれ以外でも専門性を持つことの意味として重要である。最後に大切なこととして，患者がそうであるように，臨床家も各自の意思決定の際に，**価値の違い**がありうる。

Dr. NoとDr. Yes

　Roy Walker氏の事例について，Gulati医師と大きく異なる価値を持つ，仮想のDr. NoとDr. Yesが前述の質問にどう対応するか考察することで，個々の臨床家の価値がどの程度重要かを知ることができる。

- Gulati医師と異なり，Dr. Noには優先している価値がある。つまり，どんな状況においても最優先すべき価値があると彼は考えているのだ。彼は「臨床上の最善利益は最良のエビデンスにより導かれる」という価値を持っている。そのためDr. NoはRoy Walker氏の要求をそのまま単純に拒絶することに何のためらいもない。Walker氏の事例でそのような対応をとることには，彼のそれまでの臨床経験も影響を及ぼしている。Dr. Noは，以前にWalker氏のような患者に対し，強硬路線をとって成功した経験を持つ。
- Dr. Yesにも優先している価値がある。しかしこの場合には，それは患者の自律性を尊重する選択である。そのためDr. Yesは，ためらいなくDr. Noと逆の方針を採用し，Roy Walker氏の要求に従う。Dr. YesはGulati医師やDr. Noと同様に腰痛と慢性化についてのエビデンスを認識していた。しかし，Dr. Yesは，休業診断書のような領域で少し柔軟な姿勢を示すことで，飲酒のような（Walker氏が考えるところの）より深刻な問題に対して十分な見返りを生むこと，以前の患者たちでの経験からわかっていた。そしてGulati医師は，特にWalker氏の家族へのリスクを考えると，彼に飲酒量を減らさせることは，この事例では優先事項であると感じていた。

　あなた自身の振り返りでは，Roy Walker氏の事例でどうするだろうか。あなたは，Dr. NoとDr. Yesが持つさまざまな価値による影響を受けたかもしれない。Austin医師は，Dr. NoよりDr. Yesに近かった。われわれは本章の後半で，Gulati医師の同僚や地元の患者フォーラムのメンバーが集まった際に，これらの問題やこれに類似したその他の意思決定が困難な領域をどのように扱うべきかについて，多様な価値を述べるのをみていく。

　しかしここでのGulati医師の葛藤は，彼女がDr. NoとDr. Yesの2つの極端な価値の間でバランスを保っていることに起因していた。まさにRoy Walker氏が再診に入ってこようとしている今，彼女には，よくも悪くも最終的にどうするか決心しなければならないことがわかっていた。

短期的マネジメント

　Roy Walker氏は，再診のためGulati医師の診察室に入ってきたとき，挑発的というよりむしろ怯えているようにみえた。Gulati医師は彼に椅子に座るよう示し，腰は大丈夫

かとたずね，彼を落ち着かせることから始めた。そうすることで，彼女は最初から彼の問題をとても真剣に受け止めていることを明確に示した。また，彼女はAustin医師の診療記録を読むことができ，それが役立ったと説明した。そして彼がどのように腰を捻り，それからどうなったか，ありのままに彼自身の言葉で語ってほしいと続けた。

> **振り返りのポイント**
> 　前回は攻撃的であったRoy Walker氏は，このGulati医師の出だしの働きかけに対してどのように反応するだろうか？
> 　読み進めるまえに，第1章で述べたRoy Walker氏の簡単な人格描写に戻ってもよいかもしれない。もう1度「Roy Walker氏との出会い」のセクションを見直してほしい。
> 　また，Roy Walker氏がAustin医師の休暇からの復帰を待たずに，いわれたとおり再診したことについても考えてみよう。さらに，Gulati医師の診察室に入ってきたときに，なぜ彼はいら立っているというより不安げにみえたのだろうか。

Roy Walker氏との再会

　Gulati医師が彼のストーリーを自身の言葉で語るように促したことは，Roy Walker氏にとって意外だった。今まで出会った人たちはたいてい，地元の病院の脊椎の専門医や理学療法士も含め，いつでも「あなたの症状は……」といういい回しで会話を始め，どんな手助けができるかを彼に話し始めるのだった。もちろん彼は，医師たちがとても多忙なことを知っていた。だとしても，それは彼のほとんど残されていない自信にとっては何の役にもたたず，そして彼の話に耳を傾けてくれる人は誰もいなかった。Austin医師ですら，初診の後は彼に興味を失っているように思えた。

　第1章で述べたように，Roy Walker氏は本当にいいたいことがあったため，そんな振る舞いにいたった。怒鳴り声の裏で，彼は自分には助けが必要なことを痛いほど自覚し，そのための勇気を奮い起こしていたのだ。前回の診療では，彼はそこにAustin医師ではなく若い女医がいるのを見て，出だしでつまづいた。前に述べたように，それが彼がとても攻撃的になった理由だった。しかしここにきて，彼はこの毅然とした，しかし明らかに思いやりのある医師が，最終的に自分が頼りにしてよい相手かもしれないと迷っていることに気づいた。2回目の予約を提案されたときの彼の最初の反応は，自身の休業診断書を更新するためにとりあえず従っておくというものだった。しかし午後になる前には，Gulati医師が実際に**2枠分**診療時間を提案してくれた最初の人物であることに彼は気づいていた。普段は，誰もが彼を厄介ばらいして次の患者に移ることのみに熱心なように思えたのだ。

Roy Walker氏が打ち明ける

　そうして，それまでは口下手でいじめ役だった彼は，自身のストーリーをGulati医師に堰を切ったように話し始めた。それにはさほど驚くべき内容はなかった。積み荷（乱雑に積みあげられた足場の丸太）を不用意に持ち上げたときの，よくある話だった。今まで何度となく，苦もなくこなしてきたことであったが，突然「引き裂くような感覚」を腰に感じた。ばつの悪いことに，体を起こすことができなかった。上機嫌な仕事仲間にはからかわれた。最初は親方から同情され，それから，だんだんイライラされ，セカンドオピニオンを要求された。「でも俺はどうしたらいいんだい？」と，ほとんど涙ぐみながら彼は話し終えた。「俺の親父も腰をやって，働き続けた挙句，最後は車椅子になっちまった」

Gulati 医師が腰について説明する

　Roy Walker 氏の質問に直接答えるかわりに，Gulati 医師は彼を再度診察したいといった。彼女は最初の診察のときに簡単に彼の診察をしていたが，今回はすべての神経学的所見の確認を行った。彼のことをちゃんと聞こうとする姿勢とともに，Walker 氏は彼女がすべての手順を時間をかけてちゃんと行う注意深さにも感心した。

　（彼の話からそうだろうと考えていたが）異常所見がないことを確認してから，Gulati 医師は Roy Walker 氏をふたたび座らせ，「腰をやってしまったとき」何が起こると考えているかをたずねた。他の多くの人と同様，Walker 氏はそれについて漠然とした印象を持っているにすぎなかった。彼は若いころにサッカーをやっており，足首の捻挫のようなものが腰に起こると思うと答えた。「だいたい合っています」と Gulati 医師は答えた。「でも腰ではちょっと異なるのです，それは例えば……」

　紙を取り出して，彼女は脊椎を筋肉の柱が支えている腰の略図を描いた。描きながら，腰は，確かに足首と同様に骨と関節でできていますが，主な違いは腰の場合，骨と関節は**筋肉**で固定されているのです。だから，腰は実際には筋肉の柱なのです，と説明した。

　「ご理解いただけましたか？」Gulati 医師はたずねた。そのとおり，第 1 章でみたように，Roy Walker 氏は筋肉のことはよくわかっていた。それはいうなれば「彼の得意分野」であった。彼は若いころ自分の逞しさを自慢しており，今でも屈強であった。2 回目の予約には，彼は薄手のぴったりした「ベスト」をやめ，より控えめなオープンネックのシャツを着ていたが，それでも筋肉質の体格ははっきりわかった。

　Roy Walker 氏は，Gulati 医師が腰椎捻挫の 2 つの段階について説明を進めるにつれて，彼女への信頼感を強くしていった。最初は，初期のずれ（と彼女は説明した）で，たぶん椎間板が押されて少しはみ出ます。すると筋肉が痙攣を起こして腰を「かためて」しまうのです。それから，次に，回復過程が生じます。そこで重要なのは椎間板を保持してずれが再発しないように**筋肉を鍛える**ことなのです。

　それは，どれも Roy Walker 氏にとっては新事実であった。Gulati 医師は，ここに記載した以上に彼への説明に時間をかけた。そのおかげで彼は十分に納得がいった。そして最終的に Walker 氏は，彼が父親のように車椅子の生活になりたくなかったら，「もう 1 度動きださなければならない」ことを理解したのだった。

進展と合意された計画

　現状の問題への理解を共有できたため，両者は今度は共有できる計画を立て始めた。新たな自信（まだ脆いものだとしても）を獲得し，Roy Walker 氏はその作業に参加した。単に叱責され指図される（そして，それができないと失敗と感じざるをえない）のではなく，はじめて耳を傾けてもらえたと，ふたたび彼は感じた。この計画の最初の部分はとても簡単にまとまった。

1. Gulati 医師は Roy Walker 氏の休業診断書を更新することに同意した。
2. 彼女はまた，雇用者宛に，彼が積極的にリハビリテーションプログラムに参加しているという内容の書類を書くことを申しでた。
3. 一方 Roy Walker 氏は，週に 2 回診療所に来ている理学療法士の腰痛教室に参加することに同意した。

　腰は筋肉の柱であるという知識を得たことにより，Roy Walker 氏はここまではすんなりとその計画に同調した。彼は運動により背中を鍛えられるという見通しを理解し，実際のところ歓迎した。しかしその計画には，さらにもっと困難な部分があった。Gulati 医師は，元通りに回復するまで彼に軽いボランティア活動に参加するようすすめた。これは，

一部は彼の復職への自信を取り戻すためでもあった。そして、長期的には、腰の問題のため今までの重労働が続けられなくなったときに備え、他の種類の仕事を経験させるという意味も持っていた。

Gulati 医師の会心の一手

当初 Roy Walker 氏はその提案に尻込みしたが、のちに本章の終わりで明らかになるように、これは Gulati 医師の会心の一手となった。第 1 章で、から威張りの背後では、Walker 氏は自信を欠き、貧弱な自尊心しかもてずにいることを述べた。しかし今の彼は Gulati 医師に十分な敬意をもっており、彼女の提案を退けることはしなかった。そして最後の数分間で、彼が何のボランティアをするべきかについての相談が行われた。

認識されていなかった Walker 氏の強さの 1 つとして、動物が好きで扱いがうまいことが、後に判明した。今の住居ではペットを飼うことは許されていなかったが、子どもの頃は犬を飼っており、今でもその頃の動物との交流を懐かしく思っていた。総合診療医の範囲ではないが、長期雇用と社会的な要因の重要性を認識していたため（Underwood, 1998）、Gulati 医師はすぐにそれを採用した。「それならば、地元の動物愛護団体の PDSA (People's Dispensary for Sick Animals)[訳注1] グループに行ってみたらいかがでしょう」と彼女は笑顔で提案し、彼が返事をする前に、「どんな具合だったか、また教えてくださいね」とつけ足した。

Roy Walker 氏の問題がうまく解決したかはどうかは、のちに明らかになる。読者にはここで少し時間をとって、VBP の観点から Gulati 医師の事例を見直してほしい。この時点までで、彼女が VBP のどんな要素を用いているか、そして長期的な成功のためには他のどんな要素が必要となるかを考えてみよう。

Gulati 医師の短期的マネジメントにおける VBP

第 I 部で、VBP は「突然に」思いついたようなものではなく、むしろ EBM がベストプラクティスのうえにつくりあげられてきたのと同様に出来上がってきたことを述べた。Gulati 医師はご覧のとおり非常に優れた臨床家であり、彼女にはとりわけ価値を扱うことにかけて天賦の才がある。

この点に関して、彼女は倫理に関する経験や、決断分析や EBM の実務的な知識は豊富であったが、VBP については耳にしたこともなかった（Gulati 医師は、このストーリーのもう少し後になって、はじめて VBP に出会う）。それにもかかわらず、前章での、緩和ケア医である Emma Barnes 医師のように、Gulati 医師の Roy Walker 氏の事例には、VBP でのマネジメントについて多くの重要な特徴が示されていた。

> **振り返りのポイント**
> 　読み進める前に、ここまでの Gulati 医師による Roy Walker 氏のマネジメントで、VBP のどんな特徴が示されてきたかを確認してみよう。
> 　やり方の 1 つとして、表 14-1 に示したような簡単な表で VBP の要素を要約した。
> 　本章の残りに取り組みながら、表 14-1 の「空欄」を埋めていく。しかし、読み進める前に（ここまでの Gulati 医師による Roy Walker 氏の事例での方針を振り返り）空欄を埋めたほうが楽な読者もいるかもしれない。

訳注 1：動物用の保健室のようなボランティア施設。

表 14-1　VBP プロセスの要約	
VBP の要素	この事例で示されたもの
前提：相互の尊重	
スキル　気づき	
スキル　知識	
スキル　推論	
スキル　コミュニケーション	
当人の価値中心の診療	
チームの価値	
EBM/VBP　二本の足の原則	
EBM/VBP　軋む車輪の原則	
EBM/VBP　科学主導の原則	
ディセンサス＋コンセンサス	
到達点：バランスのとれた意思決定	

VBP 実践者としての Gulati 医師

われわれは，表 14-2 で，Gulati 医師を VBP 実践者であると述べた．表に明らかなように，Roy Walker 氏の休業診断書の要求に対する彼女の方針は，VBP の多くの主要な要素とともに，その到達点と前提を反映していた．Gulati 医師が，長期的なマネジメントでこれらの要素すべてをどのようにこの事例に組み込んでいくかに移る前に，このセクションでは簡単にそのプロセスについてみてみよう．

VBP の到達点：共有された価値という枠組みにおけるバランスのとれた意思決定

Gulati 医師の葛藤はまさに，この事例で登場した異なる価値の間でバランスをとることの必要性であった．次の予約までの時間で，他の人と同様，彼女は自身が関与したすべての異なる専門職としての価値（患者の自律性，最善利益など）の間で引き裂かれそうになっていたことに気づいた．それら価値は，実際ある意味，医療の領域で臨床家，患者，その他の関係者の間で広く共有されている，いわば骨格となる価値であった．しかしこの事例では，それらの骨格となる価値が，Gulati 医師をそれぞれ異なった方向へと引っ張っていたのである．前述の Dr. No や Dr. Yes と違い，彼女には何が正しいことかわからなかった．

次回の予約日が近づくにつれ，Gulati 医師は倫理的にも別の点でも，彼女の葛藤を解決するルールなどというものはないと気づいていった．前述のように，責任は彼女にあったのだ．個別の事例で登場する異なった基本的価値のバランスをどのようにとるかは臨床上の意思決定の問題であった．そのようにして，共有された価値という枠組みの中でバランスのとれた意思決定をする必要から，彼女は VBP の到達点へと直接到達できたのだ．

VBP のプロセス：10 の要素

この事例で登場した基本的な価値のバランスをとるにあたって，Gulati 医師は VBP を構成するいくつもの（直感的だが十分に有効な）主要な要素を活用した．すでに何度か強調したが，それら要素は，それぞれが価値に基づく意思決定のため重要だが，うまく結び付けて用いれば，相互に協調的かつ相補的に働く．ここでわれわれは，Gulati 医師が VBP の各プロセス要素を連結して用いたことに焦点をあてる．

表14-2 VBP実践者として，Gulati医師が実施したプロセスの要約

VBPの要素	Gulati医師がWalker氏に実施した内容
前提：相互の尊重	✓
スキル　気づき	✓
スキル　知識	
スキル　推論	✓
スキル　コミュニケーション	✓
当人の価値中心の診療	✓
チームの価値	
EBM/VBP　二本の足の原則	✓
EBM/VBP　軋む車輪の原則	✓
EBM/VBP　科学主導の原則	
パートナーシップ　ディセンサス	✓
到達点：バランスのとれた意思決定	✓

振り返りのポイント

　このセクションでは，Gulati医師のRoy Walker氏への診療で例示された，VBPの各プロセス間の相互作用のいくつかについて要約する。読み進める前に，相互作用のいくつかについて考えてみてもよい。

　その方法の1つとして，図3-1（本章を含め以前の章についても）に沿って，図表を作成してもよい。それから，各要素間の相互作用を示す追加の矢印を書き加えてみよう。

　Gulati医師がRoy Walker氏と取り組む中で，あなたはVBPのプロセス要素の相互作用をいくつ特定できただろうか？

　もちろん，Gulati医師の手腕により，VBPの各要素が相補的に作用する方法は数多く存在する。われわれはそれらのいくつかについてのみ図示する。

価値への気づきとコミュニケーション技法から始める……

　Gulati医師のRoy Walker氏に対する肯定的な関与が成功した基盤には，価値への**気づき**を持っていたことがあり，この場合，彼女がRoy Walker氏の価値と同様に，自身の価値に気づきを得たことである。Walker氏が最初の面談時にぴったりしたベストで肌を露出させて現れたときの，彼女の反応に対する自己への気づきを思い出してほしい。

　臨床場面で自らが持つ価値に気づくための，いくつものツールをみてきた。重要なポイントは，自らの価値について理解していることを確認することである。

　この自己理解が，2回目の診察の際にRoy Walker氏に彼女がみせたような，オープンで受容的な**コミュニケーション**技法を通じて相手の価値を引き出す能力をもたらす。Gulati医師は，**価値を引き出す**スキルの他に，初回の一触即発の状況を，Roy Walker氏に次の面談で時間をとることを提案しておさめるという，**対立解消の**（もしくはこの場合は回避への）優れたスキルをみせた。これにより，今度は彼女がどうすべきかについて考えるため必要な時間的猶予を得ることができた。これには，かかわっている価値を扱うツールとしての倫理，決断分析，EBMと並び，少なくとも一種の**価値推論**である原則に基づく推論の使用が含まれている。

　Roy Walker氏に倍の時間をとった面談を提案することで，Gulati医師は彼を理解する

時間を提供するつもりでいることも彼に伝えた．本章の冒頭でみたように，彼女は2回目の面談でもこのことを有効に利用し，いったいなぜ彼がそれほどに職場復帰を怖がっているのかだけでなく，思いがけず彼の多くの**ポジティブな価値**を引き出すことができた．第4章で述べたように，これらのStAR価値（strengths, aspirations and resources）には，のちに明らかになる彼の動物を扱う能力が含まれており，それが長期的には彼の回復にとって重要な役割を担うことになった．

……当人の価値中心の診療を加え……

Gulati医師の気づきとコミュニケーション技法により得られたRoy Walker氏の（ポジティブおよびネガティブな）価値への洞察は，第8章で説明した当人の**価値中心**の意義のうち，特に当人中心のアプローチの基盤であった．すなわち，彼女のアプローチはWalker氏の価値に基づいていたのである．ただ，ここには双方向の価値のやりとりが存在する．Gulati医師が当人中心の診療に深く関わったのは，患者の自律性に対する彼女の葛藤と，どうすべきかについてバランスのとれた意思決定を行うためのコミュニケーションにその基盤があった．

……そして，EBMをひとつまみ

（科学主導の原則があてはまる）高度先進医療は関与しないものの，診療上の「赤信号（red flag）」，すなわち「価値とエビデンスを考える」ことの重要性は，このストーリーを通じて明らかである．EBMとVBPを結び付ける他の2つの原則も，もちろん登場する．

- **軋む車輪の原則**：「価値と同時にエビデンスも考えよ！」を思い出させるこの原則は，Gulati医師が自身の葛藤の片側（「最善利益」）は，腰痛と慢性化についてのエビデンスにより引き起こされるのだと気づいたようにして反映される．しかしその認識は当然，彼女を二本の足の原則に引き戻した．
- **二本の足の原則**：「エビデンスと同時に価値も考えよ！」を思い出させるこの原則は，同じようにGulati医師が腰痛と慢性化についてのエビデンスそれ自体が深く価値に根ざしていること（ここで彼女が強調した「黄信号（yellow flag）」のコメントを思い出してほしい）にさらに気づいたことにより明らかである．

そのためここでは，すべての現実の事例がそうであるように，「エビデンスか価値か」ではなく，「エビデンスと価値」が常に良質な臨床ケアの基本となる．

最後に，ディセンサスで終える……

Gulati医師のマネジメントの計画は，原則としてはしっかりしていたが，Roy Walker氏とのパートナーシップなしには，現実的には有効なものとはならなかっただろう．第13章でみたように，価値に基づく意思決定でのパートナーシップの土台は，ディセンサスである．ディセンサスとコンセンサスとの相違点は，価値の違いが（コンセンサスのように）解決されるのではなく，共有された価値という枠組みの中で行われた意思決定という特定の状況の中で，一定のバランスを保ち続けることである．

価値の相違はこのストーリーが始まったときにさかのぼり，しかしGulati医師の葛藤を作り出した，患者の自律性の尊重と最善の利益という価値は，結果としてまた（もちろん同じ言葉ではないものの）Roy Walker氏の価値でもあった．そう，Walker氏はGulati医師に彼の望み（休業診断書）に同調してほしかった．しかしこれは，今では明らかになっているが，（父親のように車椅子の生活にならないため）休業を続けることが最善の利益である，という彼の誤った信念のためであった．

両者で共有された価値という枠組み(第13章でも取り上げた)は，コンセンサスに基づく枠組みであった。実際に，2回目の面談の作業の大半はコンセンサスを築くことであった。このストーリーは第1章で価値の潜在的な対立とともに始まった。Roy Walker氏は休業診断書(自律性の尊重)を求め，Gulati医師は彼にリハビリテーションへの参加(最善利益)を望んだ。第2章でGulati医師は，それらの言葉のうちに，自律性の尊重と最善利益の対立をどうすべきかの葛藤が存在することに気づいた。しかし，Walker氏もリハビリテーションを望んでいる(何にせよ，父親のように車椅子生活になりたいとは思っていなかった)ことを彼女が理解し，車椅子を防ぐには安静ではなく活動的であるべきこと(腰を鍛える必要性)をWalker氏が理解してからは，2人の価値は足並みをそろえた。Gulati医師の計画の最初の3要素は，両者が相互理解に達したというコンセンサスから直ちに実行に移された。

　しかし，最初の3つのマネジメントの計画の要素がそうしたコンセンサスの結果ならば，4つめのRoy Walker氏が同意せざるを得なかった，ボランティア活動を見つけることについては，(共有された価値としての)自律性の尊重と最善利益のバランスが**両者の間で異なる**という意味においては，**コンセンサスが得られてはいなかった**。Walker氏が(自発的に)自らのやり方でやっていたら，ボランティア活動を見つけるということは考えもしなかっただろう。その一方でGulati医師は，それをWalker氏の長期的な回復(最善利益)にとって必須な要素とみなしていた。ここにはコンセンサスはなかった。むしろ，相互の価値の相違がまだ存在するディスセンサスにいたったのである。しかし，まさにWalker氏がまだ自分の価値に意味があると感じたこと(自身の話を聞いてもらえたこと，動物と働くことについての自分の才能を発見したことなど)が，彼はボランティア活動を探すことに同意しただけでなく，本当に「やってみよう」という意欲とともに相談を終えられた理由となった。

VBPの前提：相互の尊重

　そして，すべての現実の事例がそうであるように，ここではVBPの異なる要素の豊かな相互作用がみられる。Gulati医師とRoy Walker氏が2回目の面談で相互を尊重する関係に至っていなければ，どの要素もまったく不可能だっただろう。やはり，ここでも双方向の相互作用が働いていた。仮にGulati医師が，Walker氏の図々しい態度や(彼女の視点からは)好ましくない身なりに影響され，はじめから礼儀をもって専門職らしく接していなかったとしたら，前述のプロセスは実現していなかっただろう。ここでは(前述の)彼女の気づきやコミュニケーション技法がとても重要だった。

　同様に重要なのは，Roy Walker氏がGulati医師に対し人種差別的に振る舞って，彼女がアジア人というだけで嫌っていたら，状況が進展する見込みはなかったことであろう(第3章を振り返ってほしい。人種差別やその他の差別や偏見は，VBPとは両立しないのである)。実際には，Walker氏は怒鳴り散らしたものの，彼の当初の要求に対するGulati医師の毅然とした，しかし思いやりのある対応を尊敬した。彼がAustin医師が戻ってくるまで待たずに午後の予約に現れたのは，それが理由だった。そして2回目の面談の終わりには，彼ははじめて人として耳を傾けてもらえたと感じて，Gulati医師を信頼する気になり，できるだけ「この先生の指示に従おう」と(自らにいいきかせて)思ったのである。

診療における長期的取り組み

　Gulati医師がRoy Walker氏と始めたマネジメントの計画は，彼女の臨床的な目標にかなっていた。Roy Walker氏は，彼の価値に沿うような形でリハビリテーションに取り組めたので，かなりの確率でうまくやり遂げることができそうであった。

　その計画は，Gulati医師の次なる懸念であるRoy Walker氏の家族についてもカバーしていた。当然，Gulati医師には彼が家に戻ったときにどんな反応を見せるか確信が持てなかった。しかし，彼女がただ単に休業診断書の更新を断ったら，Walker氏はそのうっ積を妻や子どもに向けるのではないかと心配した。Walker氏が落胆ではなく励まされた気分で診療所を後にするのをみて，第2章の倫理の4原則の言葉を借りれば，彼の家族に「害をなすこと」は避けられたと彼女は思った。

計画を完遂する

　Gulati医師は同僚のAustin医師について懸念していたが，Gulati医師は彼がRoy Walker氏が正しい方向へ進んでくれたことをよろこんでくれるだろうと確信していた。実際，Austin医師にWalker氏が当座の間Gulati医師に診察予約を入れてもいいかとたずねたところ，彼女にWalker氏の治療を継続することをよろこんですすめてくれた。

　しかし現実に休業診断書をどのように取り扱うべきかという，背景にあるまだ未解決の問題が残されていた。これはRoy Walker氏にとっては重要な問題となりえた。ここまで順調な滑りだしであったが，避けがたい失敗に対処するため，Walker氏と臨床家は(他の人々との連携や理学療法士によるリエゾンを含む)臨床上の連携アプローチを必要としていた。そして第1章でみたように，前回の診療監査であがった休業診断書の過剰取得についてのより広い懸念も存在した。

振り返りのポイント
　Gulati医師がRoy Walker氏の事例で浮上した問題への長期的なマネジメントを行ううえで，VBPのどのような要素が重要となりそうだろうか？
　あなた自身の(表14-2にある)要約リストに戻って，どんな要素を右側の欄に記入できるか考えてみよう。

次のステップ

　月例の確保された学習時間(protected learning time：PLT；第6章を参照)セッションの企画が彼女の順番になったとき，Gulati医師はその広範な問題に取り組む機会を見つけた。PLTのセッションは診療科ごとに違ったやり方で企画されていた。Gulati医師の科では，医療スタッフに限定せずすべての診療スタッフが参加していた。また，いつも地元の関係団体である患者フォーラムのメンバーを招待していた。このPLTセッションは，臨床家だけでなく患者や介護者にも，連携アプローチを必要とする休業診断書の方針などについて考えるよい機会を提供していた。

　Gulati医師ははじめに，最近の診療監査に関して問題とみなされた，休業診断書についてのPLTを提案した。彼女のアイデアはそのセッションを利用して協働のアプローチを考えつけるかどうか検討することであった。これは特定の誰かに焦点をあてることなく解決に取り組める機会になると思われた。この時Gulati医師はRoy Walker氏から得た経験の直後であったため，共有されたアプローチを考えつくことは，共有できる価値のセットを考えつくことなのだと理解していた。以前から臨床のそういった側面に興味をもって

いたため，彼女は同僚の総合診療医である Ted Real 医師が主催する VBP のワークショップに最近参加しており，Austin 医師が研究休暇から戻ってきたら近いうちに，Real 医師を招待して同じようなワークショップを開きたいと彼女が提案すると，同僚たちは賛成してくれた．

VBP のワークショップ

　Gulati 医師と Real 医師は協力して，共有された価値という枠組みの醸成を目的とした 2 時間の PLT のワークショップを考案した．ここでは休業診断書を事例に用いたが，セッションの直接のアウトカムとしてそれに焦点をあてることはしなかった．それは大切なことだと Real 医師は指摘した．直接に休業診断書に焦点をあてると，新たな規制ガイドラインを書く演習になってしまう危険性があった．そうではなく，VBP は（休業診断書のように）複雑で対立しあう価値が作用する状況で，バランスのとれた意思決定をサポートするためのスキルやその他の要素を扱うものであった．

　当然，「スキル開発」のすべてを 1 回のワークショップで行うことはできなかった．しかし，患者フォーラムも参加しているため，共有された価値という枠組みの土台の構築を試すことができた．それは休業診断書だけでなく，他の臨床での課題についてバランスのとれた価値に基づく意思決定の基盤を構築する機会となるであろう．

　Real 医師と Gulati 医師が考案したプログラムをワークショッププログラム 1 に示した．4 週間後に開催されたワークショップでは，意識的にテンポを速くした．合計 17 名が参加し，大半は（常勤とパートの）同僚の医師たちで，その他の参加者は，臨床看護師 3 名，理学療法士 1 名，患者フォーラムの代表者 2 名，そして臨床管理者であった．結果として熱の入った会となり，各パートごとに次に示すようなアウトカムが得られた．

1. ウォーミングアップ：「よい総合診療医」とはなにか？

　ワークショップは，よい総合診療医の資質について参加者がどうとらえているかを確認する課題から始まった．ここではウォーミングアップとして用いられたが，このプログラムの冒頭の部分は，VBP の要素についての最初のスキルトレーニングとしても役立った．

　いくつもの演習が，価値への気づきを促すために用いられる（本書のシリーズに関するウェブサイトでは，「誰の価値？（"Whose Values?"）」やその他の資料で説明されている）．Real 医師がこのワークショップで用いたのは，参加者に食用リンゴくらいに単純なものに含まれる価値と，「よい総合診療医」の概念に含まれるような複雑な価値を比較してもらう方法であった．この演習の選択は，無意識のうちに，共有された価値という枠組みへの最初のステップを参加者に踏みださせるという付加的な目的を持っていた．

　ワークショップは，ほぼ似たような構成の 2 つのグループに分けられており，両グルー

ワークショッププログラム 1

1. ウォーミングアップ：「よい総合診療医とは」？
2. GMC の「適格基準（よい医師）」
3. VBP の紹介
4. ロールプレイ：休業診断書と対立する価値
5. **この診療**についての共有された価値という枠組み
6. まとめ

ワークショッププログラム2　ウォーミングアップ

> (a) よい食用リンゴについて記しなさい
> (b) よい総合診療医について記しなさい
> 　 他の人と話し合わないこと

プに患者フォーラムの代表が入っていた。両グループには，ワークショッププログラム2にある指示に対して黙って個人的なメモをとる時間が5分間だけ与えられた。参加者らが思いついた語句をワークショッププログラム3と4に示した。

よい食用リンゴについて記述するときには，両グループの参加者は同じような語句を用いており，上位の語句のいくつかは多くの人のリストに載っていた（両方の表ともに最も頻繁に用いられた語句が上位に記されている）。よい食用リンゴの特質について参加者間での違いはほとんど認めなかった。

しかし，よい総合診療医といういくぶん複雑な概念では，かなりのレベルの一致を認めたものの，2つのグループの間で共有された語句は少なかった。また用いられた多くの語句は，より複雑な概念を表していた（例えば，よい総合診療医について最も頻繁に用いられた「共感的」と，よい食用リンゴについての「美味しい」を比較してほしい）。いくつかの語句は，本当は何を意味するのかの議論を招いた。そうして，「勇気のある」はグループのメンバーごとに異なった解釈をされていた。複数の医師は，不確実な条件下で決定を行うのは勇気がいると述べた。しかし，患者フォーラムの代表の1人は，「自分の総合診療医には危険を冒すような選択をしてほしくない」といった。よい総合診療医についての価値の多くには，異なった視点からの競合する解釈が存在した。一般に「よい食用リンゴ」のような概念についての価値はどちらかといえば単純だが，「よい総合診療医」についての概念では，いろいろな意味で複雑であることをグループの参加者は理解した。

「よい総合診療医」についての語句をグループと見直しながら，Real医師は，彼が効果的な総合診療医の教育について，何年も前に取り組んだいくつかの演習について語った。もちろん彼が興味を持っていたアウトカムは，患者が受ける医療の質の向上を目的とした総合診療医の質の向上であった。彼に先立つ多くの熟練した研究者もそうであったように，彼は何が総合診療医を「よい」ものにするかの，アウトカムの尺度を定義することの困難さに直面した。その答えは，その時点では（そして今も）満足できる簡潔な研究上の定義をすり抜けた。「よい総合診療医とは？」という問いに対し，医師もその患者も，「よくわからないけれど，その人をみればそうとわかる」というような表現で回答する傾向があった。

ワークショップのそのパートでの議論の終わり近くには，参加者は価値について「目覚めた」。参加者は倫理（「倫理的」は「よい総合診療医」の語句のリストには現れていないことに注目）よりも価値のほうが広義であることを理解した。そして，価値というものは，明らかによく知られた「よい総合診療医」の概念についての文脈においてさえ複雑なことを，自分たちの目で確かめたのである。

2. GMCの「よい医師」

「よい総合診療医の概念をもう少し掘り下げましょう」，とReal医師はいった。「よい総合診療医を決めるものについて，誰か他の意見はありませんか？」参加者はすぐに，英国の医師規制当局であるGMCを思いついた。ここから自然と2つめの演習となる，参加者らが持つよい総合診療医についての概念とGMCによる概念の比較が始まった。

ワークショッププログラム3 「よい食用リンゴ」への回答

よい食用リンゴ	
グループ1	グループ2
美味しい	美味しい
サクッとした食感	サクッとした食感
歯ごたえ	歯ごたえ
新鮮	新鮮
香り	香り
ジューシーさ	ジューシーさ
熟れた	熟れた
傷のない	傷のない
赤い	みずみずしい
甘い	信頼できる
英国産の	
完璧な	
艶のある	

ワークショッププログラム4 「よい総合診療医」への回答

よい総合診療医	
グループ1	グループ2
共感的な	共感的な
有能な	有能な
知識のある	知識のある
問題解決能力のある	問題解決能力のある
責任感のある	信用できる
友好的な	優しい
親しみやすい	思いやりのある
親切な	まとまりのある
気が利く	賢い
注意深い	信頼できる
傾聴	
献身的な	
熱心な	
関心をもった	
好奇心をもった	
勇気のある	

　この演習のため，Real医師はワークショッププログラム5に示す，GMCの「医師の義務」についての要約リストを配っていた。彼は再度ワークショップを2つのグループに分け，今度は自分たちのリストとGMCのリストを比較するよう求めた。

　この第2の演習の後にはさらに長い議論が行われた。最初，両グループとも自分たちのリストがGMCのものと大きく異なっていることに驚いた。特に参加者の大半は医師で，GMCのよい診療の権限の下にいたからである。しかしワークショップで参加者らは，GMCの定めるよい医師の条件とは異なるアイデアにたどりついたようにみえた。

ワークショッププログラム5 「よい総合診療医」についてのGMCの定義

1. 患者のケアを1番の関心事にすること
2. 患者や公衆の健康を守り，増進すること
3. 良質の診療やケアを提供すること
   ・専門職として知識やスキルを常に最新のものに保つこと
   ・自分自身の能力の限界を認識し，その中で働くこと
   ・患者の利益に最も貢献するように同僚と協働すること
4. 患者を個人として扱い，その尊厳を尊重すること
   ・患者には礼儀正しく，思いやりをもって接すること
   ・患者の守秘義務を尊重すること
5. 患者とのパートナーシップにおいて業務すること
   ・患者の関心や好みを聞き，それに応えること
   ・患者が必要とする情報を，理解できる形で提供すること
   ・個々の治療とケアを決定する患者の権利を尊重すること
   ・患者が自らの健康を改善し，維持できるよう援助すること
6. 正直，公平そして誠実に振る舞うこと
   ・あなたや同僚が患者をリスクにさらしうると考える十分な理由がある場合，遅滞なく行動を起こすこと
   ・患者や同僚を決して不当に差別してはならない
   ・患者があなたに持つ信頼や，公衆が医師に持つ信頼を決して悪用してはならない

　そのため，この演習の最初の成果は，価値の複雑さについての教訓を強化するものとなった。しかしReal医師は，今度は何らかの重複がないか，もっと詳細に2つのリストをみてみるよう促した。参加者はすぐに自身のリストの「有能な」と「知識のある」が，GMCの「良質の診療やケアを提供すること」という大カテゴリーのなかの「専門的な知識やスキルを常に最新のものに保つこと」と一致することを見つけだした。

　「その他はどうですか？」Real医師が促した。

　参加者らの答えた「思いやり」と「献身的な」は，GMCの「患者のケアを1番の関心事にすること」と近かった。そして，間もなく参加者らはリストの大半の項目がお互いに対応づけられることに気がついた。

　しかし，それでも対応づけられない多くの項目が両方のリストに残った。Real医師は，ワークショッププログラム6と7に示すように，それらの項目に下線を引いた。

　ふたたび，さらにリストが長くなってしまった，というのが参加者の最初の反応であった。確かに，GMCのリストは参加者が述べた「よい総合診療医」についての語句の多くをカバーしていたが，しかし，よい医師の必須条件は，同僚やさらに広範囲の公衆への関心まで拡張されていた。GMCのリストには，グループがあげた一連の長所（「勤勉で好奇心があり，勇気があり賢く信頼できる」）が抜けていた。「ぼくらはスーパードクターでなくてはならないってことだ！」年長の同僚医師が冗談をいった。

　この発言を受けて，Real医師はグループに問いかけた。「皆さん，それについてどう思いますか？　実現可能なリストですか？　これらすべての資質を1人の医師が兼ねそなえなければなりませんか？　われわれの定義した"よさ"を1人の医師があわせ持つことは可能でしょうか？」

　ここでも異なる意見がだされたが，Real医師が質問した意図はすぐに理解された。ポイントは，リストのすべてを常に満たせるような人はどこにもいないということであった。

ワークショッププログラム 6　GMC による医師の責務に含まれていない，ワークショップでの「よい総合診療医」の提案（下線で示した．カッコ内の数値は GMC のリスト番号に対応）

グループ 1（n=17）	グループ 2（n=13）
共感的な（5）	共感的な（5）
有能な（3）	有能な（3）
知識のある（3）	知識のある（3）
問題解決能力のある（3）	問題解決能力のある（3）
責任感のある（3）	信用できる（6）
友好的な（4）	優しい（4）
親しみやすい（4）	
親切な（4）	思いやりのある（1）
気が利く（5）	まとまりのある（3）
注意深い（5）	<u>賢い</u>
傾聴（5）	<u>信頼できる</u>
献身的な（1）	
<u>熱心な</u>	
関心をもった（5）	
<u>好奇心をもった</u>	
<u>勇敢な</u>	

ワークショッププログラム 7　ワークショップでの「よい総合診療医」のリストに含まれない GMC による医師の責務（下線で示した）

1. 患者のケアを 1 番の関心事にすること
2. 患者や<u>公衆</u>の健康を守り，増進すること
3. 良質の診療やケアを提供すること
   ・専門職として知識やスキルを常に最新のものに保つこと
   ・自分自身の能力の限界を認識し，その中で働くこと
   ・患者の利益に最も貢献するように同僚と協働すること
4. 患者を個人として扱い，その尊厳を尊重すること
   ・患者には礼儀正しく，思いやりをもって接すること
   ・患者の守秘義務を尊重すること
5. 患者とパートナーシップにおいて業務すること
   ・患者の関心や好みを聞き，それに応えること
   ・患者が必要とする情報を，理解できる形で提供すること
   ・個々の治療とケアを<u>決定</u>する患者の権利を尊重すること
   ・患者が<u>自らの</u>健康を改善し，維持できるよう援助すること
6. 正直，公平そして誠実に振る舞うこと
   ・あなたや同僚が患者をリスクにさらしうると考える十分な理由がある場合，遅滞なく<u>行動を起こすこと</u>
   ・患者や<u>同僚</u>を決して不当に差別してはならない
   ・患者があなたに持つ信頼や，<u>公衆</u>が医師に持つ信頼を決して悪用してはならない

問題は「スーパードクター」になりうるかということではなく，単純に，リスト上のある価値は，その他の価値と対立する可能性があるということであった。参加者は自身の経験を容易に思いつくことができた。ありふれた例の1つは，社会への配慮と守秘義務とのあいだのものであった。ワークショップの最初に学んだ価値の複雑さに加え，価値は相互に対立する可能性があるのだった。

ここでコーヒーブレイクとなり，参加者は一服しながらReal医師によるVBPの簡単なプレゼンテーションを聞いた。

3. VBPへの導入

ワークショップのこの部分は，基本的に第3章で示したVBPの概要をなぞったものだった。それまでの議論を足がかりにして，グループは（ⅰ）VBPは複雑で対立する価値を扱い，（ⅱ）それ自体，EBMのパートナーであることを容易に理解した。参加者は，SackettのEBMの定義が専門性と価値を含むことに驚きつつも，それを歓迎した（もっとも，参加者らはすぐに患者の価値と同様に臨床家の価値もそこに含まれるべきことを指摘した）。

Real医師はそれから，先ほどの価値への気づきを促す演習をちょうどよい例として取り上げながら，簡単にVBPの要素について復習した。これはVBPとコミュニケーション技法との関連性についての議論につながった。参加者は当人中心の診療とチームワークとの関連を気に入った。そして当初はあまりなじみのなかった概念である「ディセンサス」に納得がいった。

「でも，診療でそれらはどんなふうに用いられるんですか？」，と例の「スーパードクター」の発言をした同僚がたずねた。Real医師は，英国精神保健法（Mental Health Act 2007）（第3章参照）で用いられた，バランスのとれた価値に基づく意思決定を支えるための価値の枠組みについて例示した。

「ここでも類似のアプローチを用いることができるでしょう」，と彼は続けた。そして，フリップチャートにいくつもの円を描きながら，どうやったらGMCのリストが同じような方法で整理できるか考えるよう問いかけた。guided discussion法[訳注2]を用いながら，最終的にワークショッププログラム8のような図にたどりついた。

ここで行ったことは，基本的にさらなるマッピングの演習であり，参加者は自分たちの2つのリストのさまざまな要素を，患者ケア（GMCリストの1と4），市民への責任（GMCリストの2と6に含まれる），同僚への責任（GMCリストの3と6に含まれる），患者とのパートナーシップにおける業務（GMCリストの4），そして臨床家としての能力（GMCリストの3でカバーされるが，GMCのリストにはない美徳にまで参加者の議論が及んだ），という5つの主要なカテゴリーへと体系化した。

「そして，ここにあるこれが」，とReal医師は説明した。「私たちのグループが共有された価値という枠組みです。そして……」（ワークショッププログラム9にあるように，枠組みの中央に「values-based practice」と大書して）「ここが，この共有された価値という枠組みの中でバランスのとれた意思決定をサポートするために，VBPが存在する場所なのです」

しかし「スーパードクター」は納得しなかった。「そうしたら，それは実際どんなふうに作用するんですか？」と彼はたずねた。

「OK。やってみましょう」とReal医師は答えて，ロールプレイへと話題をつなげた。

訳注2：能動学習の技法の1つで，参加者は自らの経験に対して振り返りを行い，いつもと異なる考え方をし，論点を関連づけ，分析スキルの改善をはかる。

ワークショッププログラム8　このワークショップでの共有された価値という枠組み

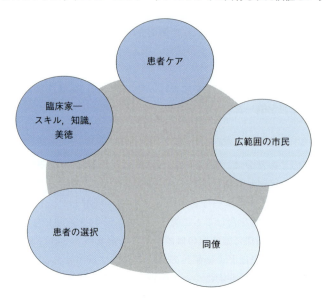

ワークショッププログラム9　VBPとこのワークショップで共有された価値という枠組み

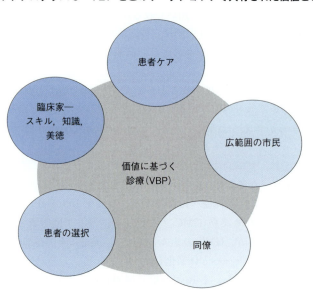

4. ロールプレイ：対立する価値と休業診断書

　そしてReal医師は，休業診断書をめぐる医師と患者の問題をGulati医師の合意を得た上で題材にして(とはいっても，彼女の腰痛の事例とは異なる状況を選び)ロールプレイを開始した。今回はワークショップの参加者を，異なる役割と視点を受けもつ3つのグループに分け，それぞれにワークショッププログラム10に示した最小限の要約を渡した。

　各グループはそれぞれの役柄と，その役柄の休業診断書に対する態度に影響している価値のリストを想像するため5分間を与えられた。そして各グループとも1人のロールプ

ワークショッププログラム 10　ロールプレイの指示

グループ1：あなたが演じる患者は：
　　　　・すでに4カ月休職しています
　　　　・長期間のうつと不安に関連する休業診断書を持っています
　　　　・社会的問題が多です
グループ2：あなたが演じる総合診療医は患者さんの味方です。患者との関係はとても重要です
グループ3：あなたが演じる総合診療医は休業診断書には厳しい態度であるべきと考えています

ワークショッププログラム 11　ロールプレイで抽出された価値

・われわれには労働力を保ち「ずる休み」を防ぐ社会的責任がある（特に患者フォーラムの代表者の1人からの意見）
・休業診断書は全体に公平に適応された場合のみ有効である
・これはわれわれの仕事のうち，楽しい部類のものではないが，単に拒絶したりせず患者を援助するよう適切に行えば，長期的には患者に恩恵をもたらす（リハビリテーションの利益に関するエビデンスを引用したGulati医師の意見）
・患者が本当に労働不可能な場合のみ休業診断書を発行するという規則を順守する場合にのみ，われわれは同僚をサポートする責任を有する
・同僚にがっかりされ，そのうえ厳しい奴呼ばわりをされるのは許せない（厳しい医師を演じた医師からの意見）
・休業診断書記載を拒否することによって治療的関係が損なわれ，患者は「別の診療所」に移るのみである。「利益誘導に資する医師」はシステムを監視する役割を持つ（Austin医師からの意見）

　レイヤーを選出して，グループ全体の前で2つのロールプレイが行われた。1つめは患者が「協力してくれる医師」と相談するもので，次がその後で「強硬派の医師」と会った「協力してくれる医師」が，コーヒーの席で責められるというものであった。グループの残りの人たちはそこに登場する暗黙的および明確な価値を確認する役割を受けもった。
　ロールプレイの後，2人組になり各自同定した価値を書きだすようReal医師は言った。そしてでてきた回答をフリップチャートに箇条書きにした。さらにその過程で短時間のディスカッションを行い，ワークショップのはじめのほうでてきたより多くの不一致が抽出された。ここではディスカッションの詳細に踏みこむページの余裕がないが，ワークショッププログラム11にReal医師がフリップチャートに書いた視点のリストを載せた。
　「それでは，誰が正しいのでしょう？」と今度はReal医師が疑問を投げかけた。そして，ディスカッション（今度は，より一層の議論となった）が再開される前に，「よい医師について，われわれの価値の枠組みに立ち戻ってみてみましょう」，と付け加えた。そして最後の短い課題として，2人組になってロールプレイ中にでてきた価値の中から，枠組みとなる価値をいくつ特定できたか確認するよう言った。回答を確認しながら，彼はワークショッププログラム12に示したように，ロールプレイでの価値のフリップチャートへと書き込んだ。その意図は明らかだった。参加者が共有された価値という枠組みから判断すると（それはGMCのリストすべてを含んでいた），これらの意見は**すべて正しかった**。参加者が述べた価値は，すべてがよい医師であるための価値の一部であった。そしてVBPモデルでの意思決定の課題は，個々の事例におけるそれら価値の間の適正なバランスを見つけだすことであった。

ワークショッププログラム 12　価値の枠組みとして共有された，ロールプレイからの価値
（太字で示している）

- われわれには労働力を保ち「ずる休み」を防ぐ社会的責任（**公共**）がある（特に患者フォーラムの代表者の 1 人からの意見）
- 休業診断書は全体に公平に適応された場合のみ有効である（**公共と同僚**）
- これはわれわれの仕事のうち，楽しい部類のものではないが，単に拒絶したりせず（**パートナーシップ**）患者を援助するよう適切に行えば，長期的には患者に恩恵をもたらす（リハビリテーションの利益に関するエビデンスを引用した Gulati 医師の意見（**能力**））
- 患者が本当に労働不可能な場合のみ休業診断書を発行するという規則を順守する場合にのみ，われわれはパートナー（**同僚**）をサポートする責任を有する
- パートナー（**同僚**）にがっかりされ，そのうえ厳しい奴呼ばわりをされるのは許せない（厳しい医師を演じた医師からの意見）
- 休業診断書記載を拒否することによって治療関係（**ケア**）が損なわれ，患者は「別の診療所」に移るのみである。「利益誘導に資する医師」はシステムを監視する役割を持つ（Austin 医師からの意見）

ワークショッププログラム 13　結論：ワークショップの要点

1. ウォーミングアップ（「よい総合診療医」）：価値は倫理より複雑で広義
2. 「GMC の義務」との類似性：しかし価値は対立する可能性を有する
3. VBP：共有された価値という枠組みの中で，複雑で対立する価値を扱うためのプロセス（EBM のパートナー）
4. ロールプレイ（休業診断書）：（この最後のフリップチャートで示したように）われわれの共有された価値という枠組みに図示したような，複雑で対立する価値を作り出した

5. この演習における共有された価値という枠組み

　総括として，ワークショッププログラム 13 に示したように，ワークショップの各パートでの簡単な結論をフリップチャートにまとめることで，Real 医師は参加者が取り上げた内容を振り返った。

　「つまりここが，個々の事例について，共有された価値という枠組みの中でバランスのとれた意思決定を支援するため，VBP が作用すべき場所なのです。今やっている通りのことが」と，彼は「スーパードクター」のほうを振り返りつつ，「すべての領域でスキルの向上に導いてくれるのです……でも，それは次の機会にしましょう！」と締めくくった。

6. ワークショップの結論

　しかし今度は，「スーパードクター」が，熱心に追加情報を希望した。質問への答えとして，Real 医師はグループに，VBP のプロセスを支援するために現在入手可能な，多岐にわたるトレーニング教材について伝えた。それらの中には，Gulati 医師が先に引用した（第 2 章を参照），英国総合診療医学会（RCGP）の VBP を含む教育カリキュラムの声明（Royal College of General Practitioners, 2005）が含まれていた。主に Warwick Medical School の Anne-Marie Slowther により著された，「誰の価値？（"Whose Values?"）」と呼ばれる RCGP の声明は，その他多くの教材の中でも，VBP のための教育マニュアルを多く活用しており，Kim Woodbridge らにより開発され第 3 章でその方針と教育研修の概略を示した（Woodbridge and Fulford, 2004），ものであった。そのマニュアルと他のトレーニング教材には，本書シリーズに関するウェブサイトからのダウンロードが可能なものも含まれている。

最後に，Real医師はこの領域に関するいくつもの国際的な成果について述べた。特に世界精神医学会(World Psychiatric Association)は，Institutional Program on Psychiatry of the Person(IPPP)訳注3(Mezzich and Salloum, 2007)を通じて，当人中心の診断(Mezzich, 2007)についての重要な革新を含む，いくつもの主要な戦略を展開しており，この領域では特に活発な活動を行っている。そして，欧州諸国のいくつかと南アフリカでは，VBPのトレーニング構想がすでに存在する(Van Staden and Fulford, 2007)。

ワークショップのアウトカム

　本章の最初に述べたように，Gulati医師と，彼女の同僚や患者(PLTのワークショップでは患者フォーラムの2人が代表した)は，時間を投資する必要があり，その結果，価値に基づく意思決定を行うための共有された価値という枠組みをつくるための自己省察を要することがわかった。しかしいったんそれらが構築されれば，その投資はさまざまな利益をもたらした。特に休業診断書の問題については，このワークショップによってお互いの価値とアプローチの方法が異なることについて深い理解が得られ，同時にそれらの差異は小さくなり，よりバランスがとれたものになった。これはまた，問題となる事例についてともにディスカッションするほうが自然だと参加者が理解し，その方法を受け入れたことも意味した。

　ワークショップからのさらなる成果は，Gulati医師と同僚たちが，臨床の多くの領域は，複雑で対立するエビデンスと同様に，複雑で対立する価値を含むと気づいたことであった。そのような領域の1つは，最近導入された総合診療医の業務委託(GP commissioning)であった。参加者は，地域予算の優先順位についての共同決定を行うため，このワークショップにおいて患者との間に構築されたパートナーシップをもとに共有された価値という枠組みを用いることができた。それと関連する，ワークショップのより広い第2のアウトカムは，診療する患者と家族について本当に優先すべき価値を探しだすことの必要性を参加者が認識したことであった。

　これらの成果は，Gulati医師と同僚たちがワークショップ自体で行った作業とともに，Gulati医師がすでにRoy Walker氏の事例への短期のマネジメントで用いていた内容(表14-2を参照)にも，さらに多くのVBPの要素を追加することとなった。それらを表14-3

表14-3　Gulati医師とその同僚たちにより示された，VBPの要約

VBPの要素	この事例で示されたもの
前提：相互の尊重	✓
スキル　気づき	✓
スキル　知識	✓
スキル　推論	✓
スキル　コミュニケーション	✓
当人の価値中心の診療	✓
チームの価値	✓✓
EBM/VBP　二本の足の原則	✓
EBM/VBP　軋む車輪の原則	✓
EBM/VBP　科学主導の原則	✓
ディセンサス＋コンセンサス	✓
到達点：バランスのとれた判断	✓
価値の枠組み	✓✓

訳注3：世界精神医学会が2005年に出した患者中心，当人中心の医療を主導するイニシアチブ。

に要約した。繰り返しになるが，VBPのさまざまな要素は，それらが一緒に，完全に連携した形で用いられた場合に有効性を増すということが，きわめて重要な点なのである。

Roy Walker氏に戻る

それでは，Roy Walker氏はどうなったのだろう？　本書の他のストーリーでは，われわれは結末についてはみてこなかった。しかしこの事例ではGulati医師の「会心の一手」が，宙に浮いたままだ。あなたが思ったとおり，Walker氏は最初PDSAになじむのは非常に大変なことだと感じたが，診療が全体として彼に一貫したサポートを提供したため（理学療法士は腰痛体操を教えるのと同じくらい熱心に彼を励ました），やがて彼はそれを克服し，自身の手伝いが受け入れられたことは，彼にとって嬉しい驚きとなった。動物を取り扱う彼の才能はすぐに認められ，間もなく彼はPDSAのチームにとって，なくてはならないメンバーとなっていた。

彼の自尊心が芽生え，生き甲斐を感じるようになるにつれ，酒量は減り活動的にもなり，体重は減少した。この好循環に腰痛体操の効果が重なった。彼はしばらくの間，昔の職に戻った後，有給のポストがPDSAに空いたことを契機にそこへ転職した。

まとめ

本書で別々に提示されたVBPの各要素が，診療においてどのように統合されるかを示す目的で，第I部で事例から離れ，本章でふたたびGulati医師とRoy Walker氏のストーリーを追いかけた。一部はGulati医師の，すでに熟練した価値を扱うスキルにより，また一部ではPLTでのVBPについてのワークショップにより援助されながら，Walker氏はそれまで自覚していなかった自分の長所を足がかりにして自信を取り戻し，長期的な後遺障害に名を連ねることを回避できた。

もちろん，「先生，俺の腰が問題なんだよ！」で始まるすべてのストーリーが，こんなにうまくいくわけではない。Gulati医師は，たまたま運がよかったんだとあなたは思うかもしれない。しかしよくいわれるように，チャンスと準備が重なったときに，それを幸運と呼ぶのである。

（森　朋有）

参考文献

Mezzich, J. E. (2007) Psychiatry for the person: articulating medicine's science and humanism. *World Psychiatry* 6, 65-67.

Mezzich, J. E. and Salloum, I. M. (2007). Towards innovative international classi!cation and diagnostic systems: ICD-11 and person-centered integrative diagnosis. *Acta Psychiatrica Scandinavica* 116, 1-5.

Van Staden, C. W. and Fulford, K. W. M. (2007). Hypotheses, neuroscience and real persons: the theme of the 10th International Conference on Philosophy, Psychiatry and Psychology. *South African Journal of Psychiatry* 13, 68-71.

Underwood, E. (1998). Crisis: what crisis? *European Spine Journal* 7, 2-5.

Woodbridge, K., and Fulford, K. W. M. (2004). *Whose Values? A Workbook for Values-based Practice in Mental Health Care*. London: The Sainsbury Centre for Mental Health.

参照ウェブサイト

- 「医師の責務(Duty of a Doctor)」は General Medical Council's Good Medical Practice のウェブサイト(www.gmc-uk.org)を参照。
- The Royal College of General Practitioners (2005) Curriculum Statement: Ethics and Values Based Medicine は次のウェブサイトを参照。http://www.rcgp.org.uk/gpcurriculum/pdfs/ethicsAndVBPsfRCGPCouncilDec2005.pdf.

後記：ケアのちょっとした変化

　本書のストーリーでは，複雑で対立する価値が作用する医療とヘルスケアの現場におけるバランスのとれた意思決定を，VBPの各要素およびスキルがどのように支援するかを描いてきた。

　複雑さに関しては，VBPは本書で強調してきたとおり，EBMのパートナーとして機能する。第1章で述べたように，**あらゆる**意思決定(臨床的なものかどうかによらず)は，価値とエビデンスという二本の足によって立つ。EBMは，**エビデンス**に基づく臨床上の意思決定において増大する複雑性に呼応するようにして発展してきた。また，VBPは**価値**に基づく臨床上の意思決定において増大する複雑性によって発展してきた。

科学と人をつなぐ

　EBMとVBPの相補的な関係は，科学と人の関係といいかえると，ある程度の理解ができよう。

　もちろん，重複している部分もある。第Ⅰ部でみてきたように，EBMの提唱者であるDavid Sackettらは，科学的なベストエビデンスに関して一般化可能な結論を確立するために必要とされる技術的な過程に注目している一方で，この過程を臨床上の経験および患者の価値とベストエビデンスをつなげるというニーズに沿うような文脈に組み込んでいる。同じようにVBPは，元来は分析哲学やその他の哲学領域から主に派生したものであるが，鍵となる4つのスキルに「価値の知識」を含む(第6章で述べたように，この知識には**研究に基づく知識**も含まれる)。また，VBPの要素にはエビデンスと価値を直接結びつける3つの原則(第Ⅳ部で触れた)が含まれる。

　まったく同様に，EBMとVBPは広くとらえると，少なくとも臨床上の影響については，それぞれより科学的なものとより人間的なものとして理解できよう。これが，本書に(科学的な臨床上の問題を反映したものを越えた)技術上の複雑性が存在しない理由である。「価値の測定器」は存在しないし，ましてや「治療必要例数(number needed to treat：NNT)」に相当する価値もない。本書にあるのは，ある人生のストーリーである。そこで例示されるのは，ある特定の状況における不測の事態の渦中にある個人(医師，患者，家族など)が取り組む複雑性に対する，価値に基づく意思決定のベストな実践である。

　本書の原書タイトルを使って分かりやすくいえば，"Essential Evidence-Based Medicine(EBM)"とはつまり，科学的かつ全体的なものであり，"Essential Values-Based Practice(VBP)"とは人間的かつ個別性の高いものである。そして，そうあるべきなのだ。これは，医療の科学的な側面と人間的な側面，すなわち科学と人をつなぐような臨床上の意思決定を支援する際に，EBMとVBPは相補的なアプローチを行うということを反映している。

悪人不在

とはいえ，本書に掲載したストーリーは，完全に**現実的**だとはいえないという見方もあるかもしれない。本書を読んでくれたとある人は，次のようにいっていた。「悪人が出てこない！　最初の章に出てきたRoy Walkerだって，ちょっと嫌なヤツかと思ったら結局は感じのいい男だったじゃないか」

この人物は続けて，ヒーローが登場しないことにも触れてこう述べた。「……そうだね，それぞれの事例は起こりうる。ポジティブな側面についてはリアリティがあるよ。でもネガティブな側面はどうかな。交通事故にあった患者の眼底検査をめんどくさがって硬膜下出血を見逃す医者は？　あとから回診せずすむように患者の所見を定刻より先に書いておく夜勤看護師は？　若手をいびることで自分のうっ憤を晴らす経営者は？」それほど劇的なものではないにせよ，同じように有害なつまらない嫉妬やこき下ろし，派閥意識，無駄や非効率といった，ヘルスケア領域にかぎらず人間が努力をする際に往々にして経験する出来事は，本書のどこにあるだろうか？

この読者は最後にこう述べた。「ポジティブなことと同じくらい，ネガティブなことも現実の日々にあるじゃないか。そして，状況が突然悪化した場合にVBPはどう役に立つの？」

ツールボックスの中のたった1つのツール

上記の点については，そのとおりだと認めよう。本書のプロローグでも述べたように，VBPは**ベスト**な臨床実践のうえに築かれるものである。したがって，VBPの本質に関する書籍で触れられるストーリーは主に最善の状態を反映したものになっているといえる。

もちろん，最悪の状態というのもある。われわれは皆，それをみてきたし，やってきた。VBPはこの状態を想定している。しかし，悪い臨床に対応するにあたっては，倫理と法律が存在する。さらにVBPは，主にベストな臨床実践のうえに築かれることを想定しているとはいえ，第3章で詳述したように下記のような悪い臨床を除外する2つの明確なメカニズムを有している。

- **定義**：人種差別やその他の差別は，相互の尊重というVBPの前提に該当しない。第3章で紹介した，メンタルヘルス領域におけるポリシーとサービスの発展についてのNIMHEによる価値の枠組み（NIMHE Values Framework）（図3-2）を思い出そう。
- **共有された価値という枠組み**：ここで共有されたもの以外の価値はVBPから除外される。その理由は，価値という枠組みはその時，その集団において築かれる（つまり，本書の多彩な例が示したように文脈により異なる）からである。

つまり，定義または共有された価値という枠組みによって，VBPは臨床に明確な制約を設ける。また，「悪人」に**対応**する場合は，それに応じた別の規則と法律というツールがある。実際，悪い臨床に対応するための倫理的，専門的，法律的な制約は近年ますます力を強め，拡大しつつあるのは読者もご存知のとおりである。繰り返すが，VBPは主によい臨床の上に築かれるツールなのである。

ポジティブなものを強調する時がきた

ベストな臨床実践を基盤として考える時がやってきたとここで述べるのには，多くの理由がある。その理由の1つは，規制が過剰なものとなる危険性である。「法律をもう1つ足せば全部うまくいく！」長い経験を持つあるベテラン議員が，皮肉な口調でわれわれの

1人に最近こういった。彼は多くの人より情報を手に入れるうえで優位な立場にあり，法律だけでは粗悪な臨床実践を防ぐことが不可能であることを繰り返し目にしてきているが，それでも法案を提出することでそのことに対処しようとしているのだ[訳注1]。

ポジティブなものを強調する2つめの理由は，制度の発動が粗悪な臨床実践の予防に役立ったにせよ役立たなかったにせよ，それはよい臨床の促進にはほとんど機能していないという認識が進みつつあることである。第3章で紹介した，NHS雇用者の組合であるNHS職員組合(NHS Confederation)の報告によれば(NHS Confederation, 2010)，ケアの場におけるポジティブな文化が患者だけでなくスタッフの体験を改善するのに有効であること，加えて臨床上のアウトカムと資源利用における費用対効果の改善にも有用であるというエビデンスが得られつつある。とはいえ，この点に関してわれわれの実績は不完全である。実際，近年の政策優先事項においては各自に特化したケアを行う余裕があるにもかかわらず，最近の英国連邦基金レポートが当人中心のヘルスケアにおいて英国を第7位(7カ国中)にランクインさせたことをNHS職員組合は挙げた。

NHS Confederationの報告が強調した，ケアの場におけるポジティブな文化の鍵となる要素の多くは，VBPの要素に直接対応する。相互の尊重に始まり，他者の価値(願望，ニーズ，好みなど)への気づき，何が問題なのかすでにわかっていると思い込まずに探し出すことの重要性，当人中心のケアに焦点をあてること，拡大多職種チームの機能が鍵となること，エビデンスに基づく視点をケアと統合することの重要性，ケアにおけるあらゆる点でケアを受ける側とケアを提供する側の間のパートナーシップが基本的な役割を果たすこと，などである。

ケアのコスト

ポジティブなものを強調し始めるタイミングだと考える3つめの理由は，昨今の財政緊縮と給与カットである。というのも，VBPは「もっと頑張るのではなく，もっと賢く働く」ためのものだからである(時間的にも金銭的にも)。

多少の先行投資は必要となる。しかし，技術的というより人間的なものを扱うというVBPの性質から，臨床上の効果を得るために必要な投資はごくわずかですむという利点がある。「ケア提供システム全体」の効果をあげるために，NHS職員組合の報告で述べられているように，「システム」アプローチが必要であり，最近刊行された本書のシリーズのテーマである価値に基づく業務委託が特に重要になってくる。高水準でしばしばコストのかかるトレーニングとサービス開発というストラテジーにはそれなりの意味がある。

また，NHS職員組合の報告に掲載され，そして本書のストーリーすべてに描かれている，臨床事例のことになると，VBPがもっとも決定的に具現化されているケアのちょっとした変化と呼ばれるものに解決があるのかもしれない。

ある掃除人が行ったケア

最後に，ケアのちょっとした変化の重要性を，臨床の文脈ではなく，がんで余命わずかとなった高齢男性の妻と掃除人の，病棟の廊下での短い出会いのストーリーから紹介しよう(なお，これは実際の出来事を許諾を得たうえで改変したものである)。

Janice Jonesは自分がどこにいるかわからなくなった。大腸がんにかかった73歳の夫が死を迎えつつあるその病院は，清潔で整然としていたし，病棟には案内板がわかりやすく掲げられていた。それでも，Janice(最近，校長職を定年退職した)は頭がいっぱいの状

訳注1：倫理規程に比べると，法や条例，規制は必ず守らなければならないが，そのことで実践を萎縮させ，現場を防衛的にしすぎてしまう危険性もある。

態で，気がつけばまったく別の病棟の長い廊下をさまよっていた。道をたずねられそうな人は，(すでに汚れひとつない)廊下で忙しげにモップ掛けをしている掃除人だけだった。「おやまぁ，だいぶ迷われたようですね」掃除人はそう答えて，モップとバケツを脇に置き「ご案内しましょう」と続けた。そうしてJaniceを連れ，探していた病棟まで送り届けたのだった。

　規制の厳しい環境であれば，この掃除人の行動は問題となっただろう。しかし，このシンプルなケアの中に，VBPの本質がすべてとらえられている。それは，掃除人が示したJanice Jonesの価値への気づきと理解(Janiceの支援と情報へのニーズ)という重要なスキル，ケアにおけるコミュニケーション(この掃除人によって無償で与えられた時間において)，当人中心性(時間厳守の以前に人を優先する)，第9章で述べた拡大多職種チームにおける鍵となるケア提供者としての役割，などである。

　掃除人が手を止めてJaniceを案内するのに要した数分間にもコストは掛かっている。しかし，これがJaniceとその夫の最後の日々をケアしているチームとの間にポジティブな関係を築く基盤を作ったとすれば，安いものである。

おわりに

　まず申し上げたいのは，臨床家と患者の関係において問題が生じる理由として多いのは，VBPにおける失敗であり，EBMによる失敗ではないということである．このわれわれの主張を，本書で示した臨床事例から得たVBPの要素を踏まえて，今後読者には試してみてほしい．

　もう1つ．本書に詳述されたVBPの要素についてトレーニングを重ねたなら，あなたは自分の診療にもっとやりがいを感じるだろうし，患者はさらに利益を受けるだろう．

　あなたはここで紹介したスキルを，ほとんどではないにせよ，その多くをすでに身につけていることを忘れないでほしい．例えばディセンサスや事例検討などといった用語ははじめて目にしたかもしれないが，比較的容易に受け入れられることだろう．

付録 A：VBP の概要と重要語句の定義

　この付録では VBP の鍵となる特徴について要約するとともに，本書で用いている重要語句の簡単な定義を述べる。

VBP（values-based practice：価値に基づく診療）
　VBP は，医療領域における複雑で，対立しあう価値に取り組む際の，以下のような新しいアプローチである。
- 各自の価値に注目する際に，倫理（これは医療の価値ツールボックスに入っている）のような，価値に取り組む際のその他のアプローチを補完する。
- 個々の事例における臨床判断を支援する EBM のパートナーとして機能する。

　すなわち VBP は，臨床上の意思決定にかかわる人々（臨床家，患者，介護者など）において，固有の価値と科学をつなぐのである。
　VBP は，臨床スキル，専門職間の関係性，EBM とパートナーシップを網羅する VBP の 10 要素によるバランスのとれた意思決定を支援するための，相互尊重を前提として構築される[訳注1]。

価　値
　価値とは，ポジティブまたはネガティブに重みづけされているアクションを導くさまざまなことである。例として，ニーズ，願望，好みなどがある。
　VBP は，複雑で対立する価値が影響をおよぼす医療領域での意思決定を支援するプロセスである。
- **複雑な価値**とは，各自にとって意味が異なる価値である。「最善利益」がその一例である。
- **対立する価値**とは，他の価値と対立する価値である。例えば，医療領域での意思決定では「最善利益」と「患者の選択の自由」の間に葛藤が生じることが多い。

医療の価値ツールボックス
　VBP は医療の価値ツールボックスのツールを補完するものである。
- **価値ツールボックス**は，医療領域における価値に何らかの形で関与する学問領域の範囲である。専門職規程，医療倫理，医事法，決断分析，医療経済，ナラティブに基づく医療などに加え，心理学，社会科学，医療に関連した人間学，歴史，文学，哲学，美術なども含まれる。
- VBP は，ツールボックス内のツールがある臨床の状況に関わる個人（臨床家，患者，介護者）それぞれの特異的な価値に特に注力して機能する際に，これを補完する。

臨床判断
　VBP は，個々の事例において臨床判断を行う際に EBM のパートナーとして機能する。
- **臨床判断**（clinical judgment）は，ある状況におかれたその患者に適合した診断と治療の絞り込みを行う際，臨床家がその**臨床的専門性**（clinical expertise）を発揮する場面で

訳注1：この一文は，図 3-3 や第 3 章の VBP プロセスの 10 要素を要約している。

常に実施される。
- 絞り込み(squaring down)とは，臨床判断を行う際に，熟練した臨床家が病歴や検査結果から，より関連性の強い情報(エビデンスと価値に関するもの)に焦点をあてつつ，関連性の弱い情報を切り捨てていく段階的なプロセスである。

臨床判断を行う際，EBM は最も可能性のある診断と治療にいたるうえで必須である。VBP は，その可能性を，ある状況にいるその患者という特定の状況にマッチングさせるうえで決定的な役割を持つ。

このようにして，臨床判断における絞り込みを通じて，VBP は科学と各自に特異的な価値をつなぐのである。

VBP の到達点

VBP の到達点とは，問題となっている意思決定にとって適切な，共有された価値という枠組みにおけるバランスのとれた意思決定を支援することである。
- バランスのとれた意思決定とは，ある臨床状況にかかわる人々の，しばしば複雑で対立する価値がバランスのとれた状態のうえで，意思決定がなされることである。
- 共有された価値という枠組みとは，しばしば複雑で対立する価値の枠組みである。与えられた臨床状況において，関与する人々によって共有され，ある価値が別の価値と対立するため，それぞれの状況に従ってバランスをとらなければならない。

VBP の前提

VBP の前提は，価値の違いに対する相互の尊重という「民主主義」的な前提である。

価値の違いに対する相互の尊重は，除外された価値を消し去り，あらかじめ設定された「正しいアウトカム」からよいプロセスへと意思決定の重点をシフトすることによって，「何でもあり」のモラル相対主義を回避する。
- 除外された価値とは，人種差別のように，相互の尊重の前提と合致せず，よってどれだけ広く共有されていたとしても，価値に基づく意思決定の定義から除外されるような価値である。
- VBP のよいプロセスとは，VBP の 10 の要素のうち 1 つ以上を用いた意思決定である。

VBP の 10 の要素

VBP のプロセスは，4 つの臨床スキル，専門職同士の関係性 2 要素，EBM との密接な関連性 3 原則，意思決定におけるパートナーシップの基盤となるディスセンサス，をカバーする 10 の重要な要素からなる。

臨床スキル

VBP の 4 つの臨床スキルは，気づき，推論，知識，コミュニケーション技法である。
1. 価値の気づきには，個人の多様な価値への気づき，他者の価値と同時に臨床家自身の価値への気づき，ポジティブな価値(本文で StAR と呼んだ，強さ，志，資源)への気づき，ネガティブな価値(ニーズや困難事)に対する気づきを指す。
2. VBP における価値に関する推論の目的は，何が正しいかを(直接的に)選択することではなく，自身の価値の枠を広げることにある。推論には，倫理的な推論の手法として確立されたものを含む場合もある[原則に基づく推論，事例に基づく推論または事例検討]，功利主義，義務論，徳倫理学など。
3. 研究や臨床経験から得られた価値の知識は，各自が持つ実際の価値には決して「勝て

ない」という重大な限界がある。また，価値の知識は他の医学的知識と同様に，**暗黙知(実践知)** と形式知を含む。価値の知識には，電子データベースによる知識の検索(HealthtalkonlineやVaST検索マニュアルといった価値に特化した資源の利用も含む)についてのスキルも含まれる。

4. コミュニケーション技法は，価値(ICE StARにおける強さのような)を**引き出すスキル**と，**対立を解消するスキル**を含む。

専門職同士の関係性

VBPにおける**専門職同士の関係性**として重要な2つの観点は，当人の価値中心の診療と，拡大多職種チームワークである。

5. **当人の価値中心の診療**とは，患者の価値に焦点を当てると同時に，関係する人々(臨床家，管理者，家族，介護者など)の価値に気づき，それを反映する診療のことである。当人中心のケアを実践する際に特に問題となる**相互理解の問題**と**価値の対立**という2つに取り組むうえで，これは重要である。
6. **拡大多職種チームワーク**とは，さまざまなチームメンバーが持つ多様なスキルのみでなく，**チームメンバーの多様な価値を効率的に利用した**診療を意味する。これは，ある状況で作用している価値を同定し，どうすべきかについてバランスのとれた意思決定をする際に重要となる。

科学とVBP

VBPには**科学との重要なつながり**が3つあり，二本の足の原則，軋む車輪の原則，科学主導の原則という3つの原則で定義される。

7. **二本の足の原則**とは，問題に向かううえで価値が明確な形で提示されているかどうかにかかわらず，**あらゆる意思決定は価値とエビデンスの二本足の上に立つ**ということである。臨床的なメッセージは「エビデンスと同時に価値も考えよ！」である。
8. **軋む車輪の原則**とは，車輪が軋んでようやく問題に気づくように，関連した問題が生じてはじめて価値に気づくことが多いということである。臨床的なメッセージは「価値と同時にエビデンスも考えよ！」である。
9. **科学主導の原則**とは，医学と医療技術の進歩によって新たな選択肢(すなわち多様な価値)が生じ，それに伴いVBPとEBMに対するニーズが等しく高まっていることを指す。臨床的なメッセージは「エビデンスと価値の両方を考えよ！」となるが，高度先進医療においては必須の事項である。

パートナーシップ

VBPの第10の要素である**意思決定におけるパートナーシップ**は，コンセンサスとディセンサスに依存している。

- **コンセンサス**とは，価値の差異が解消されることである(共有された価値という枠組みが発展した場合にみられる)。
- **ディセンサス**とは，価値の差異はそのままに，それぞれの特異的な状況に応じてバランスをとることである。

学習と教育

基本的にスキルに基盤型のプロセスであるVBPを実践するためには，トレーニングのための資源の利用可能性に大きく依存する。

このため，付録 B に VBP の教育的な枠組みを掲載した。その枠組みには，学習で得られるものと，VBP の各要素のアセスメントを行う場合に推奨される方法が含まれている。

付録 B：VBP の教育的な枠組み

理解しておくべき VBP の要素

1. **VBP の到達点**：VBP は問題状況において答えを与えてくれるもの，というよりは，共有された価値という枠組みの中でバランスのとれた意思決定を行ううえでの支援を目的としたものである。
2. **VBP の前提**：VBP におけるバランスのとれた意思決定は，異なる価値に対する相互尊重という「民主主義」の前提を基盤としている。
3. **VBP のプロセス**：ここでも政治的民主主義に似て，VBP における価値の民主主義は，あらかじめ規定された正しいアウトカムではなく，よいプロセスを通じた意思決定を支援する。VBP のプロセスには鍵となる 10 の要素があり，これには臨床スキル，専門職同士の関係性，科学(EBM)と VBP の相互関係，意思決定を行う際のパートナーシップにおけるディセンサスが含まれる。

要素	タイトルと内容	知識(K)，スキル(S)，態度(A)／行動	評価方法
1	価値への気づき：自分自身の価値と他者の価値への気づき	K：価値とは何か？	EMI[*1]
		A：自己への気づき	SEA[*2]；振り返りポートフォリオ；talkaloud プロトコル[*3]
	中心となる前提＝異なる価値を尊重すること	K，S：考え，心配，期待(ICE)を引き出す	OSCE[*4]
		K，S：強さ，志，資源(StAR)を引き出す	OSCE
		K：法と人権の枠組み	筆記試験
		A：異なることを尊重する	状況判断試験[*5]
			Healthtalkonline を用いた OSCE ステーション
2	価値に関する推論：臨床的倫理と専門職規程の重要性	K：専門職規程(例：Good Medical Practice)	MCQ
	複雑な状況で価値が対立した場合に異なるプロセスが必要となる理由	K：「4 つの原則」とその他の倫理教訓	MCQ および短答式問題
		K，S：原則に基づく推論	OSCE ステーション
		K，S：事例に基づく推論(事例検討)	OSCE ステーション
		K，S：決断分析	OSCE ステーション，2 つの異なる決断分析メソッド
		A：臨床判断	Mini-CEX[*6]
3	価値に関する知識：価値についてのエビデンスをどこで・どのように探すか	S：批判的吟味	OSCE ステーションまたは短答式問題
		K：価値に関するエビデンスが生物医学的なエビデンスに比べて調べにくいのはなぜか	短答式問題
		K，S：慣習的な調査方法(Google Sholar と Medline)	コンピュータ利用の OSCE ステーション
		K，S：VaST[*7] 検索	コンピュータ利用の OSCE ステーション

要素	タイトルと内容	知識(K)，スキル(S)，態度(A)／行動	評価方法
4	コミュニケーション技法：基本的なコミュニケーション技法を，価値を引き出すスキルにまで発展させる	S：価値に関する適切な質問を行う(ICE から ICE StAR へ進める)	OSCE
		S，A：価値の論点を同定する	OSCE
		S：対立の解消	OSCE(映像事例)，Mini-CEX
		K：順応，対立的でないコミュニケーション，臨床上のリーダーシップ	振り返りポートフォリオ
5	当人の価値中心の診療	K：さまざまな種類の当人中心の診療	短答式問題
		S：相互理解に関する問題を乗り越える	事例に基づく OSCE
		S：価値の対立を乗り越える	事例に基づく OSCE
		S：事例に基づく推論と当人中心の診療	筆記試験または OSCE
		S，A：臨床ガイドラインを当人中心となるよう適用する	DOPS[*8]，Mini-CEX または NICE ガイドライン(英国)に基づく OSCE ステーション
6	拡大多職種チームワーク	K：共有された価値	安全保護事例の OSCE
		K：価値が異なること(バランスのとれた意思決定における重要性)	筆記試験
		K：プロトコルとツール(チームにとっての利点と欠点)	筆記試験
		S：バランスのとれた意思決定とリスクの共有	OSCE，360度フィードバック
7	二本の足の原則：エビデンスと価値のうえに成り立つ臨床上の意思決定	K：価値を引き出すことの失敗はエビデンスや治療の選択肢を知らないことよりも診療の失敗につながることを理解する	OSCE
		S：個人にとって得られる最善のエビデンスを適用する(その個人が持つ価値についての知識に基づく)	Mini-CEX と DOPS OSCE
8	軋む車輪の原則：どの価値に注意するべきか	S：価値に注意を向け過ぎた場合に臨床的エビデンスへの焦点を適切に維持する	Mini-CEX，DOPS，OSCE，振り返りポートフォリオ
		A，S：文化的な側面における気づき	Mini-CEX，DOPS，OSCE，振り返りポートフォリオ
9	科学主導の原則	K：医学の科学的および技術的側面の進歩による EBM と VBP の発展	筆記試験
10	意思決定におけるパートナーシップ	K：コンセンサスとディセンサス	筆記試験
		S：ディセンサスにおける臨床的リーダーシップ	OSCE
全般	VBP のための共有された枠組み	K：個別の事例においてバランスのとれた意思決定のための基盤	グループワークで評価

[*1] extended matching items．8つ以上の選択肢から正解を選ぶタイプの筆記試験．
[*2] 複雑事例の振り返りセッションに用いられる．
[*3] 事例分析のプロセスを言語化するタイプの振り返りセッション．
[*4] 客観的臨床能力試験の1ステーションにすることが可能．
[*5] 近年 situational judgement test が状況判断試験('white space' examples)に代わって用いられつつある．
[*6] CEX：clinical evaluation exercise．Mini-CEX は CEX の短縮版にあたり外来で実際の患者を診る様子を評価する方法．
[*7] VaST：Values Search Tool(第6章参照)．
[*8] DOPS：direct observation of procedural skills．手技スキルをチェックリストを用いて現場で評価する方法．

VBPの全体的な理解度と臨床へ組み込まれた度合いの評価は，相関する要素を分析する能力をみれば確認できる：

- 臨床スキルを基盤としたVBPの要素。
- 専門職同士の関係性を基盤としたVBPの要素。
- エビデンスと価値の相互関係を基盤としたVBPの要素。
- 意思決定におけるパートナーシップを基盤としたVBPの要素。

　加えて，臨床家はVBPの基本的な前提と，VBPにおける共有された価値という枠組みに関する到達点についても理解していることを示さなくてはならない。

索　引

欧文索引

数字

3つの鍵　63, 67, 68

A

ACP　244, 245
adaptive work　125
Allard, Simon　41
alternative decisions　23
AMHP（Approved Mental Health Professional）　54
Appleby, Louis　39
Approved Mental Health Professional（AMHP）　54
aspirations　67, 141
Athens Internet　94, 95
autonomy　18, 19
awareness of values　43

B

background　7
BeachampとChildressの4原則　198
Beauchamp, Tom　18, 20, 34, 37
beneficence　18
best interest（最善利益）　4
best research evidence　27
Bhui, Kamaldeep　204
BMAツールボックス　163
Bolam原則　143
Brown, Louise　208

C

Café Annalisa　23
Care Quality Commission　8
Care Services Improvement Partnership　63
Care Services Improvement Partnership（CSIP）　34
case-based reasoning　71
casuistry　82
Childress, James　18, 20, 34, 37
clinical expertise　27
clinical judgment　25
clinical leadership　119
cloud diagram　159
Code of Practice　35
Colombo, Tony　86
communication skill　43
concerns　109
conflicting values　133
confrontational interviewing　89
Crisp, Roger　24
CSIP（Care Services Improvement Partnership）　34
cultural medicine　204

D

decision analysis　12, 23
defensive practice　21
DEN（doctor's educational needs）　91, 94
deontology　22
DIPEx　98
discernment　218
doctor's educational needs（DEN）　91, 94
Dowie, Jack　23
Duties of a Doctor　16

E

EBM（evidence-based medicine）　3, 23, 27, 28, 56, 76, 261
　──との連携　249
　VBPとの相互補完　171
Edwards, Robert　208
ethical value　5
expectations　109
explicit knowledge　88

F

foreground　7

G

General Medical Council（GMC）　8, 16, 24, 264, 267
Glasziou, Paul　23
GMC（General Medical Council）　8, 16, 24, 264, 267
GMCガイドライン　75
GMCの医師の責務　16, 17
GMCの定義，よい総合診療医　267
Google　92
Google Scholar　92, 105
GP commissioning　223, 273
Guiding Principles　35

H

Hare, R. M.　9
Healthtalkonline　98, 99
Hearing Voices　67
Heifetz, Ronald　125, 126
HFEA（Human Fertilisation and Embryology Authority）　208
holistic　124
Human Fertilisation and Embryology Authority（HFEA）　208
Human Rights Act　37
Hunink, Myriam　23, 24

I

ICE　109, 111, 117
　　ネガティブな――　116
ICE StAR　110, 117, 121
ideas　109
informed decision　24
intercultural medicine　204

J

justice　18, 19

K

Kass, Leon　207
knowledge　43
Kuipers, Elizabeth　59

L

Lacy, Richard　140

M

MDT(multidisciplinary team)　228
Mental Health Act　36
Miller, William　88
Morecroft, Charles　185
motivational interviewing　89
multidisciplinary　40
multidisciplinary team(MDT)　228
mutual understanding　133

N

n of 1　95, 104
narrative-based medicine　28
National Confidential Enquiry into Patient Outcomes and Death(NCEPOD)　230
National Health Service(NHS)　8
National Institute for Health and Clinical Excellence(NICE)　56
National Institute for Mental Health in England(NIMHE)　34, 38, 63
National Society for the Prevention of Cruelty to Children(NSPCC)　163
Neighbour, Roger　109
NHS(National Health Service)　8, 59, 94
NHS Confederation　47
NICE(National Institute for Health and Clinical Excellence)　10, 56
NICE ガイドライン　56, 59, 64, 136, 182, 210
NIMHE(National Institute for Mental Health in England)　34, 38
NIMHE Values Project Group　39
NIMHE の価値の概念枠組み　38
non-maleficence　18, 19
NP(nurse practitioner)　58
NSPCC(National Society for the Prevention of Cruelty to Children)　163
nurse practitioner(NP)　58

O

Okasha, Ahmed　38

P

patient-centered practice　4
patient's unmet needs(PUN)　91
PCT(Primary Care Trust)　73, 160
PCT プロトコル　160
Pendleton, David　109
person-centered assessment　62
personalized medicine　131
perspectives　151
Pilgrim, David　140
PLT(protected learning time)　87, 98, 263
Primary Care Trust(PCT)　73, 160
principles reasoning　18, 83
protected learning time(PLT)　87, 98, 263
PsycINFO　96
Pubmed　95
PUN(patient's unmet needs)　91, 94

Q

QALY(quality-adjusted life year)　22
QOF(Quality and Outcome Framework)　96, 112
QOL(quality of life)　4, 27, 67, 235
Quality and Outcome Framework(QOF)　96, 112
quality-adjusted life year(QALY)　22
quality of life(QOL)　4, 27, 67, 235
quasi-legal model　21

R

raising awareness　39
RCGP(Royal College of General Practitioners)　16, 24, 97, 163
reasoning　43
recognition　39
red flag　10, 43
reflective　40
regulatory ethics　21
resources　67, 141
respect　39
Rogers, Anne　140
Rollnick, Stephan　88
Royal College of General Practitioners(RCGP)　16, 24, 97, 163

S

Sackett, David 9, 27, 68, 132, 208, 254
Schön, Donald 46
Schwartz, Barry 38
Science-driven Principle（科学主導の原則） 44
shared decision-making 125
Sheldrake, Phillip 217
significant event review 173
Slotnick, Hank 91, 103
Slotnick の学習サイクル 103
Social Science Research Network（SSRN） 96
social gynecology 214
Squeaky-wheel Principle（軋む車輪の原則） 44, 52, 195
SSRN（Social Science Research Network） 96
Stanghellini, Giovanni 28
StAR 141
StAR 価値 51, 67, 239
Steptoe, Patrick 208
STR（Support Time and Recovery） 57, 65
strengths 67, 141
Support Time and Recovery（STR） 57, 65

T

tacit knowledge 88
Three Keys consultation 63
Two-feet Principle（二本の足の原則） 44

U

utilitarianism 21, 83

V

Values Search Tools（VaST） 99
values-based practice（VBP） 3, 30
values map 197
VaST（Values Search Tools） 99, 100, 101, 105
VBP（values-based practice） 3, 30
　EBM との相互補完 171
　——の前提 262
　——の到達点 259
　——のプロセス 42, 44, 259
　——の要素 248, 259
　——のワークショップ 264
　——への導入 269
virtue 22
virtue ethics 22
virtue theory 83

W

Warnock, Baroness 207
Wellness Recovery Action Plan（WRAP） 66
Whose Values? 264
Woodbridge, Kim 139, 272
World Psychiatric Association 273
WRAP（Wellness Recovery Action Plan） 66
von Wright, Georg Henrik 5

Y

yellow flag 10
yuk factor 208

和文索引

あ

アウトカム
　　最善の—— 25
　　性心理的な—— 135
赤信号 10, 43
アクション 3
アセスメント 57, 58, 63, 66
　　価値に基づく—— 62
　　多職種からの—— 62
　　当人中心の—— 62
暗黙知 88

い

意思決定 3
　　情報に基づいた—— 24
　　バランスのとれた—— 33, 169
　　臨床上の—— 10
意思決定の枠組み 53
医師の学習ニーズ（DEN） 91
いたるところにある価値 26
異文化医療 204
医療技術の進歩
　　価値との関連 219
　　選択 220
医療資源 19, 31, 36, 77
医療通訳 201
医療の質委員会 8
イングランド国立精神保健研究所（NIMHE） 38, 63
インポテンス 187

え

英国医事委員会（GMC） 8, 16
英国国民保健サービス（NHS） 8
英国国立医療技術評価機構（NICE） 11, 56
英国総合診療医学会（RCGP） 16, 97
英国治療結果・死亡匿名調査機構（NCEPOD） 230
エビデンス 11, 56, 255
　　価値に盲目になる要因としての—— 185
　　——に基づくケアプラン 65
エビデンスと価値の両方を考えよ 44
円卓 36, 47

お

オープンクエスチョン 115, 120
同じという幻想 55

か

科学主導の原則（Science-driven Principle） 44, 207, 248
拡大多職種チーム 167, 170
仮説演繹法 29
家族的類似性 237
価値 3-12, 17, 30, 65, 118, 255
　　いたるところにある—— 26
　　——に関する推論 71, 75, 82, 83
　　——に関する知識 85, 90, 95, 240
　　——の共有 35
　　——の対立 20
　　——の多様性 5, 148
　　——のネットワーク 8, 230
　　——への気づき 43, 239, 260
　　管理部門の—— 197
　　異なる価値の必要性 170
　　自分の—— 60
　　対立する—— 52, 270
　　多職種チームワークにおける 167
　　チームの—— 136
　　チームの価値の多様性 148
　　当人中心の診療 131, 133
　　ネガティブな—— 116
　　背景にある—— 135
　　複雑な—— 52, 53
　　面接における—— 157
　　倫理的な—— 5
価値と同時にエビデンスも考えよ 44
価値に基づくアセスメント 62
価値に基づく診療（VBP） 3, 30
価値に基づくパートナーシップ 244
価値の概念枠組み，NIMHEの 39-42
価値の推論スキル 248
価値の相違の尊重 37
価値の地図 197
価値プロジェクトグループ 41
関係性 249
患者中心のケア 29
患者中心の診療 4, → 当人中心の診療
患者にとってのリスク 183
患者の満たされないニーズ（PUN） 91
患者の利益 53
管理部門の価値 197
緩和ケア 235

き

黄信号 10
軋む車輪の原則（Squeaky-wheel Principle） 44, 52, 195, 248, 261
気づき 51, 90, 248
　　——の促し 39, 40
　　自己への—— 59, 60, 68, 89, 260
　　当人中心の診療における価値への—— 140
基本原則（Guiding Principles） 34, 35, 54
義務論 22
協働 267
共同意思決定 55, 64, 125
共有された価値という枠組み 42, 253, 259

く

雲のダイアグラム 159
クリニカルリーダーシップ 110, 119, 124
クローズドクエスチョン 115

け

ケア
 患者中心の―― 29
ケアサービス改善協会 63
ケアプラン 64, 66, 68
 エビデンスに基づく―― 65
形式知 88
傾聴 240
決疑論 82
決断分析 12, 23, 253
決定能力法 53
嫌悪感因子 207
元気回復行動プラン(WRAP) 66
原則に基づく推論 18-20, 83

こ

合意形成 44, → コンセンサス
公正性 18, 19
行動規範 34, 35
高度先進医療 207
功利主義 21, 83
志(aspirations) 67, 81, 121, 141
異なる価値の必要性 170
個別化医療 131
コミッショニング 90
コミュニケーション技法 43, 46, 90, 109, 118, 127, 139, 240, 248, 249
コンセンサス 44, 246, 262
コンプライアンス 183, 254

さ

サービスの乱用 200
サービス利用者中心性 41, 42
最善のアウトカム 25
最善のエビデンス 31
最善の研究のエビデンス 27
最善利益(best interest) 4, 19, 52
最低限の強制力 35
参加 35

し

ジェンダーの問題 201
時間の先行投資 241
資源(resources) 35, 67, 121, 141
自己への気づき 59, 60, 68, 89, 260
質調整生存年(QALY) 22
児童愛護協会(NSPCC) 163
児童保護：医師のためのツールボックス 163
自分の価値 60
絞り込み 29, 30, 230
ジャイナ教 136
社会的産科 214
重要な出来事の振り返り 173
守秘義務 61, 65
準法的モデル 21
上位の価値 37, 41, 42
省察 40, 60
情報に基づいた意思決定 24
自律性の尊重 4, 18, 19
事例検討 71, 75, 76, 81-83
事例に基づく推論 71, 144
心血管リスク 187
人権 37
人権法 37
身体イメージ 136
診療監査 263

す

推論 43, 90
 当人中心の診療における―― 143
推論スキル 240
スキル 118
スタチン 191

スピリチュアル・ディレクション 217

せ

精神科医 59
精神保健法 36, 52-54
性心理的なアウトカム 135
生命倫理の4原則 34
生命倫理の原則 20, 37
世界精神医学会 273
前景 7, 52
全体論的 124
全体論的スキル 124
選択，医学と医療技術の進歩による 220
前提 44
専門職規程 16
専門職倫理 22

そ

相互(の)尊重 7, 38, 41, 42, 237, 262
 の前提―― 147
総合診療医登録 199
相互理解
 ――当人中心の診療における 133, 141
ソーシャルサービス 172
ソーシャルワーカー化 59
尊重 35, 39, 40

た

体外受精(IVF) 207
タイムアウト 46
対立(の)解消 127, 248, 260
対立する価値 52, 270
対立的面接法 89
他者の利益 53
多職種 40, 54, 55, 57
多職種からのアセスメント 62
多職種チーム(MDT) 228, 232, 233, 248
多職種チームの価値 229

索　引

多職種チームワーク　43, 76, 148
多職種チームワークにおける価値　167
多様性，価値の——　5, 148
多様性ある価値の視点　151

ち

チームの価値　136
チームの価値の多様性　148
知識　43, 91
　　　当人中心の診療における　142
治療オプションの選択　243

つ

強さ(strengths)　67, 121, 141

て

ディセンサス　43, 44, 47, 227, 246, 249, 261
　　　——に基づく意思決定　227
　　　——に基づく過程　147
　　　——に基づく基盤　250
　　　——に基づくケアプラン　228, 245
適応的作業(adaptive work)　125, 126

と

動機づけ面接法　88, 89
到達点　44
当人中心性　62
当人中心のアセスメント　62
当人中心のガイドライン　144
当人中心のケア　5
当人中心の診療　43, 131
　　　価値と——　131
　　　価値の対立　133
　　　価値への気づき　140
　　　——における推論　143
　　　——における相互理解　141
　　　——における知識　142

当人の価値中心の診療　248, 261
徳　22
徳倫理学　22, 83

な

ナラティブに基づく医療　28

に

ニーズの多様性　39
二者択一的意思決定　23
二本の足の原則(Two-feet Principle)　43, 181, 248, 261
認識　39, 40
認定精神保健専門家(AMHP)　54

ね

ネガティブなICE　116
ネガティブな価値　116

は

パートナーシップ　43, 44, 227, 261
　　　価値に基づく——　245
　　　意思決定における——　248
バイアグラ　191
背景　7, 52
背景にある価値　135
パターン認識　29
バランスのとれた意思決定　33, 169

ひ

引き出すスキル　114, 115
　　　——のチェックリスト　115
ヒト受精・胚機構(HFEA)　208

ふ

フォローアップ　123
複雑な価値　52, 53

不妊治療　209
プライバシー　61
プライマリケア　29
プライマリ・ケア・トラスト(PCT)　73, 160
プロセス　37
文化間の翻訳問題　201
分別　218

ほ

防衛医療　21
ポジティブな価値　76, 79, 80, 261

ま

マネジメント　255

み

民主主義　38

む

無害性　18, 19

め

面接における価値　157
メンタルヘルス
　　　コミュニケーション技法の例　139
メンタルヘルスケア，表出された視点　140
メンタルヘルスコミュニケーション技法の例　139

も

目的　35
目的の原則　54

ゆ

優先事項　243

行き詰まりポイント　87

■よ

よい総合診療医　264-266, 268
与益　18, 19

■ら

ライフスタイル・アドバイス　182
卵巣過剰刺激症候群　212

■り

リーダーシップ　37

利益
　　患者の——　53
　　他者の——　53
リシノプリル　184
リスク
　　患者にとっての——　183
臨床上の意思決定　10, 11
臨床スキル　249
臨床的専門性　28
臨床的リスク　183
臨床のガバナンス　4
臨床判断　25, 28
倫理　230
倫理規程　17, 18, 21
　　——の膨張　21

倫理的な価値　5

■ろ

ロサルタン　191

■わ

枠組み，共有された価値という——
　42, 259, 274
枠組み帰納推論　29
私を守って：児童保護のための
　RCGP戦略　164

書評より

　米国で 25 年以上に渡り患者ケア，教育，カリキュラム開発に尽力してきたプライマリケア臨床医として，私は，患者，医学生，そして臨床家の行きづまった状況を打開し，治療と健康に寄与する職務を遂行するうえで手助けとなるストラテジーを長年探し続けている。本書『価値に基づく診療──VBP 実践のための 10 のプロセス("Essential Values-Based Practice: Clinical Stories Linking Science with People")』は，私が臨床家，教育者，介護者として探求してきた，明確で理解しやすいツールと枠組みを提供している。VBP の枠組みは，前提，プロセス，そして到達点が概説される中で，自己への気づき，実践の振り返り，そして臨床家と患者の両方の価値に利用可能な情報を提供している。

Alicia D. H. Monroe
南フロリダ大学医学部教育担当副学長，医師

「本書は，明確な筆致，必須の文献，有用な臨床推論の素晴しい手本である」

Giovanni Stanghellini 教授
世界精神医学会(WPA)ヒューマニティ部会副主任
欧州精神神経学会(AEP)哲学精神医学部会主任

「日常的な診療における現実的な価値の問題に関し，たえず考えさせてくれる本である」

Roger Neighbour 博士
英国総合診療医学会前会長
"The Inner Consultation" および "The Inner Apprentice" 著者

価値に基づく診療
VBP 実践のための 10 のプロセス

定価：本体 5,200 円＋税

2016 年 5 月 27 日発行　第 1 版第 1 刷Ⓒ

著　者　　K. W. M.（ビル）フルフォード
　　　　　エド ペイル
　　　　　ハイディ キャロル

監訳者　　大西　弘高
　　　　　尾藤　誠司

発行者　　株式会社 メディカル・サイエンス・インターナショナル
　　　　　代表取締役　若松　博
　　　　　東京都文京区本郷 1-28-36
　　　　　郵便番号 113-0033　電話 (03)5804-6050

印刷：三美印刷／装丁：公和図書デザイン室

ISBN 978-4-89592-860-1　C 3047

本書の複製権・翻訳権・上映権・譲渡権・公衆送信権（送信可能化権を含む）は(株)メディカル・サイエンス・インターナショナルが保有します。
本書を無断で複製する行為（複写，スキャン，デジタルデータ化など）は，「私的使用のための複製」など著作権法上の限られた例外を除き禁じられています。大学，病院，診療所，企業などにおいて，業務上使用する目的（診療，研究活動を含む）で上記の行為を行うことは，その使用範囲が内部的であっても，私的使用には該当せず，違法です。また私的使用に該当する場合であっても，代行業者等の第三者に依頼して上記の行為を行うことは違法となります。

JCOPY　〈(社)出版者著作権管理機構 委託出版物〉
本書の無断複写は著作権法上での例外を除き禁じられています。複写される場合は，そのつど事前に，(社)出版者著作権管理機構（電話 03-3513-6969，FAX 03-3513-6979，info@jcopy.or.jp）の許諾を得てください。